中国实用刺血疗法

朱炜 王杰 谭德福 编著◎

第二版

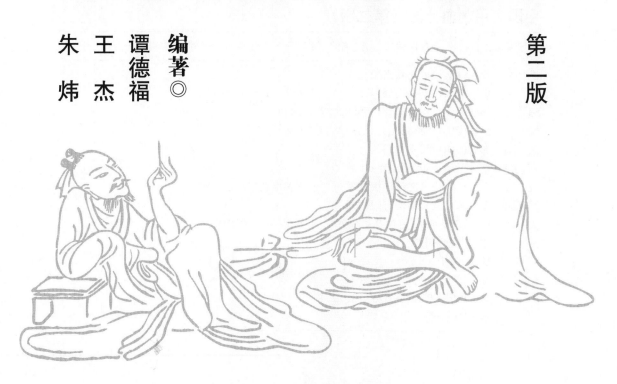

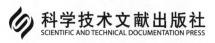

科学技术文献出版社
SCIENTIFIC AND TECHNICAL DOCUMENTATION PRESS

·北京·

图书在版编目（CIP）数据

中国实用刺血疗法 / 谭德福，王杰，朱炜编著. —2版. —北京：科学技术文献出版社，2023.12
ISBN 978-7-5235-1072-8

Ⅰ. ①中… Ⅱ. ①谭… ②王… ③朱… Ⅲ. ①放血疗法（中医） Ⅳ. ① R245.31

中国国家版本馆 CIP 数据核字（2023）第 233378 号

中国实用刺血疗法（第二版）

策划编辑：付秋玲　责任编辑：郭　蓉　何惠子　责任校对：张吲哚　责任出版：张志平

出　版　者	科学技术文献出版社
地　　　址	北京市复兴路15号　邮编 100038
编　务　部	(010) 58882938，58882087（传真）
发　行　部	(010) 58882868，58882870（传真）
邮　购　部	(010) 58882873
官方网址	www.stdp.com.cn
发　行　者	科学技术文献出版社发行　全国各地新华书店经销
印　刷　者	北京地大彩印有限公司
版　　　次	2023 年 12 月第 2 版　2023 年 12 月第 1 次印刷
开　　　本	787×1092　1/16
字　　　数	355千
印　　　张	19
书　　　号	ISBN 978-7-5235-1072-8
定　　　价	59.00元

第一版　内容提要

　　《中国实用刺血疗法》共分四章。第一章介绍刺血疗法的起源、发展、理论依据、治疗原则及其特点、功用、工具、方法和注意事项；第二章介绍各种刺血穴位的取穴方法、操作要领和主治功用；第三章以现代医学病名为纲，结合中医学辨证思想，分科介绍临床适宜刺血治疗的疾病110余种，并附有典型验案及资料摘录；第四章综述国内、外有关刺血疗法作用原理的研究及其应用概况。

　　本书可供城乡广大中医师和刺血疗法爱好者阅读。

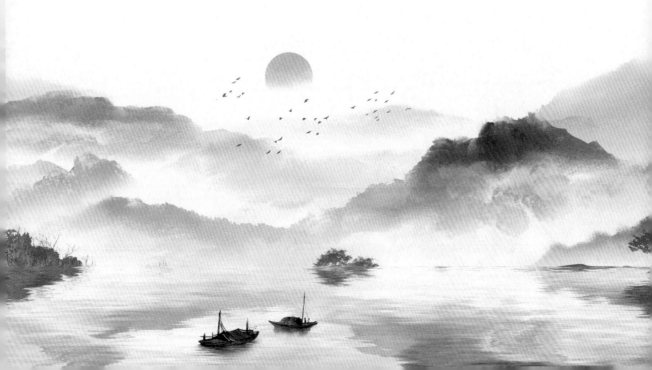

第一版　前言

刺血疗法，古称"刺络"，是以三棱针等针具刺破人体某些腧穴、病灶处、病理反应点或浅表小静脉，放出少量血液，达到治愈疾病目的的一种特殊外治方法。由于这一疗法具有简、便、验、廉等优点，数千年来深受广大人民的欢迎，并为中华民族的卫生保健事业做出了不可磨灭的贡献。

在世界范围内，古希腊、古罗马、古埃及和印度医学都曾以刺血法治疗、预防疾病。16世纪以来，德、法、朝、荷及日本等国，亦皆使用此法。但是，中国运用刺血疗法最早，理论体系也较为完善，在国际上影响最大。

随着对祖国医学的深入研究，刺血疗法理论日臻系统，临床应用范围亦不断扩大，尤其是近30年来，用本法治疗的疾病已达百余种，遍及临床各科。同时，用现代科学技术研究刺血疗法机制的工作业已起步，并获得了可喜成果。

为了进一步普及、推广和提高这一传统的治疗方法，我们在查阅历代有关文献及新中国成立以来国内公开发行的近百种中、西医期刊、著作的基础上，以理论与实践相结合为原则，力求较完整、较系统地介绍中国刺血疗法的真谛和最新成就，这是本书编撰的宗旨。

本书共分四章。

第一章为总论，系统介绍刺血疗法的起源和发展；刺血的理论依据和原则；刺血的特点及主要功用；常用刺血工具和方法；刺血的取穴特点和配穴原则；刺血的注意事项及禁忌等。

第二章介绍了120余个刺血常用穴位的取穴方法、主治功用、刺血操作等项内容。

第三章以现代医学病名为纲，结合中医学辨证思想，分科介绍临床适宜刺血的疾病110余种，每一疾病包括概述、主证、配穴及刺血方法。为了突出其实用性，每种疾病皆附有公开报道的典型验案及资料摘录，以供参考。

第四章介绍了国内对刺血疗法作用原理的研究现状、国外刺血疗法的发展及现状，以刺血疗法治疗内科急症、神经与精神病、儿科病及刺血拔罐疗法的临床应用等综述资料。本书可供医疗、教学和科研工作者学习、参考。

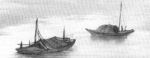

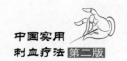

本书在编撰过程中，承蒙刘荣敦主任医师热情指导，谭德雄同志绘制全部插图，在此一并深表感谢！

由于我们知识有限，书中不足在所难免，敬盼读者批评指正！

编著者

第二版　内容提要

　　《中国实用刺血疗法》(第二版) 共分五章: 第一章全面介绍中医刺血疗法的起源、发展和中国少数民族医学中的刺血疗法; 第二章系统介绍了刺血疗法的理论依据和基本原则, 刺血疗法的特点及作用机制, 刺血疗法的取穴特点及配穴原则, 刺血的常用器具及操作方法, 刺血的术前准备及出血量选择, 刺血的注意事项及禁忌, 以及其术后处理; 第三章介绍了 150 余个常用刺血穴位的部位、功效与主治; 第四章介绍了 156 种临床各科疾病刺血治疗的取穴部位和操作方法, 并附文献摘录和 (或) 典型案例; 第五章介绍了 10 余年来中国刺血疗法作用原理的研究进展与展望, 世界传统医学中刺血疗法的起源与发展, 其中重点讲述中国传统医学中的刺血疗法特色及对东亚医学的影响。本书适合广大中医临床工作者和刺血疗法爱好者阅读。

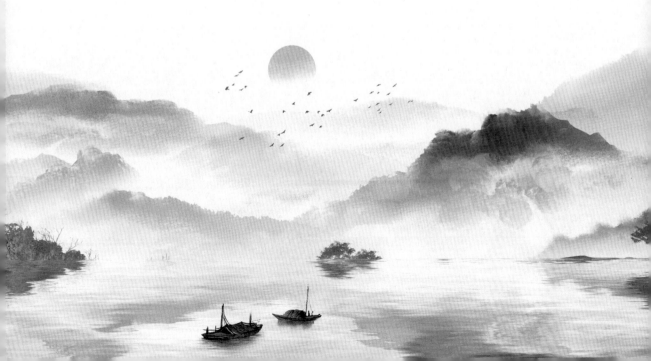

第二版 前言

刺血疗法，是以三棱针等器具刺破人体某些腧穴、病灶处、病理反应点或浅表络脉，放出少量血液，达到治愈疾病目的的一种特殊外治方法。刺血疗法在中国使用已达数千年之久，具有良好的泻热祛邪、化瘀通络、启闭醒神、解毒急救和防治"未病"等医疗作用。

为了弘扬祖国医学文化遗产，我们在20世纪90年代初出版了《中国实用刺血疗法》一书。该书全面、系统地介绍了中国刺血疗法的起源和发展历程，介绍了新中国成立以来有关刺血疗法在临床研究及实验研究方面的成就，重点介绍了刺血疗法在临床各科的应用，受到了广大读者的喜爱。

1999年，日本刺络学会组织专家团队全文翻译了该书，由日本东洋学术出版社出版，书名《中国刺络针法》（日文），使中、日刺血（络）疗法的交流得到升华，也使得中国刺血疗法更好地流传至世界。

21世纪20多年来，中国刺血疗法发展快速，主要体现在刺血学术专著不断问世，刺血器具不断得到改进和创新，刺血疗法临床应用范围不断扩大，刺血疗法临床研究方法更加科学，刺血疗法作用机制研究更加深入。由此，我们有幸应约对《中国实用刺血疗法》进行修订再版。

本次修订，在保持原书风格的基础上，大量增加了作者对刺血疗法理论及临床研究的心得，大量增加了新世纪以来有关刺血疗法临床和实验研究的文献资料介绍，并且对世界传统医学中刺血疗法的起源与发展做了详尽介绍，从而使本书的科学性、实用性和时效性得到进一步体现。

本次修订，将全书分为五章。

第一章绪论。全面介绍中医刺血疗法的起源、发展和中国少数民族医学中的刺血疗法。

第二章刺血疗法基础。系统介绍刺血疗法的理论依据和基本原则，刺血的特点及作用机制，刺血的取穴及配穴原则，刺血的常用器具及操作方法，刺血的术前准备及出血量选择，刺血的注意事项、禁忌及术后处理。

第三章常用刺血穴位及部位。介绍150余个刺血常用腧穴及耳穴的定位、取穴、功

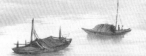

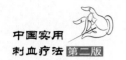

用、主治和操作要领，以及阿是穴、反应点、浅表静脉刺血的适应证和操作方法。

第四章刺血疗法的临床应用。以现代医学病名为纲，结合中医学辨证思想，分科介绍临床适宜刺血治疗的疾病156种，每一疾病包括概说、临床表现、刺血治疗的取穴部位和操作方法。为了突出其实用性、真实性及权威性，每种疾病皆附有近年来公开报道的文献摘录和（或）典型案例，以方便读者参阅。

第五章附篇。系统介绍10余年来中国刺血疗法作用原理的研究成果与展望；全面介绍以古希腊罗马医学为代表的欧洲传统医学、印度阿育吠陀医学、玛雅医学、阿拉伯－伊斯兰传统医学和波斯传统医学的放血疗法特色，以及中国传统医学中的刺血疗法特色对东亚医学的影响。

本次修订分工：绪论、刺血疗法基础、附篇由谭德福编写；常用刺血穴位及部位由王杰、朱炜编写；刺血疗法的临床应用主要编写者为史茗畅（内科），王杰、史茗畅（神经科），吴昊（外科），王杰（骨伤科），於成云（妇产科），罗倩（儿科），郭建峰（五官科），蒋秀龙（皮肤科）。插图由朱泽坤、赵雷绘制。全书校改由王杰、朱炜、史茗畅负责；统稿、定稿由谭德福完成。

本次修订，参考、引用了多位著作者的研究文献，谨表衷心感谢！虽然编者尽力做到标明所引文献的出处，但难免仍有遗漏之处，敬请原作者指正、谅解！

本次修订，得到了无锡易可医疗投资有限公司研究基金资助，得到了无锡易可中医医院、南京易可中医门诊、常州易可中医门诊的大力支持，一并表示衷心感谢！

由于编者水平有限，疏漏之处在所难免，祈盼读者指正！

编者

目　录

第一章　绪论

中医刺血疗法，古称"启脉""砭术"。是以三棱针等器具刺破人体某些腧穴、病灶处、病理反应点或浅表络脉，放出少量血液，达到治愈疾病目的的一种特殊外治技术。

刺血疗法在中国使用已达数千年，具有良好的泻热祛邪、化瘀通络、启闭醒神、解毒急救和防治"未病"等医疗作用。

第一节　中医刺血疗法的起源

中医刺血疗法的起源可以追溯到史前文化时期，其形成和发展则经历了一个漫长的过程。

早在石器时代，先民们就在生产和生活实践中逐渐发现使用一些锥形或楔形的小石器，在体表一定部位浅刺出血或割治排脓，可使病痛缓解。

新石器时期，人们已经学会了用磨制的石针刺血疗疾。这种古代最原始的医疗工具被称为"砭石"。《山海经》载："高氏之山，其上多玉，其下多箴石。""箴"即针字。晋代郭璞注："可以为砥针，治痈肿者。"清代郝懿行谓："砥当为砭字之误。"汉代许慎《说文解字》注："砭，以石刺病也。"由此可见，这就是刺血疗法萌芽阶段的"砭术"。

随后，人们用动物骨骼、竹子，做成像石针一样的针具来治疗疾病。相对于石器来说，骨器更为锋利，其制作也更为容易。巫山大溪文化遗址出土的两枚骨针尖端锐利、针体光滑、尾部无孔，无法用来缝制物品，很可能就是早期的医疗用具。

到了仰韶文化时期，黄河流域发展了彩陶文化。陶器的出现，使人们有可能利用破碎的陶片代替砭石进行刺血等医疗活动。

砭石实物的出土，印证了上述文献记载。如 1963 年在我国内蒙古多伦旗头道洼新石器时代遗址中出土的一枚磨制的石针，长 4.5 cm，一端扁平，有半圆形刃，被认为是最早的医用砭石，可以用来切开痈肿；另一端有锋，呈锥形，可以作刺血用。1972 年在河南新郑市韩成故址中挖掘出一枚战国以前的砭石，该石一端呈卵圆形可以用作按

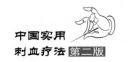

摩,另一端呈三棱形可以刺破皮肤排放脓血。此外,郑州附近龙山文化灰坑中发现的一枚呈三棱形的砭石,山东日照两城镇龙山文化遗址中发掘出的两枚棱形砭针,亦有同样医疗作用。

金属器的制造和使用源于青铜器时代,这一时代在中国持续了约1500年,大致相当于夏、商、西周至春秋时期。陕西扶风齐家村出土的西周青铜针,针体呈三棱形,末端尖锐,可以用来针刺、放血。20世纪90年代初,春秋时期的"扁鹊针"现身内蒙古,针长约10 cm,为青铜所制,顶部铸有一只扁体喜鹊,鹊的尾巴有刃,可用于破痈放血。

《史记·扁鹊仓公列传》中有上古黄帝时代名医俞跗,不用汤药和药酒,而是用砭石刺割疗疾的记载。一些早期医学专著中记载了砭石治病的案例,如我国迄今为止发现最早的医学文献——长沙马王堆西汉古墓出土的帛医书《脉法》中,就有"以砭治脉",即以砭石刺破络脉的记载;同时出土的帛书《五十二病方》记载了刺血治疗癫病:"癫,先上卵,引下其皮,以砭穿其脽旁。"即用砭石将阴囊后部的外皮刺破以治疗疾病。

第二节 中医刺血疗法的发展

中医刺血疗法的发展,大体可分为以下5个阶段。

一、理论奠基阶段（战国—三国时期）

战国至两汉、三国时期,中国医药学已经在以往实践经验不断积累、丰富的基础上,进入了理论总结阶段。

《黄帝内经》的问世,奠定了刺血疗法的理论和实践基础。全书162篇,论及刺血疗法的多达46篇,占书中大量论述的针灸学内容约一半的篇幅。书中对刺血疗法机制、适应病证、刺血针具、穴位及部位、操作方法、注意事项和禁忌证等方面进行了系统阐述。如《素问·血气形志》云:"凡治病必先去其血,乃去其所苦。"《灵枢·血络论》:"血脉者,盛坚横以赤,上下无常处,小者如针,大者如筋,则而泻之万全也。"《素问·刺疟》:"先头痛及重者,刺头上及两额两眉间出血。"《灵枢·寿夭刚柔》:"久痹不去身者,视其血络,尽出其血。"

冶炼技术的出现,为针具的改进和提高提供了物质条件,于是在砭石的基础上创制了金属的针具。《黄帝内经》中的"九针",就是萌芽于这个时期。从"砭石"发展到"九针",这才有了正式的刺血针具。九针中的镵针、锋针、铍针,都是砭石最初形态的演变，为专用刺血工具；圆利针、毫针亦可用于刺血（图1-1）。1968年在河北满城出土的西汉刘胜墓（公元前113年）中发现4根金针和5根残损的银针，制作精致，按针尖的形状可分为3种：三棱形的为锋针，用作放血；尖锐的为毫针，用作针刺；圆钝的为鍉针，用作点刺，从而为我们提供了一部分"九针"的原形（图1-2）。

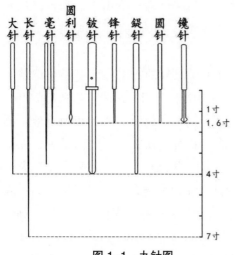

图1-1 九针图　　　　　图1-2 西汉刘胜墓中发掘出土的医用金针

《黄帝内经》所载刺血方法，有络刺、经刺、赞刺、豹文刺、大泻刺、毛刺、缪刺等。如《灵枢·官针》谓："络刺者，刺小络之血脉也""赞刺者，直入直出，数发针而浅之出血""豹文刺者，左右前后针之，中脉为故，取经络之血"。

《黄帝内经》详细介绍了对各科病证的刺血治疗，计有发热、诸痛（腰痛、头痛、心痛、腹痛）、疟疾、风疹、臌胀、癫狂、痉病、癃闭、咳喘、喉痹、尸厥、癥瘕、闭经、目赤肿痛、腮肿、疮疖肿毒、胕骨病、闪挫扭伤等40多种。所治疾病之中，属瘀、实、热居多，皆为邪气有余之证。

与《黄帝内经》同一时期成书的《难经》，也明确指出了刺血有泻热祛邪的作用，即所谓"邪气蓄则肿热，砭射之"。

此外，《史记》中关于扁鹊令弟子子阳以"砺针砥石"，刺虢太子头部百会穴出血，治"尸厥"症，收起死回生之效的记载；《三国志》中关于汉代名医华佗用针刺出血，治愈了曹操"头风眩（头痛）"病的记载，都是目前所见到最早的有关刺血的医案。

二、经验积累阶段（晋—唐时期）

晋唐时期，尽管刺血疗法在理论上并无大的突破，但临床上却被众多医家广泛

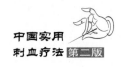

应用。

西晋针灸大师皇甫谧所著《针灸甲乙经》是我国最早的针灸学专著，该书阐发《黄帝内经》之旨，厘定349穴，扩大了刺血的临床范围。书中专列"奇邪血络"一篇，论述了奇邪留滞络脉的病变、刺血络为主的治法、刺血络的诊断标准及不同反应等。如刺尺泽出血，治"心痛卒咳逆"；刺扶突与舌本出血，治"暴气硬"；刺手太阴经穴或胭中出血，治"大衄衃血"及"上下取之出血"，治"热病汗不出，善呕苦，痉，身反折，口噤，善鼓颔，腰痛不可以顾"，治"水肿留饮，胸胁支满，刺陷谷出血，立已"等，扩大了刺血疗法主治范围。

晋代葛洪的《肘后备急方》是我国第一部关于急救的方书。该书最早记载了"虏黄"病的刺血治疗，即于其"舌下两边有白脉弥弥处，芦刀割破之，紫血出数升"。从书中描述推断，"虏黄"似是急性黄疸，当病情重笃时，以舌下割治出血有效。书中还较早记载了"角"法（拔罐法）及"针角"法（刺血拔罐法），如治足肿，先用"甘刀"刺破皮肤，再用"角"去恶血。书中还记载了"吮血法"："疗猘犬（狂犬）咬人……先嘬（吸吮）却恶血。"这与现代的清创排毒原则相吻合，但限于条件，古人对狂犬病的传染性及吮血排毒的危险性认识却不足，至晋隋间名医陈延之，则改为刺血排毒治疗本病。据《小品方》载："猘狗嚼人……血不出者，小刺（刺）伤之。"

晋末的《刘涓子鬼遗方》是我国现存最早的中医外科学专著，亦常以刺血疗法治疗疮疡、痈疽。该书记载的刺血疗法出血量也很大，如发背"急破出清血三五升"。

唐代宋侠的《经心录》最早记载水蛭吸血法，言"以水蛭食去恶血"。隋代巢元方的《诸病源候论》首先提出刺舌下出血以治疗"噤者"，即惊风之症。

唐代孙思邈的《备急千金要方》与《千金翼方》中记载了不少刺血的经验，如治疗肿，"皆刺中心至痛，又刺四边十余下，令出血"；治舌卒肿、满口溢出，"刺舌下两边大脉血出"；治喉痹，"刺手小指爪纹中，出三大豆许血"；刺割足小趾下横纹出血治疗"身肿"；刺委中出血治疗腰痛等。在《孙真人海上方》中，还记述了蘸热水拍打穴位后再行刺血的方法，这是该疗法的早期记载。此外，《银海精微》记载了用小锋针治疗眼部疾病，如大眦赤脉传睛、鸡冠蚬肉、蟹睛疼痛、风弦赤眼等。王焘的《外台秘要》中也有对刺血疗法的记载，如治"小儿暴痫者……两耳后完骨上青脉，亦可以针刺令血出"；治痈疽，"以刀弹破所角处，又煮筒子重角之，当出黄白赤水，次有脓出"；治虫伤，"先以针刺螫处出血，然后角之"。

敦煌医学反映了隋唐时期的医药学术成就。敦煌针灸医学文献中也有对刺血疗法的记载，对研究早期汉医、藏医刺血疗法的形成与发展具有重要的学术和史料价值。

这一时期，刺血疗法已不只限于民间流传使用，当时一些宫廷医生也擅用此法。据《旧唐书·高宗纪下第五》载，唐代侍医秦鸣鹤曾以刺百会及脑户出血，治愈了唐高宗李治"风眩，头目不能视"之急症；唐代大夫甄权亦曾用三棱针刺血泻热，治愈了深州刺史成君绰"颔肿大如升，喉中闭塞，水米不能进"的急症。

三、创新提高阶段（宋—元时期）

宋元时期，医家们在总结前人经验的基础上，将刺血疗法的理论和临床应用提高到了一个崭新的水平。尤其是金元的学术争鸣，极大地推动了刺血疗法的发展。

北宋《太平圣惠方》记载以刺血疗法治疗急性牙疳，"唇颊边或有黑脉，即须针出恶血"。《琼瑶神书》含治病歌诀284首，其中40首含有刺血的内容，涉及的病证有下肢部疾、肿疾、目疾、阴疝疾、虚疾等。宋代的针灸专著《铜人腧穴针灸图经》《针灸资生经》等，都有较多对刺血的记载。北宋《龙门石刻药方》则记载了治疗喉痹的刺血法："以绳缠手大指令瘀黑，以针刺蚕纹。"这里用扎缚法迫使血管充盈，增加了出血量，在后世临床上得到运用和发扬。南宋陈自明《外科精要》记载了刺血的方法及治疗丹毒、喉痹、舌肿痛、疮疥、头面肿、疔疮、腰疽、发背、跗骨痈等多种疾病的经验。

以"金元四大家"为代表的各派医家，在刺血理论和临床上各具特色，各有所创新。其中最有成就者，首推"攻下派"代表张从正。

张从正在汗、下、吐三法的运用方面积累了丰富的经验。他根据《黄帝内经》"血汗同源"理论，创新性地提出将刺血作为"汗"法之一，谓："夫出血者，乃发汗之一端也"，颇具特色。《儒门事亲·目疾头风出血最急说》指出："《经》云：火郁发之、开导之、决之，可用鈹针出血而愈……夺血者无汗，夺汗者无血，血汗俱荡，岂不妙哉！"即所谓"出血之与发汗，名虽异而实同"，邪祛方可正安，都能起到发泄散邪作用。故将"砭射（刺血）"列为"汗法"之一。如急症"喉闭"，则"用针出血最为上策"，盖"火郁发之，发谓发汗，然咽喉中岂能发汗！故出血者乃发汗之一端也"。故薛己在《疬疡机要·本症治法》中称："子和张先生，谓一汗抵千针，盖以砭血不如发汗之周遍也，然发汗即出血，出血即发汗，二者一律。"邪可随汗而解，也可随血而泄，如此拓宽了刺血疗法的临床适用范围。张氏认为，刺血祛邪可以达到流通血气的目的，所谓"陈莝去而肠胃洁，癥瘕尽而营卫昌"，从而"使上下无碍，气血宣道，并无壅滞"。如目赤肿痛一证，《黄帝内经》虽有"目得血而能视"之说，然"血有太过不及也。太过则目壅塞而发痛，不及则目耗竭而失睛"。故凡血热壅滞所致"目暴赤肿，隐涩难开者，以三棱针刺前顶、百会穴，出血大妙"。张氏自患目疾，"或肿或翳，休止无时……羞明隐涩，肿痛不已"，即以鈹针刺上星、百会、攒竹、丝竹空等数十次，"出血如泉，约两升许。来日愈大半，三日平复如故"。为此，他自叹曰："百日之苦，一朝而解，学医半世，尚阙此法，不学可乎！"

《儒门事亲》中记载了大量的刺血疗法，其常用刺血工具包括鈹针、磁片等。如治疗风搐反张医案中"以铍针刺百会穴，出血二杯，愈"。治疗背项痤疖，"先令涌泄之，次于委中以铍针针出紫血"。张氏甚至将铍针当作手术刀治疗"胶瘤"：以"铍针十字刺破，按出黄胶脓三两匙"。还用"磁片"针："凡小儿丹瘤浮肿，毒赤走引遍身者，乃邪热之毒也。可用磁盘拨出紫血，其病立愈"。总之，张从正的刺血风格集中表现在"四多"：一为适应病证多，仅《儒门事亲》中就载有刺血适应证20余种，遍及临床各科；二为用铍针多，铍针又名铍针，形如倒剑锋，用以划刺，创伤面较大，利于需较大量出血者，以提高疗效，张氏的19例刺血医案中，注明用铍针者达10例；三为刺血部位及针数多，尤其治外科病，不拘穴位，多在局部病灶处下针，如于"癣上各刺百余针"治癣疾，于"疽晕刺数百针"治背疽等；四为出血量多，常以升、斗、杯、盏计数，亦有"大出血""出血如泉"等描述，使瘀血出尽，色变为度，中病即止。综上可见，张氏继承了《黄帝内经》的刺血理论，并与其独创的"攻邪论"相结合，形成了具有张氏特色的刺血疗法学术思想，对后世影响极大，堪称中医史上运用刺血疗法最有成就的医家之一。

刘完素是著名的"主火派"代表，他在治疗火热病的过程中，提出了一整套清泻火热的方法，不仅善用寒凉药物，亦长于刺血泻热。在《素问病机气宜保命集》中，创奇穴"八关大刺"法，治疗火热所致危重病证，即"大烦热，昼夜不息，刺十指间出血，谓之八关大刺"。这一刺法，至今仍不失为治疗实热证的有效方法之一。从该书中的医案来看，刘氏刺血所治多为实证、热证，这与他善用寒凉药的思想是一致的，对后世影响颇深。此外，《保童秘要》还有"取一刀子锋头，于所患处散镰之，令恶血出"，治疗小儿唇颊上赤引、丹毒等记载。

李东垣被誉为"补土派"创始人。难能可贵的是，李氏补土，既长于药物，也崇尚刺血。刺血不仅用于实证、热证，还应用于某些虚证，如《脾胃论》载：凡脾胃虚弱，感湿成痿者，"三里、气街，以三棱针出血。若汗出不止者，于三里下三寸上廉穴出血"。三里、气街、上廉，皆为足阳明胃经要穴，以刺血治之，调整气血营卫的平衡，则发挥了"治痿独取阳明"之精义。李东垣刺血，更多用于实热证，如《脾胃论》中治疗由风中经络杂胃火上冲所致"口㖞、颊腮紧急"之证，则以"燔针劫刺"出血，去其经络凝滞，泄其冲脉之火。《兰室秘藏》治"目眦岁久赤烂……当以三棱针刺目眦外，以泻湿热"；治"眼生倒睫拳毛，两目紧盖……用手法攀出，内睑向外，以针刺之出血"；治"上热下寒"证，"必先去络脉经隧之血"。《医学发明》针对中风（脑卒中）的不同证候表现，辨证施治，采用针至阴、陷谷、厉兑、隐白等井穴放血疗疾，影响至今。另外，《名医类案》载：东垣治七旬参政，上热下寒，面赤，"以三棱针于巅前眉际疾刺二十余，出紫血约二合许，时觉头目清利，诸苦皆去，自后不发作"；《东垣试效方》治偏枯，"长针刺委中，深至骨而不知痛，出血一二升，其色如墨"。李东垣的弟子罗天益即踵而效之，且应用更广，如《卫生宝鉴》载有罗氏治头风、厉风、脚气、猛疽等，皆以刺血而效。

朱丹溪是"滋阴派"代表，但将刺血疗法作为清热泻火的重要手段。其所撰诸书中多有刺血记载。如《丹溪治法心要》中载有刺委中、十指头、少商出血，治疗癫风、霍乱、腰痛、喉风等疾；《脉因证治》有气冲三棱针刺血、治吐血久不愈的记载。

此外，金代儿科名医陈文中，首载以针挑出血法治疗"痘疗"。元代王国瑞《扁鹊神应针灸玉龙经》载有刺委中出血，治疗"浑身发黄""风毒瘾疹、遍身搔痒、抓破成疮"及"青盲雀目、视物不明"等疾病。元代危亦林《世医得效方》取"耳后红筋"，用挑刺的方法治疗"赤眼"等。

四、成就突出阶段（明—清时期）

明清时期，随着瘟疫的大流行，温病瘟疫理论逐渐发展并完善，刺血疗法也有新的突破。表现在将刺血用于瘟毒疫疬的急救及治疗方面，发挥了不可替代的作用，取得了重大成果。

明代著名针灸学家高武在《针灸聚英》一书中，继承明以前医家有关刺血的精义，并结合自己的临床经验，介绍了诸多适宜刺血的疾病。如刺足内踝"然谷"之前出血，治人有所坠、恶血内留；刺手十二井穴出血，治疗中风引发的不省人事等，且附有刺血验案。此外，他在临床刺血疗法中常用"火针"刺血，对后世也有很大的影响。

同时期的另一位针灸大师杨继州亦指出：针砭出血"所以通经脉，均气血，蠲邪扶正，故曰捷法最奇者哉"。杨氏《针灸大成》辑录了大量古代刺血文献，并介绍了祖传及自己的刺血经验，极具特色。

薛己是明代兼通数科的医家，学术造诣颇深，著述甚丰，亦长于刺血。薛氏好用之刺血工具为"瓷锋针"。在薛氏所存大量医案中，也不乏刺血者，如《外科心法》中，治"一男子疯犬所伤，牙关紧闭，不省人事，急针患处出毒血，更隔蒜灸，良久而醒"。

王肯堂《证治准绳》载有"瓷锋针"治疗丹毒、疗疮、红丝走散或时毒瘀血壅盛诸疾，其效皆佳。其中，以刺血治疗淋巴管炎，则为较早记载："凡疗疮，必有红丝路，急用针于红丝所至之处出血，及刺疗头四畔出血。"王氏对瓷锋针的制作及操作方法，做了详细介绍："用细瓷器击碎，取有锋芒者一块，以箸一根劈开头尖，夹之，用线缚定。两手指轻撮箸，稍令瓷芒正对患处，悬寸许，再用箸一根频击箸头，令毒血遇刺皆出。"该法在民间流传甚久。

汪机的《外科理例》有26篇论及刺络泻血疗法，并记载了大量医案，涉及的疾病有瘰、流注、悬痈、囊痈、便毒、乳痈、腹痛、疗疖、疮疖、斑疹、外伤、鬓痈、胁

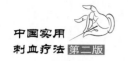

痛、胸疡、脑疽、臂痛、腰疽、咽喉、肠痈、虫犬伤等。

吴昆的《针方六集》载有囟会、十宣等30余穴采用刺血疗法；张介宾的《类经图翼》载有10多个穴位的刺血疗法；《循经考穴编》载有20多个穴位的刺血方法。

明末清初，瘟疫流行，死伤无数。医家们将刺血疗法施治于瘟疫，取得了巨大成功，活命者无以计数，从而使刺血的临床运用有了突破性进步。据王士雄《随息居重订霍乱论》载："崇祯十六年（1643年），有疙瘩瘟、羊毛瘟等疫，呼病即亡，不留片刻。八、九两月，死者数百万。十月间，有闽人晓解病由，看腿弯后有筋突起，紫者无效，红则刺出血可活。"盖"此证虽奇，夺人既速，然无非暑热毒气深入于络耳"。王清任的《医林改错》也有记载："道光元年（1821年），瘟毒流行，病吐泻转筋者数省，京都尤甚，伤人过多……初得，用针刺其胳膊肘里弯处血管，流紫黑血，毒随血出而愈。"

清初医家郭右陶，是刺血治疗瘟疫等危急症的大家。他认为："凡霍乱、痧胀，邪已入营，必刺出毒血，使邪得外泄，然后据证用药，可以全生。"基于此，郭氏广泛收集民间刺血救痧的经验，立说定义，明列治验，自成一格，写成《痧胀玉衡》一书。指出痧胀即痧之重证，胀塞肠胃、壅阻经络气血者，皆为疫疬之气所致，其发病甚暴。医者每以风、寒、暑、湿法治之，往往有误，认为"痧有实而无虚"，故力倡刮、放治疗。所谓"刮痧"，即以铜钱或纱线等物蘸香油，在背脊、颈骨上下及胸前、胁肋、两背、肩臂刮之，凡遇"痧在肌肤则用刮，刮之见点于肌肤，有红有紫……当断之为血热矣"；所谓"放痧"，即以三棱针刺破浅表小血管，放出一定量血液，凡"痧在血内者则用放，放之紫黑恶血流出，即知毒瘀于血矣"。由此可见，"刮"与"放"，须根据瘟邪袭人后的不同病理阶段，灵活选择。并指出，患痧证之后，在相应部位还会出现"痧筋"。郭氏最常见的放痧部位有10处，即百会、太阳、舌下两旁、手十指头、足十趾头、印堂、喉中两旁、双乳、两臂弯、两腿弯。《痧胀玉衡》中，共载各种痧证80余种，附案20余例，其中绝大多数为刺血放痧或配合药治而愈。该书传至海外，尤其对东亚各国的刺血疗法，影响很大。

晚清《痧症要诀》亦为痧证专著，内绘44种痧证图，并标明治疗的取穴与方法。

赵学敏曾谓刺血诸术"操技最神，而奏效甚捷"。所著《串雅》内、外编中，亦不乏对刺血治验的记载：如治"急痧将死""旺痧"（相当于猝死一类疾病）等，皆主张急刺患者舌下黑筋，血出则活。对蛇虫所伤，亦主张及时刺血，使毒邪外泄。

王士雄亦充分肯定了刺血的作用，强调："凡骤发病，勿虑其虚，非此争夺，束手待毙。"王氏所用针具多为"瓷锋针"，常以刺血治疗痧证、霍乱及温邪内陷心包等，每获良效。此外，王氏还较早介绍了"结扎放血"的方法，如刺少商，则"以油头绳扎住寸口，用尖锐银针在大指甲向里如韭叶许刺之，挤出血"。

在疫疠刺血治疗方面，吴宣崇的《鼠疫汇编》、郑奋扬的《热霍乱辑要》、李学川的《针灸逢源》也都有很多的记载。

此外，清代妇科著名医家傅青主，刺眉心出血治气血两脱之产后血晕不语；温病学家叶天士，刺委中出血治咽喉痛；丁甘仁刺少商出血治疗壮热；祁坤以刺血治疗痈疽发背、内发丹毒；以及郑梅间的《重楼玉钥》、夏春农的《疫喉浅论》中大量用刺血治疗咽喉急症的经验等，都反映了这一时期的刺血成就。同时，江瓘的《名医类案》、魏之琇的《续名医类案》等医案专著中，皆收有不少刺血验案，可供后学借鉴。

总之，明清时期刺血疗法技术日趋成熟，刺血工具不断发展完善，用于治疗的疾病数量也不断增多，尤其是对于瘟毒疫病的治疗，主要集中在痧证、鼠疫和霍乱这三种疾病，其中痧证涵盖的疾病范围很大，是多种温病及瘟疫的总称。这一突破，促进了临床刺血疗法的发展。

五、快速发展阶段（近现代）

中国近代百年，中医学的发展曾遇到了严重的阻力，处于岌岌可危的境地，刺血疗法的发展也同样受到严重影响而处于自发的、缓慢的发展状态。但仍有一些医家擅用刺血疗法，并在民间流传。如1931年刊印的温主卿所著《中国简明针灸治疗学》中，载有"放痧分经诀"一节，对于不同经脉的痧证，取相应的四肢末端穴位刺血予以"放痧"治疗。原中国针灸学研究社出版的《针灸治疗实验集》也记载了刺血疗法治疗鼠疫、霍乱等病的取穴原则。

新中国成立后，刺血疗法得以再现生机，快速发展。如况乾五的《大麻疯针灸特效疗法》（1951年）、徐春为的《针灸医案集》（1956年）、富文华的《麻疹中医防治》（1959年）等书，分别介绍了刺血治疗麻风、回归热、猩红热、乙脑、麻疹等急性传染病的经验。原中国科学院院士承淡安以刺血治疗温毒、霍乱、中风、厥证等危重症，其效甚佳；又治舌病、衄血、喉风等疾，皆施以刺血，颇有效验。仅在后人整理的《承淡安针灸选集》中，就收有刺血治疗的病证近30种，载案10余则。山西针灸学家祁季槐，常用刺血穴位达70余个，所治哮喘、鼻衄、喉痹、胃痛诸疾，多获良效。安徽合肥王秀珍，以刺血治疗血栓闭塞性脉管炎、精神分裂症、慢性支气管炎、骨关节结核、肩关节周围炎及食管癌、乳腺癌等60余种病，方法独特，疗效切实，影响较大。重庆刘少林，尤其擅长以刺血之颜色、动态及性状等推断病因、分辨疾病的寒热虚实属性，很有特色。

当代国医大师贺普仁对刺血疗法非常重视，他在临床上主张"病多气滞，法用三通"，创造性提出了"贺式针灸三通法"，包括毫针通调经络的"微通法"、火针等温热效应的"温通法"及锋针刺络放血的"强通法"，其刺血经验为临床广泛应用。在国

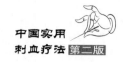

家级非遗项目"藏医放血疗法"代表性传承人尼玛才让及其团队的不懈努力下，"藏医放血疗法"已逐步走出其民族、走向全国、走向世界。

中国现代刺血疗法的快速发展，主要体现在以下几个方面。

1. 与刺血有关的医学专著不断问世

近30年来，中国刺血疗法的著作相继大量问世，如谭德福等的《中国实用刺血疗法》（1990年）、刘少林的《中国民间刺血术》（1992年）、财吉拉胡的《刺血疗法》（1995年）、郑佩等的《刺血医镜》（1999年）、王峥等的《中国刺血疗法大全》（2005年）、王峥等的《中国刺血疗法大全》（2008年）、王本正等的《实用放血疗法》（2009年）、郑杨等的《放血治百病》（2011年）、郭义的《中医刺络放血疗法》（2013年）、柴金苗的《放血》（2014年）、向阳等的《刺血治百病》（2016年）、路玫的《图解三棱针法》（2017年）、周冬梅等的《皮肤病放血疗法》（2018年）、郭长青等的《刺血疗法全真图解》（2019年）、洛桑降措的《藏医外治放血疗法》（2020年）、陈秀华等的《岭南刺络疗法技术操作安全指南》（2022年）等。这种全方位的介绍使刺血疗法的得以进一步普及并发扬光大。其中，《中国实用刺血疗法》被翻译成日文出版，扩大了中国刺血疗法在国际上的影响。

2. 刺血器具不断得到改进和创新

为了降低消毒成本、防止血液感染，一次性三棱针、皮肤针（梅花针）、小针刀等广泛应用于临床刺血；一次性注射器针头、采血针和采血器已被大量用于临床刺血；适宜于"一人一罐"的一次性辅助隔离装置已经获得国家专利。电梅花针、滚刺筒、真空抽气罐、抽气磁疗罐、负压硅胶罐甚至电动吸引机自动拔罐等新的医疗器具也在刺血临床推广使用。随着活体水蛭在医学中的应用，临床上已从传统的吮血疗法逐渐演变为针对静脉阻塞及凝血功能紊乱的现代生物学疗法，更有学者正试图开发系列人工机械装置以达到类似的治疗目的。刺血器具的改进和创新，使刺血疗法焕发了新的活力，也让刺血疗法更加便捷、卫生、安全，有利于临床推广应用。

3. 刺血疗法临床应用范围不断扩大

大量的临床报道表明，刺血疗法在急诊、内科、外科、皮肤科、骨科、妇产科、儿科及五官科广泛运用并取得了良好的效果。一些科研和临床医家通过文献，记载了刺血疗法的优势病种。如有研究根据《中国现代针灸信息数据库》的数据，采用计量分析方法，对1980—2005年间我国有关刺血疗法的文献进行统计分析，发现刺血疗法临床可应用于14个系统的240种病证，其中关于皮肤科、神经系统、运动系统及五官科病证的论文占总论文数的83%，是刺血疗法所治的主要系统病证。有人对2008年之前放血疗法的1149篇文献进行回顾性梳理，按照世界卫生组织关于疾病和有关健康问题的国际统计分类（ICD10）对疾病进行分类，发现刺血疗法适宜病种共涉及18大类，261

个病种。最近有人对 2009—2019 年的临床刺血研究文献进行分类总结，结果涉及疾病 349 种，分布于 17 个系统。其中相关文献最多的前 10 种疾病依次是带状疱疹、痤疮、脑血管病（包括出血性、缺血性及其并发症和后遗症）、周围性面瘫、痛风性关节炎、带状疱疹后遗神经痛、颈椎病、腰椎间盘突出症、膝骨性关节炎、偏头痛。

4. 刺血疗法临床研究方法更加科学

刺血疗法临床研究方法表现在运用现代科研方法的随机对照研究、利用数据挖掘技术的数据 Meta 分析和 Barthel 评分等手段，有关刺血疗法临床研究的论文越来越多，使其科学性大大提高。如有研究太阳穴刺血治疗偏头痛的临床疗效，将患者随机分为尼莫地平治疗、太阳穴刺血治疗两组，通过对治疗总有效率、不良反应发生率的统计分析，用视觉模拟评分法（VAS）、焦虑自评量表（SAS）和抑郁自评量表（SDS）评分。结论：太阳穴刺血治疗偏头痛有显著疗效，临床症状得到有效治疗，缓解患者的不良情绪，且相对较为安全，适宜临床应用推广。对放血疗法治疗中风后肩手综合征（SHS）临床疗效的 Meta 分析，结果显示放血疗法治疗 SHS 对比常规针刺或基础康复训练在提高总有效率及降低 VAS、水肿、上肢 FMA 积分方面更显优势，2 组比较，差异有统计学意义。对刺络放血数据库进行 Meta 分析，系统评价刺络放血疗法治疗痤疮的有效性。结果提示刺络放血组治疗痤疮的疗效优于非刺络放血组。得出痤疮为刺络放血疗法优势病种之一的结论，为刺络放血疗法治疗痤疮的有效性提供了循证医学证据。

再以井穴刺血的临床研究为例：众多资料表明，井穴刺血对脑部疾病、肢体经络疾病、神经系统疾病等均有显著治疗作用。如通过 GCS 评分证实，井穴刺络放血联合中药灌肠对急性大脑中动脉闭塞昏迷疗效显著。采用 Barthel 评分等指标，证实井穴刺络放血可在缺血、缺氧情况下有效改善灌注，改善神经细胞应激能力，从而减轻缺血性中风患者神经系统损害，改善预后。VAS 评分显示，井穴刺血可改善中风后并发丘脑痛患者丘脑传入系统障碍，从本质上缓解丘脑痛，等等。上述资料表明，科学地进行刺血疗法临床研究，已越来越达成共识。

5. 刺血疗法作用机理研究更加深入

近些年来，用现代科学技术研究刺血作用原理的工作，已经得到越来越多的基础和临床工作者的重视。实验室研究及临床实验研究从不同方面探索刺血疗法的作用机制，并在刺血疗法对血液循环、代谢功能、神经功能、免疫防御、抗炎因子、神经 – 内分泌功能的调节及对逆转肝纤维化、改善抑郁状态的作用等方面，获得了大量的研究成果，展示出良好前景。本书第五章第一节用专篇予以介绍。

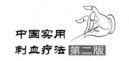

第三节　中国少数民族医学中的刺血疗法

刺血疗法不仅是传统中医的外治法之一，也是中国藏、蒙、维、哈、回、壮、土家、苗等少数民族医学中重要且各具特色的组成部分，同属于祖国医学宝贵的文化遗产。

一、藏医刺血疗法

藏医称刺血（放血）疗法为"达日卡"或"达日嘎"。早在公元6—7世纪，藏医书《月王药诊》已专列放血疗法一章，从放血禁忌证、适应证、操作方法、脉位和主治功能等多方面进行了详细论述。公元7世纪，藏医马如孜的专著《放血疗法》问世。公元8世纪，藏医药学大师宇妥·元丹贡布编著《四部医典》，奠定了藏医医学的基础。在这本巨著中，设专章论述了放血疗法，并介绍了管翎针及弯尖新月状、斧状、镰形刀等工具及刺血方法，还记载了全身的77处放血部位，内容十分丰富，成为藏医历代放血疗法之经典。至18世纪，著名藏医学家帝玛·丹增彭措的《帝玛医著》问世，在《放血疗法教诲·澄清谬误》专章中，确立了藏医放血疗法实践的规范，选取的101个放血脉位，至今仍被使用。

藏医有着以三因（隆、赤巴、培根）为根本，以七精盛衰学说和恶血生成论为核心的放血理论和丰富的临床实践。排恶血、解热证是藏医放血疗法的基本机制。认为通过割刺有关脉道和痛点放血，将坏血等排出体外，可起到通经活络、祛瘀消肿等作用，达到治疗疾病的目的。藏医认为人体的黑脉（血管）分跳脉与不跳脉，放血主要在不跳脉上进行。同时，施行刺血疗法时，应根据疾病情况分前期放血、中期放血和后期放血三个阶段。刺血器具以刀具为主，所刺部位以血络为主，刺血量以恶血尽出为度。因此，凡是扩散伤热、瘟疫、祛除时疫后的成熟热及血或赤巴引起的炎肿、冻疮、痛风、热型脓肿、丹毒、黄水病、疖痛、痞瘤、血瘤和水瘤、肝炎、脾炎、麻风病等疾病，均可施用刺血疗法。

二、蒙医刺血疗法

蒙古族自元太祖统一大业后，与其他国家广泛沟通、交流。至18世纪，蒙医吸收了古印度医学、藏医及汉医学的内容，融会贯通形成了知名的"蒙医五疗法"。其中，放血疗法为蒙医5种独特传统疗法之首，属于蒙医外治法中的"峻疗"。

蒙医放血疗法是以"三根"理论为指导，用特制的放血器具以黑脉不跳脉（静脉）为主，切开或穿破进行放血来治疗疾病。临床常用黑脉有前额脉、金柱脉、银柱脉、枕骨脉、舌脉、肩脉、露顶脉、腘脉等。蒙医以新月状、斧刃状和矛状放血器为常用。凡因血、希拉引起的热性疾病均可用放血治疗，如伤寒、扩散热、骚热、疫热、疥肿、疮疡、痛风、索日亚（结核）、丹毒、黄水病等热证及萨病失语、口眼歪斜、高血压等病。蒙医认为巴达干与赫依引起的寒证与血、希拉合并时，亦可采用放血疗法。并强调根据患者体力、病情、血液颜色严格掌握放血量，应在恶血（病血）放尽、正血出现时停止放血。最近的研究发现，蒙医刺络放血治疗的疾病（证候）多达 175 种。

三、维吾尔医刺血疗法

维吾尔医（简称维医）刺血的历史悠久。维吾尔族医学受希腊、阿拉伯、印度和汉医等民族医学的影响，具有较完整且独具特色的辨证理论体系。早在医圣伊本·西拿的著作《艾力卡农非提比》（公元 1012—1023 年）中，就首次记载有关放血治疗的内容，并传承至今。

维医体液理论分为 4 种类型：胆液质、血液质、黏液质与黑胆质。维持这 4 种物质在人体内的平衡是健康的基础和保障。体液型热性气质失调，血液质的热性一面偏盛或过高，人体正常体质发生异常变化引起的眼痛、牙痛、头痛、耳痛、肝炎、脾大、脊柱病、肠炎、子宫炎、绝经、睾丸炎、坐骨神经痛等病证，均为维医放血疗法的适应证。通过放血可治疗异常"合力提"或血液过剩而造成的疾病。此外，维医还使用水蛭放血疗疾。

四、哈萨克医刺血疗法

哈萨克医（简称哈医）称刺血疗法为"汗达勒玛"治疗技术，始于伊本塞那（公元 980—1037 年）时代，成为哈医治疗方法中不可缺少的组成部分。传统放血部位有印堂、舌下、鼻尖、鼻腔、颈部、肩部、膝关节等。通常用的放血专用器具为哈尼达晋尔（一种特制的哈医放血金属工具，形似小斧头）及针具或刀具（不锈钢、铜质或骨质）。近代改用手术刀、三棱针。

哈医放血很有特点：选择患者特定的治疗部位先拔罐，10 ～ 15 分钟后将罐取下，继而在此部位常规消毒，手握刀柄（或三棱针），刀尖对准欲刺部位，用腕力将刀（针）尖垂直叩刺在皮肤上，并迅速弹起，反复进行，叩刺完毕，再迅速拔罐。通过刺血刺激血络而活血调气、疏通脉道来祛除恶血，达到祛恶血而行血滞、除邪气而活血通脉的效果，祛腐生新，促进人体血液循环，改善微循环障碍，使脏腑功能恢复正常。根据《奇帕格尔利克巴彦》中的详细记载，哈医认为春季是人体血液循环比较旺盛的时期，因此春季用放血法净化体内污血，疗效显著。

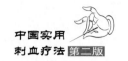

五、回医刺血疗法

回医刺血疗法，秉承了阿拉伯传统医学三大放血方法：静脉放血、水蛭吸血、拔罐放血。同时也吸收了汉医刺血的经验。回医放血部位，根据"真一四元七行"核心理论和"四液""四性""四气"体液禀赋学说确立，在人体浅静脉瘀血血脉处放血，以达到治病目的。《回回药方》记载有放血疗法。回医放血方法：在肌肉丰厚的部位，先走罐或拔罐，至局部出痧充血后移去罐体，皮肤消毒后，用一次性手术刀片划破充血的表皮，或用三棱针快速点刺皮肤痧点，立即将火罐再次吸拔在皮肤划破处，将血液吸拔于罐内。四肢末端或皮肤肌肉较薄的部位，则可选择点刺法、散刺法、割治法等。

回医放血，适应证涉及内、外、妇、儿各类疾病。其出血量通常较大。由于伊斯兰教先知穆罕默德曾经特别推崇放血疗法，所以很多阿拉伯人和青海、宁夏回族自治区有伊斯兰教信仰的人们，即便没有任何病证，也要像过斋月一样每年做1次名为"Hijamah"的放血疗法，以便防病健身。这种以放血疗法防治"未病"的思想，值得深入研究。

六、壮医刺血疗法

壮医刺血疗法，遵循壮医"三道两路学说""天地人三气同步学说""毒虚致病学说"的理论原则及"火路"学说。火路自大脑起，在全身构成网络。火路不畅则可导致疾病，而火路放血可以保证通畅。故根据病情需要，利用三棱针、陶瓷针、皮肤针等锋利的针具刺入人体体表的特定部位及穴位，使之溢出一定量的血液，或通过挤压、拔罐或角吸的方法吸出一定量的血液，从而缓解或治愈疾病。

壮医放血适用于"发旺"（痹证）、"虚病"（虚劳）、"痧病"、"叻仇"（痤疮）等病，并可用于急救。

七、土家医刺血疗法

土家医认为刺血具有泻气排毒、放血消肿、通经活络等功效。临床常用刺血疗法治疗急症、暴症，如鼠疫、霍乱、蛇咬伤、痧证、小儿走胎等多种疾病。刺血工具有瓷瓦针（细瓷瓦砾）、蹄针（用香獐的挡门牙加工制成）、瓜子刀（金属制成）等，现代多以三棱针、梅花针代替。

土家医刺血方法：根据病情酌选2～3个穴位，先"赶酒火"，继刺血，再拔罐，出血量以3～5 mL为宜，可以达到赶气、散血、消肿、赶风、散寒的作用。

八、苗医刺血疗法

苗医刺血多用碎瓷片等锐端或铁制的针具，在患者指（趾）尖、指（趾）甲旁及肘窝、人中、舌下青筋等处点刺出血，视病情需要放血 1 至数滴即可。主要用于治疗各种急症，多作急救回阳用。苗医诊断的"独经""苏症""农症""闹吓症""曼蜡症""谬粪症"等，均可单独刺血或配合"刮治""打灯火"治疗。

此外，布依族、侗族、畲族、纳西族等民族中，也有对刺血疗疾的记载。

综上可见，中国少数民族医学的刺血疗法，受各民族古代哲学思想、伦理追求和地域宗教的影响深刻，形成了各自的理论体系，表现出鲜明的民族特色。与传统中医的刺血方法相比，既有相似性，又有一定程度的差异，但在各民族的医疗史上都发挥着重要的作用。今后，让中医与少数民族医在各自的发展过程中，相互渗透、影响，能够彼此获得可借鉴的资源，从而丰富中国刺血疗法的内涵，推动刺血疗法的深入发展，这也是摆在我们面前的重要任务。

第二章　刺血疗法基础

第一节　刺血疗法的理论依据和基本原则

刺血疗法在中医基本理论指导下，是通过祛除邪气而达到以调和气血、平衡阴阳和恢复正气为目的的一种有效治疗方法。它适用于"病在血络"的各类疾病。

一、刺血疗法的理论依据

"病在血络"是刺血疗法的主要理论依据。《灵枢·经脉》指出："诸脉之浮而常见者，皆络脉也。"络脉是经脉分出的斜行支脉，大多布于体表。主要的络脉有15条，又称十五别络，即十二经脉各有1条，加上任、督的络脉和脾之大络。从别络分出的细小络脉称为孙络，分布于皮肤表面的络脉称为浮络。别络、孙络、浮络从大到小，如同网络一样遍布全身，一方面起着加强十二正经表里两经之间的联系作用；另一方面，由于它同周身组织的接触面广而起到了由体内向体表灌渗气血以濡养全身的作用。故张介宾云："表里之气，由络以通，故以通营卫。"通过经络"行气血，营阴阳"，才能充润营养全身，保持人体正常生理功能的活动。

《素问·皮部论》说："百病之始生也，必生于毫毛……邪客于皮则腠理开，开则邪入客于络脉，络脉满者注入经脉，经脉满者入舍于腑脏也""络盛则入客于经……是故百病之始生也"，指出络脉又是外邪由皮毛腠理内传经脉脏腑的途径。同时，络脉亦是脏腑之间及脏腑与体表组织之间病变相互影响的途径。

正是由于络脉在发病与病机传变过程中都处于中间环节，所以当病邪侵袭人体，或跌扑闪挫，或血瘀痰凝，或脏腑功能失调而致气血郁滞时，就会出现相应的络脉阻滞等病理变化。因此，针对"病在血络"这一重要环节而直接于络脉施用刺血法，则能迅速达到祛除邪气、调整和恢复脏腑气血功能的目的。《灵枢·脉度》指出："经脉为里，支而横者为络，络之别者为孙，盛而血者疾诛之。"《素问·调经论》指出："刺留血奈何……视其血络，刺出其血，无令恶血得入于经，以成其疾"，又提到"病在脉，调之血；病在血，调之络"。《素问·三部九候论》指出："孙络病者，治其孙络出血。"这里的"诛之""调之""刺之"，皆因病在血络，故刺其络脉而愈疾。

临床上，"病在血络"言而有征：一方面，可从络脉瘀血的形状上来观察，如《灵枢·血络论》说："血脉者，盛坚横以赤，上下无常处，小者如针，大者如筋，则而泻之万全也。"《灵枢·经脉》说："刺诸络脉者，必刺其结上甚血者。虽无结，急取之，以泻其邪而出血。"急性腰扭伤、霍乱吐泻、血瘀性头痛等疾，常可于委中、尺泽、太阳等穴处出现这种怒张的暗紫色血络；而偷针眼、乳痈等疾，则常在背部出现细小暗红的反应点，这些都是刺血的指征。另一方面，可从络脉瘀血后颜色的变化来观察，如《灵枢·经脉》说："凡诊络脉，脉色青则寒且痛，赤则有热。胃中寒，手鱼之络多青矣；胃中有热，鱼际络赤；其暴黑者，留久痹也；其有赤，有黑，有青者，寒热气也；其青短者，少气也。"明确指出通过血络的望诊，可以判断疾病的寒热虚实属性及所累及脏腑。此外，还可根据脉象来取舍，如《千金方·用针略例》："刺大者，微出其血。"大，即脉满大。

二、刺血疗法的基本原则

《素问·三部九候论》云："必先度其形之肥瘦，以调其气之虚实，实则泻之，虚则补之，必先去其血脉而后调之，无问其病，以平为期。"可以看出，祛除血脉病邪，即"血实宜决之""宛陈则除之"，使邪去正安，是刺血疗法遵循的基本原则。因此，这一治疗方法尤其适用于以邪实为主，而正气未衰的实证。刺血祛邪虽属于"泻法"，但不同邪气，不同病位，又宜区别对待。

1. 血实宜决之

《素问·血气形志》说："凡治病必先去其血，乃去其所苦。"《素问·阴阳应象大论》指出："血实宜决之。"张景岳注："决，为泄去其血也。"《素问·调经论》说："血有余，则泻其盛经，出其血。"《灵枢·脉度》云："盛而血者，疾诛之。"《难经·二十八难》指出："邪气蓄则肿热，砭射之。"这些论述均认为不同病因所致的以实、热、瘀、毒为主的血实有余证，皆宜刺血治疗，即血壅气滞、血实有余，宜泻去其血，泻实消壅，使气血得以疏通，达到调和气血的目的。

现代临床以刺血治疗高热、神昏、癫狂、丹毒、喉痹及疮疖痈肿等，也多属于血实有余之证。

2. 宛陈则除之

《灵枢·针解》指出："宛陈则除之者，去恶血也。""宛陈"，指络脉中瘀结之血；"去血脉"，即指刺血以排除血脉中郁结已久的病邪，包括在瘀血病灶处施术。《素问·调经论》说："孙络外溢，则经有留血……视其血络，刺出其血，无令恶血得入于经，以成其疾。"《灵枢·邪气脏腑病形》说："有所堕坠，恶血内留。"这里的"留血""恶血"，皆为"宛陈"，刺血治疗最宜。说明祛除体内瘀血来治疗疾病，以求"逐邪务尽"，是刺血疗法的根本目的之所在。

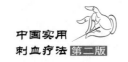

现代临床以刺血治疗某些头痛、目眩、腰腿痛、中风后遗症及各种急性扭挫伤等，均能收到泻热祛邪、疏通经络、调畅气血、祛除瘀滞的作用，其疗效甚佳。

第二节　刺血疗法的特点及作用机制

刺血疗法具有简、便、验、廉等特点，以及清热泻火、化瘀通络、开窍启闭、解毒涤暑等作用，故能历代相传，久用而不衰。

一、刺血疗法的特点

1. 适应证广

《黄帝内经》已载有适宜刺血治疗的疾病 40 余种，历代医家在此基础上又进一步扩大。有人对 2008 年之前的 1149 篇文献进行回顾性梳理，按照世界卫生组织关于疾病和有关健康问题的国际统计分类（ICD10）对疾病进行分类，发现刺血疗法适宜病种共涉及 18 个大类，261 个病种。

2. 奏效迅速

在严格掌握刺血适应证的前提下，一般单用刺血治疗即可迅速收到满意的疗效。尤其对各种原因引起的高热、昏迷、惊厥及急性炎症、各类软组织损伤、某些食物中毒等属热、属实者，经刺血治疗后，都能在短期内减轻或控制住某些主要症状，甚至达到临床治愈的目的。对部分病例，则可收"针到病除"之效。

3. 操作简便

刺血疗法一般不需要特殊设备及器械，简便易学，容易掌握。另外，刺血器具除可备用外，在某些应激情况下，还可就地选取一些民间的传统刺血器具，经严格消毒后使用。

4. 不良反应少

临床应用刺血疗法，只要按规程操作，一般比较安全，不会产生不良反应。

5. 协助诊断

刺血疗法具有协助诊断的功能。临床刺血后所见血色的深淡、血质的稀稠和出血的迟速等，对进一步确定诊断、判断预后有着重要意义。如血易流出、其色鲜红、其质正常，则示邪浅病轻；血不易出、其色暗红、其质黏稠，则示邪盛病重；血色淡红、其质稀薄、出血不旺，则示体质虚弱或正虚病笃；血色黑紫、其质黏稠、血出旺盛，则示血中热毒壅盛或有瘀血。以刺血治疗急性吐泻为例：严重脱水患者，其血色紫黑，血质黏稠；真阴不足或气血俱虚或大失血后，其血色淡，血质稀薄等。《痧胀玉衡》谓："发晕之时，气血不流，放血亦无紫黑群血流出，即有些许，亦不能多，略见紫黑血点而已，此瘀毒入深，大凶之兆也。"皆可供临床参考。

二、刺血疗法的作用机制

刺血的作用机制比较复杂。现代研究证实，刺血疗法具有改善血液循环障碍、阻止细胞和组织病理性损伤、促使组织再生和修复、提高机体免疫功能、修复神经细胞功能、延缓机体衰老等作用。中医认为，主要是通过泻热祛邪、化瘀通络、开窍启闭、解毒急救等途径祛除邪气、恢复正气，获得治疗效果。尤其是刺血防治"未病"的功能，值得进一步研究。

1. 泻热祛邪

刺血疗法具有良好的清热泻火、宣畅气机的作用，尤其适用于外感发热和各种阳盛发热。《素问·离合真邪论》指出："攻邪也，疾出以去盛血……刺出其血，其病立已。"《素问·刺热》载："肺热病者……刺手太阴、阳明，出血如大豆，立已。"邪气客居，泻出其血，使邪气无所依而病愈，即以泻血为手段，祛邪为目的。张景岳谓"三棱针出血，以泻诸阳热气"，刘完素的奇穴"八关大刺"法，张从正"出血者乃发汗"的创见，郭右陶刺血治疗瘟疫等危急症等，均是对《黄帝内经》的发挥。因此，临床将刺血用于某些急性传染病及感染性疾病，其法简便效捷，最为常用。

2. 化瘀通络

对于血脉瘀滞的患者，必须先刺出其血，以减轻其病苦。《素问·缪刺论》指出："人有所堕坠，恶血内留……刺足内踝之下，然骨之前血脉出血。"《素问·调经论》谓："孙络外溢，则经有留血……视其血络，刺出其血。"由此可见，刺血法具有疏通经络、流畅气血、祛除瘀滞的作用，适用于气血郁结经络或血瘀局部诸证的治疗。因此，临床用于血瘀所致的血管神经性头痛、中风后遗症及各种因损伤引起的肿胀、疼痛等，效果十分显著。

3. 启闭醒神

对于热陷心包、痰火扰心、痰迷心窍及暴怒伤肝、肝阳暴张等所致的猝然昏倒、口噤握固、神昏谵语、不省人事及便闭不通等属于实证者，用刺血疗法可收到开窍启闭、醒神回苏的作用。《素问·缪刺论》载有邪客六经络脉而成"尸厥"之证，皆以刺血为急救措施。《备急千金要方·风癫》载："癫疾者，暴仆，四肢之脉皆胀而纵，脉满，尽刺之出血。"《针灸大成》指出："凡初中风跌倒，暴卒昏沉，痰涎壅滞，不省人事，牙关紧闭，药水不下，急以三棱针刺手十指十二井穴，当去恶血。又治一切暴死恶候，不省人事，及绞肠痧，乃起死回生妙诀。"临床用于昏迷、惊厥、狂痫及中暑等危重症的治疗，醒脑开窍，简便而有效。

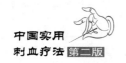

4.解毒急救

刺血对于一氧化碳急性中毒、亚硝酸盐中毒、酒精中毒及某些感染性中毒，均有较好的解毒急救功效。此外，毒虫咬伤，亦可刺血泻毒，如《备急千金要方》载："蜂蛇等众毒虫所螫，以针刺螫上，血出，着药如小豆许于疮中，令湿瘥。"即可愈。

5.调气和营

凡因气血悖行、营卫逆乱而致的头痛、眩晕、胸闷胁痛、腹痛泄泻、失眠多梦等，皆可用刺血治疗，使营卫气血和调而获愈。《灵枢·五乱》指出："清浊相干，乱于臂胫，则为四厥，取之先去血脉"，即因营卫逆乱而手足厥冷者，以刺血治疗。《素问·三部九候论》中所述"实则泻之，虚则补之。必先去其血脉，而后调之。无问其病，以平为期。"即刺血可祛除经络中的瘀滞，使正常的营卫之气恢复调和平衡。

6.防治"未病"

《素问·四气调神大论》指出："圣人不治已病治未病。"医圣张仲景称"治未病"的医家为"上工"。刺血疗法具有"治未病"的功能。《素问·调经论》指出："视其血络，刺出其血，无令恶血得入于经，以成其疾。"明确指出诊察有瘀血的络脉，用针刺出瘀血，防止瘀血阻滞大的经脉，从而形成更为严重的疾病，说明了刺血疗法在"治未病"方面的积极作用。现代研究也证实，刺血疗法对流行性感冒、腮腺炎等急性传染病，有较好的预防作用。

第三节 刺血疗法的取穴特点及配穴原则

刺血疗法的取穴部位和配穴原则，与针灸疗法有相似之处，但又有其自身的特点。

一、刺血疗法的取穴特点

取穴部位是刺血临床处方的基础。在针灸学里，一般把穴位分为十四经穴、经外奇穴、阿是穴和新穴4类，其中，相当一部分穴位适宜刺血治疗。根据刺血的特殊要求，刺血部位的选择具有以下特点。

1.用特定穴多

十四经穴中有一部分特定穴，如肘膝关节以下有井、荥、输、原、经、合、络、郄穴；躯干有脏腑俞、募及各经交会穴等。因这些穴位与脏腑经脉紧密相应，有着特殊功用，故为刺血所常用。但在具体主治上，又各自有所侧重。

以五输穴为例，《素问·缪刺论》云："视其病，缪刺之手足爪甲上，视其脉，出其血。"《灵枢·顺气一日分为四时》指出："病在脏者，取之井。"故井穴多用于攻治脏病。如《针灸大成》载："凡初中风跌倒，卒暴昏沉，痰涎壅滞，不省人事，牙关紧闭，药水不下，急以三棱针刺手十指十二井穴，当去恶血；又治一切暴死恶候，不省人事，及绞肠痧，乃起死回生妙诀。"《灵枢·四时气》指出："邪在腑，取之合。"故霍乱吐泻、心痛暴厥及疟疾等胃、肠、胆经病变，多取尺泽、曲泽、委中等"合穴"刺血。又《灵枢·邪气脏腑病形》指出："荥俞治外经。"故凡外邪袭经，引起经气痹阻或跌扑损伤、血瘀经脉之症，均可刺荥腧穴出血。如《素问·缪刺论》说："邪客于足少阴之络，令人卒心痛，暴胀，刺然谷之前出血，如食倾而已。"然谷，即为"荥穴"。

上述分类方法，仅是相对而言，具体运用时，特定穴多配合使用。如《针灸聚英》治火热喉痹，则须"点刺少商、合谷、丰隆、关冲等穴"。此外，《难经·六十八难》说："荥主身热。"实际上，五输穴皆有清热泄毒功效，尤其适用于高热毒盛之证，有良好的退热作用。

2. 用奇穴多

经外奇穴指不归属于十四经，但具有一定名称、固定位置和一定主治作用的腧穴。经外奇穴数目繁多，分布比较分散，一般在经脉循行路线之外，但有的亦在经脉循行路线之上。这些穴位大多对某些病证（尤其是急症）有特殊治疗作用，故为刺血多用。如《备急千金要方》载："刺舌下两边大脉，血出"，治舌卒肿，舌下两边大脉，即为金津、玉液两个奇穴。又如《针灸大成》载：太阳穴"治眼红肿及头痛，用三棱针出血"；十宣穴"治乳蛾，用三棱针出血"；以及《玉龙歌》载："两眼红肿痛难熬，怕日羞明心自焦，只刺睛明鱼尾穴，太阳出血自然消"等，皆以奇穴刺血，多获奇效。

另外，《灵枢·口问》曰："耳者，宗脉之所聚也。"十二经脉中，手三阳、足三阳经的经脉、经筋或别络分别循行于耳前、耳中或耳后，六阴经借助经别与阳经相合而达于耳，故取耳部穴位或耳背血管放血可治疗相应的多种疾病，为临床常用。

3. 用其他部位多

其他部位即取经穴和奇穴之外部位放血，包括以下几点。

（1）阿是穴：又称不定穴、压痛点。这类穴位一般都以按之痛感、按之痛解、按之舒适、按之皮肤凹陷、按之有其他反馈（结节、条索）与特殊感觉（酸、麻、胀、重）等作为取穴的依据。随病而定，多位于病变的附近，也可在与其距离较远的部位，没有固定的位置和名称。它的取穴方法就是"以痛为腧"，即哪里有病痛就在哪里取穴。无锡易可中医院根据现代软组织损伤理论，采用"扳机点"（又称肌筋膜触发点、激痛点）刺血治疗骨伤科常见颈椎病、肩周炎、腰椎间盘突出症、膝关节炎等诸多疾病，效果良好，也可归属于阿是穴范畴。

（2）病理反应点：如胃脘痛、吐泻、瘰疬、眼疾等，均可在胸、腹、背部找到细小的暗红点，此为脏腑在体表一定部位所呈现的反应点，皆可刺血或挑出血。《备急千

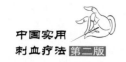

金要方·痈疽》有关气痛的记载："有赤气点点者，即刺出血"；《针灸聚英》载："偷针眼，视其背上有细红点如疮，以针刺破即差"，即属此种刺血法。

（3）血络显露处：血络，是指位于机体浅表的静脉和毛细血管。《素问·三部九候论》云："见血络，必刺之，无问其病，以平为期。"多取头面、舌下、耳背、腘窝、肘窝或位于穴周等处显露的血络刺血疗疾。如《灵枢·厥病》载："厥头痛，头脉痛……视其头动脉反盛者，刺尽去血"；《备急千金要方·惊痫》载："耳后完骨上有青络盛，卧不静是痫候。青脉刺之，令血出"；《备急千金要方·舌病》载："治舌卒肿……刺舌下两边大脉出血。"往往效果极佳。

（4）病灶处：如《疮疡全书》治丹毒，"三棱针刺毒上二三十针"。《儒门事亲》治背疽，"以铍针绕疽晕，刺数百针，去血一斗"；治湿癣，于"癣上各刺百余针，其血出尽"等，即为直接于病灶处患部及周围皮肤刺血。疮毒疖肿局部、急性扭挫伤所致局部瘀血及痤疮、湿疹、带状疱疹等皮肤病，亦可用此法刺血。

二、刺血疗法的配穴原则

选配穴的基本原则包括循经取穴、表里取穴和特定穴的运用几个方面。

1. 循经取穴

这是以经络循行理论为指导而进行的一种取穴方法，分本经取穴和异经取穴两类。

（1）本经取穴：即病在何经就取何经穴位放血。一般是在病变的经脉局部和邻近部位，或者远离病变局部的本经穴位，或者病变内脏在体表的相应区域内取穴。如《灵枢·热病》载："风痉，身反折，先取足太阳及腘中及血络出血"；《素问·刺腰痛论》载："足太阳之脉令人腰痛，引项脊尻背如重状，刺其郄中太阳正经出血。"皆指出因邪中太阳经脉而致的角弓反张和腰脊疼痛，宜采用该经的委中穴放血治疗。《脾胃论》治疗脾胃虚弱取"三里、气街，以三棱针出血"。是因人以胃气为本，刺足阳明经足三里、气街出血，可以调整营卫气血的平衡，达到健脾益胃的目的。

（2）异经取穴：即某一经发生病变，取与其互为表里或与其相接经脉的穴位刺血治疗。如《素问·刺热》载："肺热病者……身热，热争则咳喘……刺手太阴、阳明，出血如豆大，立已。"实性喘咳，病虽在肺，但肺与大肠相表里，故刺肺经和大肠经的穴位出血可获效。又如《灵枢·五邪》载："邪在肾……腹胀腰痛，大便难，肩背颈项痛……取之涌泉、昆仑，视有血者，尽取之。"此乃邪虽在肾，但肾与膀胱相表里，其症通过经脉传变，既有肾经症状，又有膀胱经症状，故取肾经涌泉穴和膀胱经的昆仑穴刺血治疗。

2. 局部取穴

局部取穴即病在何处就在该处取穴。一般是在脏腑、官窍、肢体病痛的局部和邻近部位取穴。如《素问·刺疟论》载："胻酸痛甚，按之不可，名曰胕髓病，以镵针针绝骨出血，立已。""胕髓病"多为火毒邪盛、久而不解所致，在局部绝骨穴刺血能清热解毒，缓解疼痛。又如《灵枢·厥病》载："厥头痛，头痛甚，耳前后脉涌有热，泻出其血"，这是刺局部显露的血管出血。《灵枢·寿夭刚柔》载："久痹不去身者，视其血络，尽出其血"，这是在络脉瘀血部位刺血。此外，如丹毒、疗疮及某些皮肤病、击仆扭伤等，都适用于局部取穴原则。

3. 特殊取穴

（1）左右交错取穴：左右交错取穴，古称"缪刺"，亦称"交经缪刺"，是针对络脉病变而采用病在左则刺其右、病在右则刺其左的交叉取穴刺血方法。临床多取井穴和呈现瘀血的络脉，以毫针或三棱针点刺出血，治疗各种疼痛为主。如《素问·缪刺论》治"邪客少阴之络，令人卒心痛、暴胀、胸胁支满无积者，刺然骨之前出血，如食顷而已。不已，左取右、右取左"；又治"邪客于五脏之间，其病也，脉引而痛，时来时止。视其病，缪刺之于手足爪甲上，视其络，出其血"等。总之，"视其皮部有血络者尽取之，此缪刺之数也"。《针灸甲乙经》《针灸大成》等书中，对本法均有较细论述。现代临床刺血，亦遵此法。

（2）经验取穴：某些穴位刺血，对某些病证有特殊疗效。如大椎、合谷、曲池刺血退热，人中、十宣刺血醒神，四缝刺血治小儿疳积、百日咳，身柱、大椎刺血治疗疟疾，耳背血管刺血治疗头痛、眩晕、乳痈等，皆为历代医家临床实践的总结，现代亦多沿用。

第四节　刺血疗法常用器具及操作方法

刺血针具多在"九针"基础上发展演变而来。现代根据刺血部位的不同设计了不同的器具，其针对性更强，更利于操作。材质上则根据各器具不同的功能，选用不同硬度和耐用性的材料，便于消毒，更加安全。

现代刺血的操作方法，常用的有点刺、散刺、叩刺、挑刺、割点及针罐法等，可供临床选择。

中华人民共和国国家标准《针灸技术操作规范》（简称"国家标准"）中，规定了三棱针、皮肤针、火针、耳针、拔罐等的术语定义、操作步骤与要求、注意事项与禁忌，应严格遵守。

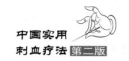
一、刺血疗法常用器具

现代常用的刺血器具有三棱针、皮肤针、粗圆针、小眉刀及杯罐等。

1. 三棱针

三棱针是尖端呈三棱形，三面有刃的一种合金针具（图2-1）。三棱针针柄较粗呈圆柱形，或缠有铜丝，或加有塑料柄，分大、中、小3个型号。《灵枢·九针十二原》称之为锋针："锋针者，刃三偶，以发痼疾。"《备急千金要方·灸例第六》载："若治诸阴阳风者，身热脉大者，以锋针刺。"《儒门事亲》曰："目暴赤肿，隐涩难开者，以三棱针刺前顶、百会穴，出血大妙。"《痧胀玉衡》记载了用三棱针针刺委中放血治疗瘟疫，而且记载了大量应用三棱针"放痧"来治疗危急症。三棱针为临床刺血的主要工具之一，其操作方法有点刺法、刺络法、散刺法、挑刺法等，一般在刺络脉且需出血量较多时选用。

2. 粗圆针

粗圆针即26～28号粗毫针，现为合金制成（图2-2）。《灵枢·九针十二原》称："毫针者，尖如蚊虻喙""主寒热痛痹在络者"。当临床未备三棱针时，可以此代之。一般多用于点刺十二井、十宣等穴，需要放血量较少时选用。儿童亦可选用毫针。

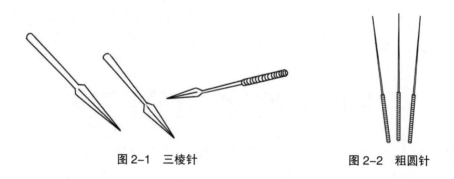

图 2-1　三棱针　　　　　　　　图 2-2　粗圆针

3. 皮肤针

皮肤针是针头呈小锤形的一种针具，一般柄长15～19 cm，一端附有莲蓬状针盘，下边散嵌着不锈钢短针，有软柄、硬柄两种。根据所用针的支数多少，又分别称之为梅花针（5支针）、七星针（7支针）、罗汉针（18支针）等（图2-3）。针尖不宜太锐，应呈松针形。针柄要坚固而有弹性，全束针尖应平齐，防止偏斜、钩曲、锈蚀和缺损。皮肤针是在古代镵针的基础上演变而成的。《灵枢·九针十二原》："镵针者，头大末锐，去泻阳气""主热在头身也"。其刺法和作用与《灵枢》所载的"络刺""赞刺""豹纹刺"基本相同，适宜浅刺皮肤泻血，一般以经络循行及神经、肌肉分布为依据，按自上而下、自外而内的顺序叩刺出血。近来又有用金属制成的筒状皮肤针——滚刺筒，具有刺激面积广、刺激量均匀、使用方便等优点（图2-4）。

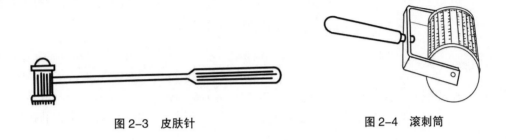

图2-3　皮肤针　　　　　　　　　　　图2-4　滚刺筒

4. 小眉刀

小眉刀是在古代"九针"中铍针的基础上演变而成的一种针具，也称割治刀（图2-5）。《灵枢·九针十二原》："铍针者，末如锋。"又名鈹针、剑针，除为外科所用，亦为割点放血的主要工具。《肘后备急方·治伤寒时气温病方》中还记载芦刀刺血。《儒门事亲》记载的刺血医案中，有10例是运用铍针完成的，如"以铍针刺百会穴，出血二杯"治疗风搐反张，"委中铍针出紫血"治疗背项痤疖。现代多用小针刀、小尖头手术刀片等代替（图2-6）。

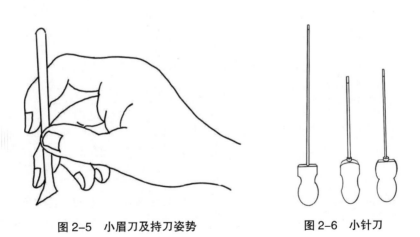

图2-5　小眉刀及持刀姿势　　　　　　图2-6　小针刀

5. 火针

火针多选用耐高温、不退火、变形少、不易折、高温下硬度强的钨合金或不锈钢丝制作而成（图2-7）。在《灵枢·九针》称"燔针"，《伤寒论》中称为"烧针"。《小品方》首次提出"火针"的名称，"初得踝骨疽……用火针"。《千金翼方》治疗疮痈时亦用到火针，"脓深难见，肉浓而生者用火针"。常用的有单头火针、三头火针、平头火针等。用于刺络放血疗法的多为单头火针。单头火针根据粗细又有细火针（针头直径约为 0.5 mm）、中火针（针头直径约为 0.8 mm）和粗火针（针头直径约为 1.2 mm）3 种规格。适用于寒痹、疔毒等疾的治疗。如《针灸资生经》载王执中治其母突发脚肿之症，即"以针置火中令热，于三里穴刺之，微见血，凡数次，其肿如失"。

6. 瓷锋针、陶针

瓷锋针、陶针是用一端锋利或尖锐的瓷、陶器碎片作为刺血工具。李时珍谓："以瓷针治病，亦砭之遗意也。"明代薛己、王肯堂及清代王士雄，都为擅用瓷锋针者。清代鲍相璈的《验方新编》中用陶瓷针治疗瘴毒、痧证等疾。至今，陶针在南方壮医中及民间仍被使用。

7. 杯罐

杯罐是用于拔罐的工具，传统的杯罐分竹罐、陶罐、铜罐、铁罐等（图 2-8）。古代称拔罐疗法为"角法"，显然这一疗法的原始阶段是以兽角来实施的。现代临床常用玻璃罐。传统的拔罐法是利用燃烧、抽吸、挤压等方法排除罐内空气，造成负压，使之吸附于体表一定部位，造成局部瘀血或微出血而达到通经活络、行气活血、消肿止痛、祛风散寒等作用的。在刺血疗法的临床实施中，常常先以针点刺一定部位，然后在被刺处拔罐，此法可以增加出血量，增强治疗效果。

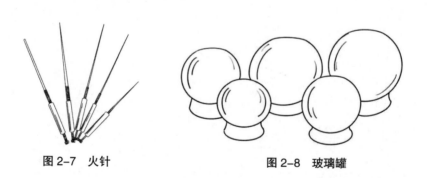

图 2-7　火针　　　　　　　　图 2-8　玻璃罐

现代先后问世了真空抽气罐、抽气磁疗罐、负压硅胶罐及电动吸引机自动拔罐等新的医疗器具。这些利用抽气成真空负压状态的无火拔罐器具，克服了传统拔罐的缺点，使中医古老的拔罐法焕发了青春。真空拔罐器的主要特点是罐体透明，罐内负压可根据患者的体质情况和病情随意调整，易于观察罐内皮肤变化，便于掌握拔罐时间，较之传统意义上的火罐，其疗效一致，但使用更安全，无烫伤之忧，操作简便，不易破碎，因此既适用于医院，又广泛适用于家庭（图 2-9，图 2-10）。

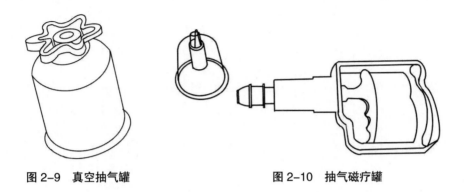

图 2-9　真空抽气罐　　　　　　　　图 2-10　抽气磁疗罐

8. 现代刺血器具

现代刺血器具包括注射针头、一次性采血针和采血器等。注射针头即一次性注射器的针头，包括不锈钢空心针体和针柄，针头尖端为楔形切口，更容易刺入而减少疼痛；一次性采血针一般用于少量刺血时使用；采血器则有单针头和多针头之分，可根据刺血部位选用。单针采血器多用于耳穴、十二井穴、十宣穴等；多针采血器多用于背部、腹部、四肢面积较大部位的穴位。用现代刺血工具刺血，便捷、卫生、安全，值得推广（图 2-11 ~ 图 2-14）。

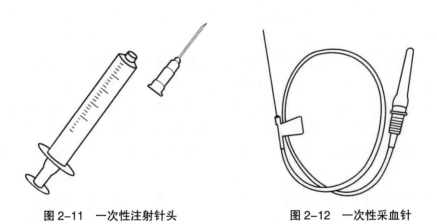

图 2-11　一次性注射针头　　　　　　图 2-12　一次性采血针

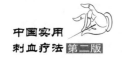
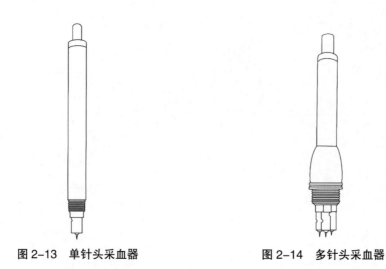

图 2-13　单针头采血器　　　　图 2-14　多针头采血器

二、刺血疗法操作方法

古代刺血方法主要有络刺、赞刺及豹纹刺法，后世又有发展。现代临床刺血方法主要有点刺法、散刺法、叩刺法、挑刺法、割刺法、火针法、针罐法等，应严格遵守"国家标准"相关操作技术规定，在常规消毒后进行，手法宜轻、浅、快、准。

1. 点刺法

此法又称"速刺"法，针具多选用三棱针、粗毫针或一次性采血针、单针头采血器等。常有 3 种点刺形式。

（1）直接点刺法：点刺前，可在被刺部位或其周围用推、揉、挤、捋等方法，使局部充血。点刺时，用一手固定被刺部位，另一手持三棱针或采血器，露出针尖 3～5 mm，对准所刺部位快速刺入并迅速出针，进出针时针体应保持在同一轴线上（图 2-15）。点刺后可放出适量血液或黏液，也可辅以推挤方法增加出血量或出液量。然后以消毒棉球按压针孔即可。直接点刺法多用于末梢部位如十二井穴、十宣穴及耳尖穴等的刺血。

（2）挟持点刺法：此法是将左手拇、示指捏起被针穴位处的皮肤和肌肉，右手持针刺入 3～5 mm 深，退针后捏挤局部，使之出血。常用于攒竹、上星、印堂、耳尖等穴位的刺血（图 2-16）。

（3）结扎点刺法：此法先以止血带一根结扎被针部位上端，使局部充血。消毒后，左手拇指压在被针部位下端，右手持针对准特定部位的血络刺入，立即退针，使其流出少量血液，待出血停止后，再将止血带松开，用消毒棉球按压针孔（图 2-17）。结扎点刺法适于四肢部，如尺泽、委中的刺血。

2. 散刺法

此法又称"丛刺""围刺"。方法是用一手固定被刺部位，另一手持三棱针或多针头刺血器，在病灶周围上下左右多点刺之，使其出血（图2-18）。散刺法较之点刺法面积大且刺的针数多。《黄帝内经》所谓"赞刺""豹纹刺"，皆属此列。多适用于皮肤病和软组织损伤类疾病的治疗，如顽癣、丹毒、扭挫伤后局部瘀血等。

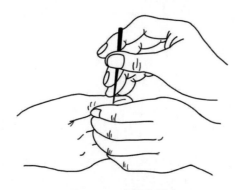

图2-15　直接点刺法

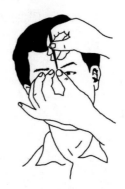

图2-16　挟持点刺法

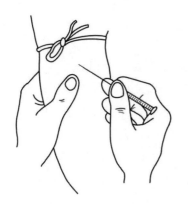

图2-17　结扎点刺法

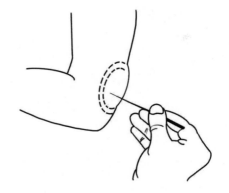

图2-18　三棱针散刺法

3. 叩刺法

此法是在散刺基础上的进一步发展，所用针具为皮肤针（梅花针、七星针或皮肤滚刺筒均可）。操作时，以右手握住针柄后端，示指伸直压在针柄中段，利用手腕力量均匀而有节奏地反复弹刺、叩打一定部位（图2-19）。叩刺部位可以是与疾病相关的穴位和反应点，如背俞穴、夹脊穴、某些特定穴和阳性反应点等；可以是与疾病有关的经脉循行路线，如项、背、腰、骶部的督脉和膀胱经，四肢肘、膝以下的三阴、三阳经等；也可以是病变局部，如扭伤、顽癣、带状疱疹等部位。刺血所要求的刺激强度宜

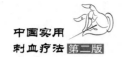

大，以用力叩击至皮肤上出血如珠为度。叩刺法对某些神经性疼痛病、皮肤病及相关脏腑疾病，均有较好疗效。

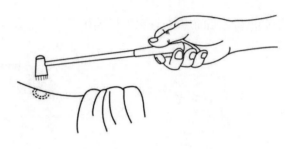

图2-19　皮肤针叩刺法

4. 挑刺法

此法操作时以左手按压施术部位两侧，使皮肤固定，右手持三棱针或粗圆针，将腧穴或反应点刺破出血；或深入皮内，将部分皮下白色纤维组织挑出或挑断，并挤压出血，然后局部盖上消毒敷料并固定（图2-20）。挑刺法是在"九针"中的"毛刺""浮刺"基础上演变而来的，常用于治疗目赤肿痛、丹毒、乳痈、痔疮、胃脘痛、消化不良、腰肌劳损等疾病。

5. 割治法

此法是以小眉刀、小针刀或手术刀切割穴位皮肤、黏膜或小静脉，放出适量血液，或取出一些皮下脂肪或结缔组织，从而达到治疗疾病的目的（图2-21）。割点切口一般长0.3 cm左右，避免组织损伤过多。用于鱼际、耳背、脚背等部位，适用于小儿疳积、哮喘及外科痈肿、疖等病。

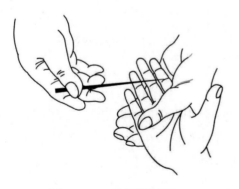
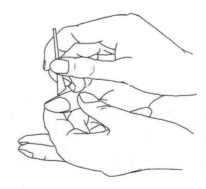

图2-20　三棱针挑刺法　　　　图2-21　小眉刀割治法

6. 火针法

此法又名火针刺，是将特制的金属针针尖烧红后，快速刺入一定部位以治疗疾病的方法。火针用于刺络放血的部位多在四肢表浅的血络或银屑病（牛皮癣）、关节扭挫伤病灶局部、各种原因导致的关节痛局部与周围穴位或表浅静脉等疾病。当代国医大师贺普仁用火针治疗下肢静脉曲张、带状疱疹、膝骨性关节炎等，疗效显著。他强调火针操作要做到"红、准、快"，即烧针要红、部位要准、动作要快。

7. 针罐法

针罐法即刺络拔罐法。此法是先刺血、后拔罐（火罐或抽气罐）放血的一种疗法，多用于躯干及四肢近端能扣住罐处。操作时，先以三棱针或皮肤针刺局部见血（或不见血）然后再拔罐，一般留罐 5 ～ 10 分钟，待罐内吸出一定量的血液后起之。针罐法适于病灶范围较大的丹毒、神经性皮类、扭挫伤等疾病的治疗。

8. 其他

古医籍和民间还有不少刺血方法，现介绍以下几种，以供读者研究。

（1）蛭针法：此法即用活水蛭（蚂蟥）置于人体一定部位吸血来治疗疾病的方法。现代称"活体水蛭吸血法""水蛭针"。早在隋代，已有对活水蛭疗疾的记载。《本草拾遗》载，治"赤白丹肿……以水蛭十余条……咬咂血满自脱"。《薛己医案》中记载，治疗痈疽初起，"使蛭吮脓血，其毒即散。如其疮大，须换三四条"。清代医家祁坤称："蛭针一法，并开门放毒之捷径。"公元 1500 年前，埃及人已有对水蛭放血疗法的记载。到 19 世纪初，欧洲人更迷信医蛭能吮去人体内的病血，不论头痛脑热概用医蛭进行吮血治疗。近年来，水蛭吮血治疗痛风、类风湿性关节炎、中风后遗症，取得了良好的成效。特别是在医学整形、修复重建及显微外科等领域的新用途，正受到人们广泛的关注。

（2）吮砭法：此法又称吮刺法。即医者先以口吸吮所刺部位或病灶处，使毒血凝聚后再刺血的一种治疗方法，适用于霍乱、痧证、丹毒、虫毒所伤等疾病的治疗。如祁坤《外科大成》载："丹毒之法，急令人用甘草煎浓汁漱口净，随患处遍吮之，使毒各聚一处……随行砭刺。如赤晕走彻遍身，难以悉砭者，令人吮胸背、四肢等数处而砭之，令微出血以泻其毒，血红者轻，紫者重，黑者死。"现代多以拔罐法替代。

（3）嚏血法：此即以草茎或散药刺激鼻中取嚏而使鼻中出血以泻邪的治疗方法。《外台秘要》有"取葱刺鼻，令入数寸"使出血，治疗猝死的记载。《儒门事亲》首载：治"两目暴赤，肿痛不止，眼胀胬肉结成翳膜，速宜用秆草左右鼻窍内弹之，出血立愈"，又治"目赤肿痛不能开睛，以青金散鼻内搐之，鼻内出血更妙"。此法为《玉龙歌》《奇效良方》等所承袭。后世以此法治疗鼻疮、嗽血、喉蛾（急性扁桃体炎）等病证。现代采用鼻内窥镜下点刺鼻丘、内迎香穴处鼻黏膜血络出血治疗变应性鼻炎，视野

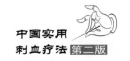

清楚，定位精确，近期疗效显著，是对"嚏血法"的继承和发扬。

此外，现代还有静脉抽血法。即以注射器从静脉中直接抽出一定量血液来治疗疾病。如从正中静脉抽血，每次 2～3 mL，每周 1 次，治疗肩周炎等疾病，效果较好。

第五节　刺血疗法术前准备及出血量选择

一、刺血疗法术前准备

1. 术前告知

对于初次接受刺血治疗的患者，应让他们了解刺血治病的常识，以达到消除顾虑、积极配合的目的。主要告知事项应包括保持良好心情，精神勿紧张、不要空腹、不要过于疲劳、不要酗酒，刺血时不要随意变动体位，如有不适应及时报告等。

2. 选择针具

《灵枢·官针》指出："九针之宜，各有所为，长短大小，各有所施也。"刺血前，应根据病情需要和操作部位的不同，结合患者的性别、年龄的长幼、形体的肥瘦、体质的强弱、病情的虚实情况，选择相应型号的针具。注意针身应光滑、无锈蚀，针尖应锐利、无倒钩。

3. 选择体位

为了使患者在治疗中有较为舒适而又能耐久的体位，既便于医者取穴和操作，又能适当留针，因此在针刺时必须选择好体位。临床常用的体位有仰靠坐位、俯伏坐位、仰卧位、侧卧位、伏卧位等。对于初诊、精神紧张或年老、体弱、病重的患者，应尽量取卧位，以避免发生晕针等意外事故。

4. 消毒

消毒包括针具等器具消毒、刺血部位消毒和医者手指消毒。针具可用高压蒸气消毒或 75％的酒精浸泡 30 分钟消毒，同时应尽量选择一次性针具；腧穴部位可用 75％的酒精棉球擦拭消毒，或先用 2.5％的碘酒棉球擦拭后再用酒精棉球涂擦消毒；至于医者手指消毒，应先用肥皂水洗净双手，再用 75％的酒精棉球擦拭即可。有条件时，应戴一次性无菌手套。

二、刺血疗法出血量选择

在刺血疗法中，出血量的多少是决定疗效的关键。但历代刺血文献中有关出血量的描述却模糊杂乱，不尽相同。以三棱针刺血为例，或"出血如大豆"，如《素问·

刺热》："肺热病者……刺手太阴、阳明，出血如大豆，立已"；或"微出血""少出血""多出血"，如《素问·刺腰痛》曰："刺解脉，在郄中结络如黍米，刺之血射以黑，见赤血而已。"《灵枢·寿夭刚柔》又说："久痹不去身者，视其血络，尽出其血。"金元时期的张子和、清代的王孟英等医家，更有"出血盈斗、盈升"的记载。

现代刺血治疗的出血量常用"滴"或"毫升（mL）"计量。但对于不同的疾病、不同的地区甚至不同的术者，操作时其出血量也是不等的。有研究以收集到的期刊文献中关于刺络放血治疗的病例（共 1468 例）为样本数据，通过计算机技术和数据挖掘手段，进行刺络放血疗法中关于放血量与方法的挖掘。将放血量人为分为 6 个等级，数据挖掘结果显示，放血量在 1 mL 以下者占 56.54%，以少许（少于 0.1 mL）的出现频次最高；放血量在 1 mL 以上者占 24.05%；其他未提及者占 19.41%。可供临床参考。

刺血疗法量效关系客观存在。一项对委中穴不同放血量治疗下腰痛即刻疗效的临床研究发现，放血量为 5 ～ 18 mL 者，即刻镇痛疗效明显优于放血量 < 3 mL 者。同时研究还发现下腰痛患者在前屈位时放血量为 5 ～ 18 mL，相较于放血量 < 3 mL 者更能缓解腰背部肌肉紧张度及肌肉的疲劳度。

不同民族刺血疗法的出血量有异。一项 60 例痛风患者中医、藏医放血法治疗平均放血量的比较结果为前者（3.34±1.03）mL，后者（18.16±6.35）mL。表明藏医放血因放血理论和工具的差异性，与中医相比在放血量方面具有切口较大、放血量较多的特点，差异具有统计学意义（$P < 0.01$）。

中华人民共和国国家标准《针灸技术操作规范 第 4 部分：三棱针》（GB/T21709.4-2008）对刺血治疗的出血量计量明确了"国家标准"，如将三棱针治疗出血量计量分为以下 4 类。

微量：出血量在 1.0 mL 以下（含 1.0 mL）。

少量：出血量在 1.1 ～ 5.0 mL（含 5.0 mL）。

中等量：出血量在 5.1 ～ 10.0 mL（含 10.0 mL）。

大量：出血量在 10.0 mL 以上。

根据这一标准，一般理解为"微量出血"包括局部充血、渗血及《黄帝内经》所载"出血如大豆""见血而止"等情况，主要用于虚证及病情轻浅的病证，如治疗小儿疳积（刺四缝穴）或较大面积的浅表疾病如神经性皮炎、银屑病、白癜风、顽癣及慢性软组织劳损（刺血海、阿是穴）等；"少量出血"主要用于治疗急性热性病如感冒、急性咽炎、急性扁桃体炎、头痛等；"中等量出血"主要用于治疗外科感染性疾病及部分急症，如疔、疖、痈疽、急性软组织扭伤和各种痛证、精神系统疾病等；"大量出血"多用于一些慢性全身性疾病和部分急症、实证，如癫狂、中风后遗症等。

临床治疗中，"出血 1 滴""出血如黄豆大"与标准计量"mL"之间的换算，可参

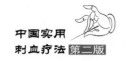
考约 15 滴为 1 mL。

人体在神经、体液的调节作用下，血量保持相对恒定，从而维持正常血压和各组织器官的正常血液供应。刺血疗法时少量出血一般不会引起严重后果，但应根据体质、季节、病情、部位的不同，将出血量严格控制在人体总血量的 3% 左右为宜。如果在短时间内快速丢失循环血量的 15%，就有可能发生失血性休克（Ⅰ级）。发生失血性休克后，典型的临床表现为"5P征"：脉搏细速、皮肤湿冷、虚脱、皮肤苍白及呼吸困难，应立刻对患者进行抢救。若刺血导致重要脏器出血，即使出血量不多也可危及生命，应迅速处理，防止意外发生。

第六节 刺血疗法的注意事项及禁忌

应用刺血疗法，应充分考虑患者体质的强弱、气血的盛衰及疾病的虚实属性、轻重缓急等情况，严格掌握其适应证及禁忌证，并正确掌握刺血疗法常见不良反应的处理。

一、刺血疗法的注意事项

1. 详察形神

《灵枢·终始》指出："凡刺之法，必察其形气。"《素问·八正神明论》指出："故养神者，必知其形之肥瘦、营卫血气之盛衰。"《灵枢·九针十二原》指出："凡将用针，必先诊脉，视气之剧易，乃可以治也。"临床刺血时，必须根据患者的体质状态、气质特点及神气盛衰情况，确立相应的治疗法则。

《灵枢·通天》根据"五志之人""其态不同，其筋骨气血各不等"的特点，制定了"盛者泻之、虚者补之"的大法。《灵枢·寿夭刚柔》强调应根据人体的高矮、肥瘦、强弱来决定刺血的深浅手法及出血量的多寡。《素问·刺疟》说："疟脉满大急，刺背俞，用中针傍五胠俞各一，适肥瘦出其血也。"张景岳认为："适肥瘦出血者，谓瘦者浅之，少出血；肥者深之，多出血也。"

临床上还可以根据神气的有余、不足，来确定刺血的适应范围和方法。如《素问·调经论》说："神有余，则泻筋血。"而对神不足者，当"视其虚络，按而致之，刺而利之，无出其血，无泄其气，以通其经，神气乃平"。

2. 明辨虚实

《素问·通评虚实论》说："邪气盛者实，精气夺者虚。"虚之与实，概括了邪正关系。由于刺血的作用主要是通过决"血实"、除"宛陈"来达到治愈疾病的目的，因此，尤其适用于实证、热证。

虚证能否用刺血疗法？一般而言，当属禁忌之列。如《素问·刺禁论》说："刺足少阴脉，重虚出血，为舌难以言。"马莳注之："重虚，乃肾即虚而刺之出血"，显然当禁之。又如委中穴为常用治腰痛穴位，但是《类经图翼》指出："凡肾与膀胱实而腰痛者，刺出血妙；虚则不宜刺，慎之。"但亦有例外，如《灵枢·癫狂》载："短气，息短不属……去血络也。""息短不属"，自当为虚证。《脉因证治》对吐血久不愈者，"刺气冲出血"，此亦当属虚证之列。李东垣取三里、气街、上廉等足阳明胃经要穴刺血治脾胃虚证，亦有创见。

至于某些虚中夹实证，亦可用刺血法。如张子和以刺血治疗大热病汗后、劳累之后及年衰火盛之人头发早白、脱白屑等阴虚火旺证，其效甚佳。故谓："出血者，乃所以养血也。"又如小儿疳积，病因脾胃虚弱，但又见潮热、腹胀、啼哭不安等症，可刺大椎、脾俞、胃俞、四缝等穴出血，可收泻热消积、健脾和胃之功。

3. 知其标本

"病有标本，治有逆从。"刺血疗法常常作为重要的治标方法而被施用于临床。如《素问·血气形志》谓："凡治病必先去其血，乃去其所苦，伺之所欲，然后泻有余、补不足。"强调治病之法，宜先刺血以缓解其痛苦，再根据疾病的虚实属性，取舍补泻。《素问·离合真邪论》指出，当邪气初袭，尚未注入脏腑时，及时刺血，则有利于截断病理过程的发展，即所谓："此邪新客，溶溶未有定处也，推之则前，行之则止……刺出其血，其病立已。"

《黄帝内经》载有不少以刺血治标的实例。如治臌胀，"先泻其胀之血络，后调其经，刺去其血络也"。指出宜先刺以治其标，再调理经脉以治其本。又治厥头痛，"头痛甚，耳前后脉涌有热，泻出其血，后取足少阳。"即先泻血以祛邪热，然后再取足少阳胆经的腧穴进行调治。《素问·刺疟论》强调，凡治疟"必先问其病之所先发者，先刺之"，如"先头痛及重者，先刺头上及两额眉间出血""先腰脊痛者，先刺郄中出血""先足胫酸痛者，先刺足阳明十指间出血"等，都很有临床意义。

现代常常对各种原因导致的高热、昏迷、惊厥等危症，先以刺血泻热开窍以治其标，然后再针对原发病因而治其本，最为常用。

4. 定其血气

《灵枢·官能》指出："用针之理，必知形气之所在，左右上下，阴阳表里，血气多少。"《灵枢·九针十二原》指出："审视血脉者，刺之无殆。"因此，必须根据十二经气血的多少及运行情况来决定是否刺血及出血量的多少。

《素问·血气形志》指出："夫人之常数，太阳常多血多气，少阳常少血多气，阳明常多气多血，少阴常少血多气，厥阴常多血少气，太阴常多气少血。"因此，"多血"之太阳、阳明、厥阴三经病变，则宜刺血。《儒门事亲》谓："雀目不能视及内障，暴

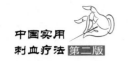

怒大忧之所致也，皆肝主血少，禁出血，只宜补肝养肾。"此即少阳血少，不宜刺血之例。《灵枢·论疾诊尺》载："尺炬然然，人迎大者，当夺血。"人迎为足阳明经腧穴，泻出其血，可使热退，因阳明为多血多气之经故也。临床上取商阳刺血治疗昏迷、齿痛、咽喉肿痛，取攒竹刺血治疗头痛、目赤肿痛，取委中刺血治疗腰痛、吐泻，以曲泽刺血治疗心痛、烦热、呕吐等，即是以经脉气血多少为依据的。

5. 顺应时令

《素问·诊要经终论》说："春夏秋冬，各有所刺。"又说："春刺散俞及与分理……夏刺络俞，见血而止。"指出了人与天地相应、与四时相序，故刺血疗疾，也因时令而异。《素问·刺腰痛》指出：刺太阳"春无见血"，刺少阳"夏无见血"，刺阳明"秋无见血"，刺少阴"春无见血"，即是根据四时五行衰旺与脏腑相应的机制，视腰痛患者发病经络的经气旺与不旺来决定的。如足太阳脉令人腰痛，应取太阳经委中穴放血治疗，但春日不可刺出血，因足太阳经为寒水之脏，春日木旺水衰，太阳阳气方盛，故不能刺出血；足阳明脉令人腰痛，应取阳明经足三里穴放血治疗，但秋日不可刺出血，因阳明属土，土旺长夏，而秋日金旺木衰，故不可刺血以泻之。余可类推。

此外，还要注意对于刺血针具、火罐等器具都要严格消毒，以防感染；对于刺血出血量，要因人因病，严格掌握。

二、刺血疗法的禁忌

临床应用刺血疗法，有宜有忌。因此，必须根据患者的病情、体质及刺血部位和某些特殊情况，灵活掌握，以防发生意外。概而言之，刺血禁忌有以下几个方面。

1. 邻近重要内脏的部位，慎用刺血。《素问·刺禁论》指出："脏有要害，不可不察""逆之有咎"。该篇列举了脏腑及脑、脊髓被刺伤后所产生的严重后果，其认识与今之临床观察基本一致，应予足够重视。《儒门事亲》记载了诸多刺血禁忌，明确指出"后顶、强间、脑户、风府四穴"及"小儿囟会"等不可轻用刺血疗法。刺重要脏器周围附近的穴位，必须谨慎操作，防止误伤内脏。

2. 动脉血管和较大的静脉血管，禁用刺血。直接刺破浅表小血管放血，是刺血的基本方法之一。但要严格掌握操作手法，切忌"捣针"。对动脉血管和较大的静脉血管，包括较重的曲张静脉，应禁止刺血。刺大血管附近的穴位，亦须谨慎操作，防止误伤血管。《素问·刺禁论》有刺伤肘、膝、腘、足背部大血管而引起失血性休克或皮下血肿的记载，如"刺臂太阴脉，出血多立死""刺郄中大脉，令人仆脱""刺气街中脉，血不出为肿"等记载。《备急千金要方·针禁忌法》载："刺跗上中大脉，血出不止死；刺股中大脉，血出不止死；刺舌下中脉太过，血出不止为喑；刺臂太阴脉，出血多立死；刺足少阴脉，重虚出血，为舌难以言。"临床治疗时不可不慎。

3. 虚证，尤其是血虚或阴液亏损的患者，慎用刺血。《灵枢·血络论》指出："脉气盛而血虚者，刺之则脱气，脱气则仆。"因此，血虚者（包括较重的贫血、低血压及常有自发性出血或损伤后出血不止的患者）应禁用刺血，以免犯"虚虚之戒"。血与汗同源，为津液所化生，故对阴液素亏或汗下太过者，亦禁用放血。若确须施用此法，应视病邪与正气盛衰而定，不宜多出血。

4. 孕妇及月经期女性，禁用刺血。

5. 凝血功能障碍、白血病、血小板减少症、血液传染病患者，禁用刺血。

6. 严重心、肝、肾功能损害者，禁用刺血。

7. 局部有感染、溃疡，血管瘤部位，不明原因的肿块部位者，禁用刺血。

8. 过劳、过饥、过饱、情绪失常、气血不定者，应避免刺血。

《灵枢·终始》指出："大惊大恐，必定其气乃刺之；乘车来者，卧而休之，如食顷乃刺之；出行来者，坐而休之，如行十里乃刺之。"临床时，应充分遵循这些原则，宜俟这些临时情况消除后再施刺血治疗，以免发生意外。

第七节　刺血疗法的术后处理

一、刺血疗法术后一般处理

刺血疗法与毫针刺等方法相比，一是对皮肤的创伤相对较大；二是有出血，因此保护伤处不被感染和所出血液的无害化处理是非常重要的。刺络放血施术后的处理，不同的操作方法其处理的内容也不尽相同。

1. 一般用细小的针具做点刺法、散刺法，皮肤伤口小，出血量也少，数滴或数十滴即可。挤净血后，用无菌干棉球或棉签擦拭或按压，伤处可不做处理。

2. 用较粗大的针具做刺血或点刺法、散刺法，由于伤口较大，出血量也多，血止后用无菌干棉球或无菌纱布按压针孔处数分钟，再用无菌敷料覆盖伤处。

3. 细小针具刺血后，所刺部位数小时内不宜着水；粗大针具或火针泻血后 24 小时不应着水。

4. 刺血后，特别是火针刺血后，针孔局部微红、灼热、轻度疼痛均属正常，可不做处理。注意保持针孔局部的清洁，忌用手搔抓，不宜用油、膏类药物涂抹。

5. 刺血后，局部出现小块青紫，一般并不需要特殊的处理，可以自行消退。如果肿胀疼痛的现象比较严重，24 小时之内可以进行冷敷，24 小时之后就可以选择热敷。

6. 凡被血液污染的针具、器皿、棉球、纱布、手套等，均应严格按照国家相关标准

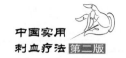

进行清洗、消毒、集中存放并做无害化处理。大量出血时，可用敞口器皿盛接，所出血液应做无害化处理。

二、刺血疗法常见不良反应及处理

刺血疗法安全可靠，一般不会有危险性和不良反应。但是，如果患者过分担心，或施术者操作时疏忽大意，或针刺技术不够熟练，也往往会导致异常情况的发生。在施术过程中要严格消毒，规范操作；要熟悉人体解剖结构，注意不要刺伤深部动脉；要密切观察患者的反应，防止发生晕针、血肿、动脉出血和皮肤感染等意外情况。若在操作过程中不慎碰到异常情况，应沉着、冷静，不要慌张，及时进行处理。

1. 晕针

在刺血过程中，患者突然出现头晕、目眩、面色苍白、恶心欲吐、多汗、心悸、四肢发凉、血压下降、脉搏沉细，甚至出现了神志昏迷倒地、嘴唇发紫、大小便失禁、脉搏细弱欲绝等症状时，即为晕针。其主要原因可能是患者精神紧张、体质虚弱、饥饿等，也可能是出血过多导致的。一旦患者出现晕针现象，应该立即停止刺血治疗，嘱患者平卧，予以其安慰并适当饮温开水，注意防寒保暖。经过适当的休息，患者晕针的表现会得到迅速缓解和改善。严重者，应立即联系相关科室会诊，进行急救。

2. 血肿

在刺血过程中或刺血治疗结束后，患者被施术部位因血液渗出聚积在皮下组织间，可形成局部皮下血肿。其主要原因可能是在刺血过程中意外伤及血管而止血措施不当或不及时，或拔罐时间过长。血肿出现后，应立即制动，避免扩大血肿范围。24 小时以内局部冷敷或冰敷，促进凝血，减轻血肿的严重程度；24 小时以后热敷或中药热奄包外敷，或采取红外、超声波理疗，促进血肿吸收。必要时应切开血肿进行引流。

3. 感染

刺血治疗后局部出现红、肿、热、痛等感染症状，多因操作时消毒不严格所致。感染轻者一般不出现全身症状，可局部消毒后贴敷消炎药膏；感染重者可出现发热、畏寒、头痛、疲乏等表现，除局部常规处理外，可使用抗感染药物。

第三章 常用刺血穴位及部位

第一节 常用腧穴

一、头面部腧穴

1. 百会（督脉）

【定位】在头部，当前发际正中直上 5 寸；或两耳尖连线的中点处（图 3-1）。

【取穴】正坐平视或仰卧位。两耳郭尖端连线与头部前后正中线交点即是。

【功效】息风醒脑，升阳固脱。

【主治】高血压、血管性头痛、三叉神经痛、昏厥、癫狂、神经衰弱、脱肛、泄泻、健忘、失眠等。

【操作】浅刺出血。

2. 上星（督脉）

【定位】在头部，当前发际正中直上 1 寸处（图 3-1）。

【取穴】从前发际正中点，用拇指同身寸指量法再向上量一横指即是。

【功效】息风清热，宁神通便。

【主治】头痛、眼结膜炎、睑腺炎（麦粒肿）、癫痫、精神分裂症、三叉神经痛、鼻炎、热病等。

【操作】点刺出血。

3. 头维（足阳明胃经）

【定位】在头侧部，当额角发际上 0.5 寸，头正中线旁开 4.5 寸处（图 3-1）。

【取穴】两额角之间连线中点发际边向上 0.5 寸即神庭穴，再从此穴向外水平旁开 4.5 寸与耳前鬓角前缘向上直线的交叉点即是。

【功效】息风镇痉，止痛明目。

【主治】高血压、神经性头痛、面神经麻痹、精神分裂症、迎风流泪、眼睑瞤动、视物不明等。

【操作】叩刺出血。

4. 通天（足太阳膀胱经）

【定位】在头部，当前发际正中直上 4 寸，旁开 1.5 寸处（图 3-1）。

【取穴】仰卧位或俯伏坐位取穴，百会穴旁开 1.5 寸处即是。

【功效】祛风通窍，利鼻。

【主治】高血压、神经性头痛、三叉神经痛、鼻炎、眩晕等。

【操作】点刺或叩刺微出血。

5. 前顶（督脉）

【定位】在头部，当前发际正中直上 3.5 寸处（百会穴
前 1.5 寸处）（图 3-1）。

【取穴】坐位或仰卧位取穴，印堂穴与脑户穴之中点处
即是。

【功效】息风醒脑，宁神镇痉。

【主治】头痛、眩晕、小儿惊痫、鼻渊等。

【操作】点刺出血。

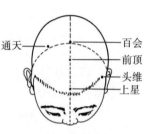

图 3-1 头面部腧穴

6. 率谷（足少阳胆经）

【定位】在头部，当耳尖直上入发际 1.5 寸，角孙直上方（图 3-2）。

【取穴】正坐平视取穴，耳郭正中直上 1.5 寸处即是。

【功效】平肝息风，宁神止吐。

【主治】神经性头痛、三叉神经痛、流行性腮腺炎、小儿高热抽搐、眩晕等。

【操作】点刺或叩刺出血。

7. 承灵（足少阳胆经）

【定位】在头部，当前发际上 4 寸，头正中线旁开 2.25 寸（图 3-2）。

【取穴】侧卧位取穴，头临泣穴与脑空穴连线之后 1/2 段的中点处即是。

【功效】清热散风，宣肺利鼻。

【主治】头痛、高血压、眩晕、鼻塞等。

【操作】点刺出血。

8. 头窍阴（足少阳胆经）

【定位】在头部，当耳后乳突的后上方，天冲与完骨的弧形连线中 1/3 与下 1/3 交
点处（图 3-2）。

【取穴】侧卧位取穴。

【功效】平肝息风，开窍聪耳，清热散风。

【主治】头痛、三叉神经痛、急性咽喉痛、四肢肌肉痉挛、耳鸣、耳聋等。

【操作】点刺出血。

9. 目窗（足少阳胆经）

【定位】瞳孔直上入发际 1.5 寸处（图 3-2）。

【取穴】仰靠坐位取穴，临泣（头）穴与脑空穴连线前 1/2 段的中点即是。

【功效】开窍明目，息风镇惊，祛风消肿。

【主治】头痛、小儿惊痫、白内障、眶上神经痛、目赤肿痛、面部水肿等。

【操作】点刺出血。

10. 头临泣（足少阳胆经）

【定位】在头部，瞳孔直上入前发际 0.5 寸处（图 3-2）。

【取穴】平视坐位取穴，神庭穴与头维穴连线之中点即是。

【功效】散风清热，聪耳明目。

【主治】前额头痛、眶上神经痛、白内障、癫痫、流泪、鼻塞等。

【操作】点刺出血。

11. 角孙（手少阳三焦经）

【定位】在头部，折耳郭向前，当耳尖直上入发际处（图 3-2）。

【取穴】侧卧位取穴。

【功效】清热散风，明目退翳。

【主治】流行性腮腺炎、视网膜出血、小儿高热抽搐、牙痛等。

【操作】点刺出血。

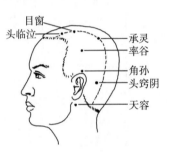

图 3-2　头面部腧穴

12. 印堂（经外奇穴）

【定位】在面部，两眉毛内侧端连线的中间（图 3-3）。

【取穴】正坐平视，两眉毛内侧端的连线与面部正中线的交叉点即是。

【功效】镇静清神，明目通鼻。

【主治】高血压、神经性头痛、三叉神经痛、小儿高热惊风、感冒、癫痫、眩晕、失眠等。

【操作】点刺出血。

13. 攒竹（足太阳膀胱经）

【定位】当眉头陷中，眶上切迹处（图 3-3）。

【取穴】正坐平视，由睛明穴向上引一直线与眉毛相交处即是。

【功效】清热明目、散风镇痉。

【主治】前额神经痛、头痛、眶上神经痛、眼结膜及睑

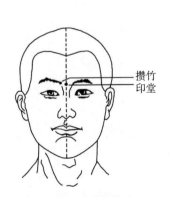

图 3-3　头面部腧穴

板急性炎症、视神经炎、近视、面神麻痹、眼睑瞤动等。

【操作】点刺出血。

14. 丝竹空（手少阳三焦经）

【定位】在面部，当眉梢凹陷处（图3-4）。

【取穴】侧伏位或平卧位，眼眶上缘外上角有一突起，突起外下缘凹陷处即是。

【功效】清风散热，清头明目。

【主治】头痛、面神经麻痹、结膜炎、睑腺炎、癫痫、牙痛等。

【操作】点刺出血。

15. 瞳子髎（足少阳胆经）

【定位】在面部，目外眦旁，当眶外侧缘处（图3-4）。

【取穴】眼外角向外循摸，在眼眶骨外侧缘有一凹陷处即是。

【功效】疏风散热，明目退翳，疏肝息风。

【主治】神经性头痛、三叉神经痛、面神经麻痹、结膜炎、泪囊炎、近视、视神经萎缩等。

【操作】点刺出血。

16. 人中（督脉）

【定位】在面部，人中沟上1/3与下2/3交点处（图3-4）。

【取穴】仰靠位，仰首，人中沟正中线上划三等分，上1/3与中1/3的交点即是。

【功效】醒神开窍，清热息风。

【主治】昏迷、惊厥、晕车、中暑、面神经麻痹、癫痫、腰脊强痛等。

【操作】点刺出血。

17. 地仓（足阳明胃经）

【定位】口角外0.4寸，上直瞳孔（图3-4）。

【取穴】正坐位，平视，瞳孔直下线与口角水平线相交处即是。

【功效】祛风止痛，舒筋活络。

【主治】面神经麻痹、三叉神经痛、鼻出血等。

【操作】点刺出血。

18. 承浆（任脉）

【定位】在面部，当颏唇沟的正中凹陷处（图3-4）。

【取穴】正坐仰头或仰卧，略张口，面部正中线上，下唇的下方凹陷处即是。

【功效】生津敛液，舒筋活络。

【主治】面神经麻痹、牙龈炎、癫痫、精神分裂症等。

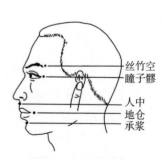

图3-4　头面部腧穴

【操作】点刺出血。

19. 下关（足阳明胃经）

【定位】在面部耳前方，当颧弓与下颌切迹所形成的凹陷处（图3-5）。

【取穴】闭口，用手指同身寸指量法，以食指第一、第二指关节的宽度，由耳屏向前1横指处即是。

【功效】消肿止痛，聪耳通络。

【主治】面神经麻痹、面神经麻痹、耳鸣、耳聋等。

【操作】点刺出血。

20. 颊车（足阳明胃经）

【定位】在面颊部，下颌角前上方约1横指，当咀嚼时咬肌隆起，按之凹陷处（图3-5）。

【取穴】由下颌角向上，向前各量1寸，两点连线的中点即是。

【功效】散风清热，开关通络。

【主治】面神经麻痹、下颌关节炎、甲状腺肿大、流行性腮腺炎、牙关紧闭、面肌痉挛等。

【操作】点刺出血。

21. 太阳（经外奇穴）

【定位】在颞部，当眉梢与目外眦之间，向后约1横指的凹陷处（图3-5）。

【取穴】正坐或侧伏坐位，眉梢与外眼角连线的中点，向后外量约1横指凹陷处即是。

【功效】清热消肿，止痛舒络。

【主治】高血压、神经性头痛、三叉神经痛、面神经麻痹、内耳眩晕病、癫痫、精神分裂症、结膜炎、睑腺炎等。

【操作】点刺出血。

22. 素髎（督脉）

【定位】在面部，当鼻尖正中央（图3-5）。

【取穴】微仰头，鼻尖端中央即是。

【功效】清热消肿，通利鼻窍。

【主治】小儿急惊风、结膜炎、痛经、昏迷、窒息等。

【操作】点刺出血。

23. 迎香（手阳明大肠经）

【定位】在鼻翼外缘中点旁，当鼻唇沟中（图3-5）。

【取穴】在鼻翼外缘中点平齐的鼻唇沟内即是。

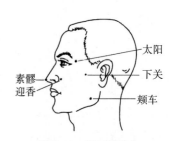

图3-5　头面部腧穴

【功效】散风清热，通利鼻窍。

【主治】面神经麻痹、鼻炎、面痒等。

【操作】浅刺出血。

24. 内迎香（经外奇穴）

【定位】鼻孔中上端，当鼻翼软骨与鼻甲交界的黏膜处（图3-6）。

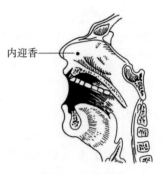

图3-6 内迎香

【取穴】仰靠坐位，鼻黏膜上端即是。

【功效】清热散风，明目通鼻。

【主治】结膜炎、角膜溃疡、面神经麻痹、鼻炎等。

【操作】点刺出血。

25. 金津、玉液（任脉）

【定位】在舌面下，舌下系带两旁的静脉上，左为金津，右为玉液（图3-7）。

【取穴】仰靠坐位，张口、舌尖向上反卷，上下门齿夹住舌头暴露舌下静脉。

【功效】清热消肿，清心降逆。

【主治】急性扁桃体炎、咽喉炎、口腔溃疡、急性胃肠炎、中风失语、糖尿病等。

【操作】点刺出血。

26. 龈交（督脉）

【定位】在上唇内，唇系带与齿龈的连接处（图3-7）。

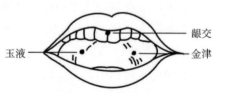

【取穴】坐位或仰卧位，上唇系带与门齿缝微上之移行部处即是。

【功效】宁神镇痉，清热消肿。

图3-7 头面部腧穴

【主治】结膜炎、牙龈炎、痔疮、直肠脱垂、癫痫、精神病、急性腰痛等。

【操作】点刺或割治出血。

27. 廉泉（任脉）

【定位】在颈部，当前正中线上，结喉上方，舌骨上缘凹陷处（图3-8）。

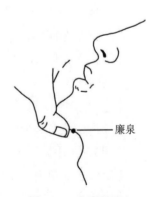

【取穴】仰靠坐位。下颌骨中点与喉结连线的中点即是。

【功效】利喉舒舌，消肿止痛。

【主治】支气管炎、支气管哮喘、咽喉炎、声音嘶哑、口腔溃疡、中风后遗症等。

图3-8 头面部腧穴

【操作】点刺出血。

28. 疖灵（经外奇穴）

【定位】在颈部，廉泉穴与天突穴连线中点向后，胸锁乳突肌之后（图3-9）。

【取穴】正坐头偏向一旁，颈部枕三角内，胸锁乳突肌浅层和头夹肌之间即是。

【功效】祛风、清热、解毒。

【主治】流行性腮腺炎。

【操作】点刺出血。

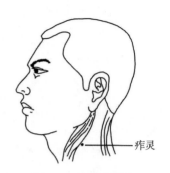

图3-9　头面部腧穴

29. 风府（督脉）

【定位】在项部，当后发际正中直上1寸，枕外隆凸直下，两侧斜方肌之间凹陷中（图3-10）。

【取穴】于枕后先触摸枕骨粗隆，沿头前后正中线，向下推至枕骨下缘，两侧斜方肌之间凹陷处即是。

【功效】散风息风，通关开窍。

【主治】神经性头痛、高血压、癫痫、精神分裂症、咽喉炎、麻疹不透、中风、眩晕、颈椎病等。

【操作】点刺出血。

30. 天柱（足太阳膀胱经）

【定位】头后正中线入发际0.5寸，旁开1.3寸处（图3-10）。

【取穴】正坐低头或俯卧位。斜方肌外缘第一、二颈椎间处即是。

【功效】疏风通络，息风宁神。

【主治】头痛、眩晕、颈椎综合征、落枕、咽喉炎、癫狂痫等。

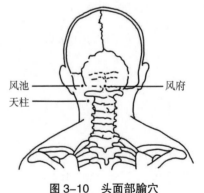

图3-10　头面部腧穴

【操作】点刺出血。

31. 风池（足少阳胆经）

【定位】在项部，当枕骨之下，与风府相平，胸锁乳突肌与斜方肌上端之间的凹陷处（图3-10）。

【取穴】斜方肌和胸锁乳突肌之间有酸胀感处即是。

【功效】平肝息风，清热解表，清头明目。

【主治】感冒、头痛、颈椎病、结膜炎、癫痫、失眠、中风热病等。

【操作】点刺出血。

32. 颅息（手少阳三焦经）

【定位】在头部，当角孙至翳风之间，沿耳轮连线的上、中 1/3 的交点处（图 3-11）。

【取穴】侧伏坐位或侧卧位取穴，瘈脉穴与角孙穴之间的中点，适对耳郭缘处即是。

【功效】散风清热，镇惊聪耳。

【主治】发热、小儿惊痫、中耳炎、支气管炎、视网膜出血、头痛、耳鸣等。

【操作】点刺出血。

33. 瘈脉（手少阳三焦经）

【定位】在头部，耳后乳突中央，当角孙至翳风之间，沿耳轮连线的中、下 1/3 的交点处（图 3-11）。

【取穴】沿耳郭缘曲线与横平耳屏之交点处即是。

【功效】清热定惊，通窍聪耳。

【主治】头痛、发热、小儿抽搐、耳鸣、耳聋等。

【操作】点刺出血。

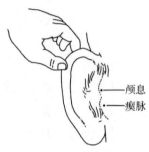

颅息
瘈脉

图 3-11　头面部腧穴

二、上肢部腧穴

1. 肩髃（手阳明大肠经）

【定位】在肩部，肩峰与肱骨大结节之间，臂外展或向前平伸时，当肩峰前下方凹陷（图 3-12）。

【取穴】正坐位，上臂外展至水平位时，肩关节出现两个凹陷，前面的凹陷中即是。

【功效】清热祛风，通利关节。

【主治】肩关节周围炎、风湿性关节炎、中风后遗症、急性结膜炎、风疹、高血压、瘰疬等。

【操作】点刺或叩刺出血。

2. 肩髎（手少阳三焦经）

【定位】在肩部，肩髃后方，当臂外展时，于肩峰的后下方呈凹陷处（图 3-12）。

【取穴】上臂外展，当肩髃后寸许的凹陷处即是。

【功效】祛风湿，利关节。

【主治】肩关节周围炎、风湿性关节炎。

【操作】点刺出血。

3. 臂臑（手阳明大肠经）

【定位】当曲池与肩髃连线上，曲池上 7 寸，三角肌下端（图 3-12）。

【取穴】在上臂，自然垂臂时在臂外侧，三角肌止点处。

【功效】舒筋活络，理气消痰。

【主治】颈椎病、肩关节周围炎、瘰疬、目疾等。

【操作】点刺出血或加拔火罐。

4. 曲池（手阳明大肠经）

【定位】在肘横纹外侧端，屈肘，当尺泽穴与肱骨外上髁连线中点（图 3-12）。

【取穴】正坐位。仰掌屈肘成 45° 角，肘关节桡侧，肘横纹之尽头即是。

【功效】清热疏风，消肿止痒。

【主治】肩周炎、关节炎、偏瘫、高血压、咽喉肿痛、丹毒、皮肤疾病、热病、癫狂、腹痛吐泻等。

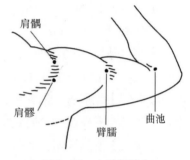

图 3-12 上肢部腧穴

【操作】点刺出血。

5. 尺泽（手太阴肺经）

【定位】在肘横纹中，肱二头肌腱桡侧凹陷中处（图 3-13）。

【取穴】屈肘时，肘关节内侧可摸到 1 条坚硬的大筋，即肱二头肌腱，大筋桡侧，肘横纹上即是。

【功效】清肺润肺，肃理肺气。

【主治】支气管炎、支气管扩张、哮喘、肩周炎、急性胃肠炎、丹毒、中暑等。

【操作】点刺出血。

6. 曲泽（手厥阴心包经）

【定位】肘横纹中，肱二头肌腱尺侧缘（图 3-13）。

【取穴】尺泽与少海连线中点，于肘横纹上即是。

【功效】宁心清热，和中降逆。

【主治】心痛、心悸、急性肠胃炎、高血压、关节炎等。

【操作】点刺出血。

7. 大陵（手厥阴心包经）

【定位】在腕掌横纹中点处，当掌长肌腱与桡侧腕屈肌腱之间（图 3-13）。

【取穴】仰掌，腕关节微微弯曲，掌后第 1 横纹上即是。

【功效】宁心安神，宽胸和胃。

【主治】癫痫、精神障碍、胃痛、胸肋痛、小儿麻疹、高热不退、手腕麻痛等。

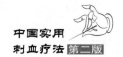

【操作】点刺出血。

8. 郄门（手厥阴心包经）

【定位】在前臂掌侧，曲泽与大陵连线上，腕横纹正中直上5寸（图3-13）。

【取穴】仰掌，由大陵直上5寸处，在掌长肌与桡侧腕屈肌腱之间即是。

【功效】清心理气，宽胸止咳，凉血止血。

【主治】风湿性心脏病、心肌炎、乳腺炎、胸膜炎、脱肛、上消化道出血、支气管扩张等。

【操作】点刺出血。

9. 孔最（手太阴肺经）

【定位】在前臂掌面桡侧，当尺泽与太渊连线上，腕横纹上7寸（图3-13）。

【取穴】先取腕、肘横纹之间的中点，由该点向上量1横指，平齐该点寻摸到桡骨内缘即是。

【功效】清热利咽，润肺，止血。

【主治】扁桃体炎、失音、肘臂痛、咳嗽、气喘、咽喉肿痛、咯血等。

【操作】点刺出血。

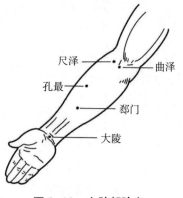

图3-13 上肢部腧穴

10. 后溪（手太阳小肠经）

【定位】在手掌尺侧，微握拳，当小指本节（第五掌指关节）后的远侧掌横纹头赤白肉际（图3-14）。

【取穴】握拳，第五掌指关节后有一皮肤皱襞突起，其尖端即是。

【功效】清心解郁，清热截疟，疏风散筋。

【主治】头痛、落枕、急性腰扭伤、精神分裂症、癔症、急性结膜炎等。

【操作】点刺出血。

11. 腕骨（手太阳小肠经）

【定位】在手掌尺侧，当第五掌骨基底与钩骨之间的凹陷处，赤白肉际（图3-14）。

【取穴】正坐、屈肘、仰掌、半握拳，由后溪沿赤白肉际上，抵至小鱼际尺侧下方凹陷处即是。

【功效】增液止渴，利胆退黄。

【主治】头痛、前臂痛、胃炎、胆囊炎、落枕、胁痛、疟疾等。

【操作】点刺出血。

12. 阳谷（手太阳小肠经）

【定位】在手腕尺侧，当尺骨茎突与三角骨之间的凹陷处（图3-14）。

【取穴】正坐、屈肘、仰掌，半握拳，由腕骨穴向上隔一骨之凹陷处即是。

【功效】清心宁神，明目聪耳。

【主治】高血压、流行性腮腺炎、癫狂病、耳鸣、耳聋等。

【操作】点刺出血。

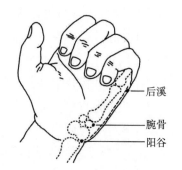

图3-14　上肢部腧穴

13. 列缺（手太阴肺经）

【定位】在前臂桡侧缘，桡骨茎突上方，腕横纹上1.5寸（图3-15）。

【取穴】两手虎口张开，垂直交叉，健侧示指压在所取穴位患侧的桡骨茎突上，当示指尖端到达之处，于赤白肉际有一凹陷即是。

【功效】宣肺通络，通调任脉。

【主治】头痛、咳喘、咽喉炎、面神经麻痹、半身不遂、颈椎病、牙痛等。

【操作】点刺出血。

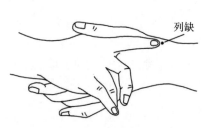

图3-15　上肢部腧穴

14. 合谷（手阳明大肠经）

【定位】在手背，第一、第二掌骨之间，当第二掌骨桡侧的中点处（图3-16）。

【取穴】拇、示指张开呈"八字形"，第一、第二掌骨底结合部，与指蹼缘连线的中点即是。

【功效】清热解表，明目聪耳，通络镇痛。

【主治】头痛、急性扁桃体炎、流行性腮腺炎、急性结膜炎、荨麻疹、肩周炎、指臂痛、上肢不遂等。

【操作】点刺出血。

15. 二间（手阳明大肠经）

【定位】微握拳，在示指本节（第二掌指关节）前，桡侧凹陷处（图3-16）。

【取穴】示指桡侧赤白肉际处，示指第一指骨底前凹陷中即是。

【功效】清热祛风，消肿止痛。

【主治】发热、咽喉肿痛、面神经麻痹、牙痛等。

【操作】点刺出血。

16. 三间（手阳明大肠经）

【定位】微握拳，示指本节（第二掌指关节）后，桡侧凹陷处（图3-16）。

【取穴】示指桡侧赤白肉际上，示指掌指关节的后缘。

【功效】泻热消肿，行气止泻。

【主治】扁桃体炎、肩肘痛、牙痛、目痛等。

【操作】点刺出血。

17. 阳溪（手阳明大肠经）

【定位】在腕背横纹桡侧，手拇指向上翘起时，当拇长伸肌腱与拇短伸肌腱之间凹陷中（图3-16）。

【取穴】正坐、横肘、立掌，拇长伸肌腱和拇短肌腱，两筋与腕骨、桡骨茎突所形成的凹陷正中即是。

【功效】清热散风，明目利咽。

【主治】头痛、牙痛、急性扁桃体炎、急性结膜炎、腕臂痛、牙痛等。

【操作】点刺出血。

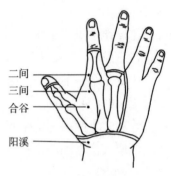

图3-16　上肢部腧穴

18. 鱼际（手太阴肺经）

【定位】在手拇指本节（第一掌指关节）后凹陷处，约当第一掌骨中点桡侧，赤白肉际处（图3-17上肢部腧穴）。

【取穴】仰掌，拇指掌指关节后第一掌骨1/2处，靠近第一掌骨的桡侧缘。

【功效】清热润肺，利咽通络。

【主治】头痛、发热、急慢性支气管炎、急性扁桃炎、乳痈、掌中热等。

【操作】点刺或割治出血。

19. 少商（手太阴肺经）

【定位】在手拇指末节桡侧，距指甲角0.1寸（图3-17）。

【取穴】沿拇指指甲底部与桡侧缘引线的交点即是。

【功效】清热利咽，开窍醒神。

【主治】高热、昏迷、惊厥、百日咳、流感、流行性腮腺炎、急性扁桃体炎、精神障碍、丹毒、疣等。

【操作】点刺出血。

20. 商阳（手阳明大肠经）

【定位】在示指末节桡侧，距指甲角0.1寸（图3-17）。

【取穴】沿示指的指甲底部与桡侧缘引线的交点即是。

【功效】清热消肿，开窍醒神。

【主治】发热、惊厥、急性咽喉炎、牙痛、白内障、流行性腮腺炎、急性扁桃体炎等。

【操作】点刺出血。

21. 手四穴（新穴）

【定位】双手拇指、中指末端，指甲尖部桡侧，近指甲 0.1 寸许（图 3-17）。

【功效】健脾和胃。

【主治】急慢性胃肠炎、急性细菌性痢疾、消化不良、食物中毒。

【操作】点刺出血。

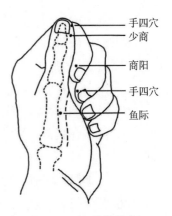

图 3-17　上肢部腧穴

22. 中冲（手厥阴心包经）

【定位】在手中指末节尖端中央（图 3-18）。

【取穴】正坐、屈肘、仰掌，在手中指尖端的中间即是。

【功效】开窍、清心、泻热。

【主治】高热、昏迷、惊厥、中暑、流行性腮腺炎、百日咳、精神障碍、小儿夜啼、食物中毒、心痛等。

【操作】点刺出血。

23. 关冲（手少阳三焦经）

【定位】在手无名指尺侧距指甲角 0.1 寸（图 3-18）。

【取穴】手无名指指甲底部与尺侧缘引线的交叉点即是。

【功效】清心开窍，泻热解表。

【主治】发热、惊厥、头痛、耳鸣、耳聋、咽喉肿痛、中暑等。

【操作】点刺出血。

24. 少冲（手少阴心经）

【定位】手小指末节桡侧，距指甲角 0.1 寸（图 3-18）。

【取穴】手小指指甲底部与桡侧缘的引线交点即是。

【功效】开窍，泻热醒神。

【主治】心悸、心痛、高热、昏迷、惊厥、急性咽喉炎、肋间及上肢神经痛、癫狂、尿潴留等。

【操作】点刺出血。

25. 少泽（手太阳小肠经）

【定位】手小指末节尺侧，距指甲角 0.1 寸（图 3-18）。

【取穴】俯掌，手小指指甲底部与尺侧缘引线交点即是。

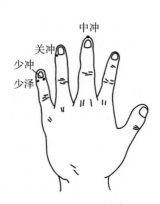

图 3-18　上肢部腧穴

【功效】清热利窍，利咽通乳。

【主治】高热、昏迷、惊厥、咽喉炎、急性结膜炎、前臂神经痛、产后乳汁不足、产后尿潴留、乳痈等。

【操作】点刺出血。

26. 神门（手少阴心经）

【定位】在腕部，腕掌侧横纹尺侧端，尺侧腕屈肌腱的桡侧凹陷处（图3-19上肢部腧穴）。

【取穴】仰掌屈肘，豌豆骨后缘向上可摸到，即尺侧腕屈及肌腱，在豌豆骨尺侧屈腕肌腱桡侧缘和掌后第一横纹三者的交界处即是。

【功效】宁心安神，清神调气。

【主治】精神障碍、癔症、癫痫、舌肌麻痹、心痛心烦、健忘失眠、头痛、眩晕等。

【操作】点刺出血。

27. 十宣（经外奇穴）

【定位】在手十指尖端、距指甲游离缘0.1寸处，左右共10个穴位（图3-19上肢部腧穴）。

【取穴】两手十指的尖端中央距指甲0.1寸处即是。

【功效】开窍醒神，泻热镇痉。

【主治】高热、昏迷、惊厥、急性扁桃体炎、高血压、精神障碍、癫痫、癔症、煤气中毒等。

【操作】点刺出血。

28. 四缝（经外奇穴）

【定位】在第二至第五指掌侧，近端指关节中央，左右共8穴（图3-19）。

【取穴】仰掌伸指。手第二、第三、第四、第五近端指关节横纹中点即是。

【功效】健脾消积，祛痰导滞。

【主治】高热、惊厥、小儿营养不良、小儿腹泻、百日咳、肠道寄生虫、精神障碍等。

【操作】点刺出血。

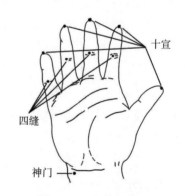

图3-19 上肢部腧穴

29. 八邪（经外奇穴）

【定位】微握拳，在手背侧，第一至第五指间，指蹼缘后方赤白肉际处。左右共8个穴位（图3-20）。

【取穴】握拳俯掌，手背掌骨头之间即是。

【功效】祛邪通络，清热消肿。

【主治】高热、惊厥、神经性头痛、牙痛、食物中毒、蛇虫咬伤、手指麻木肿痛等。

【操作】点刺出血。

30. 腰痛点（经外奇穴）

【定位】在手背侧，当第二、第三掌骨及第四、第五掌骨之间，当腕横纹与掌指关节中点处，一侧2穴，左右共4个穴位（图3-20）。

【功效】镇痉消肿，舒筋活络。

【主治】急慢性腰痛。

【操作】点刺出血。

31. 落枕（经外奇穴）

【定位】在手背侧，当第二、第三掌骨间，指掌关节后约0.5寸（图3-20）。

【功效】健脾消积，消肿止痛。

【主治】颈椎病、落枕、胃痛等。

【操作】点刺出血。

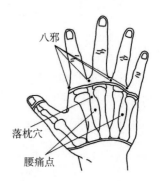

图3-20　上肢部腧穴

三、胸腹部腧穴

1. 中府（手太阴肺经）

【定位】在胸前臂外上方，云门下1寸，平第一肋间隙，距胸骨正中线6寸（图3-21）。

【功效】宣肺理气，和胃利水。

【主治】胸痛、肩背痛、咳嗽、支气管哮喘。

【操作】叩刺出血。

2. 乳根（足阳明胃经）

【定位】在胸部，当乳头直下，乳房根部，第五肋间隙，距前正中线4寸（图3-21）。

【功效】止咳平喘，宽胸通乳。

【取穴】仰卧位，由乳头第四肋间隙直向下一肋间隙中即是。

【主治】急性乳腺炎、乳汁不足、肋间神经痛、咳嗽、呃逆等。

【操作】浅刺出血。

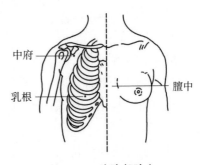

图3-21　胸腹部腧穴

3. 中脘（任脉）

【定位】在上腹部，前正中线上，当脐中上 4 寸（图 3-22）。

【取穴】腹部正中，剑突与肚脐连线定为 8 寸，此线的中点即是。

【功效】和胃健脾，降逆止呕。

【主治】胃痛、急性胃炎、急性肠炎、呃逆、黄疸等。

【操作】点刺出血后，再拔火罐。

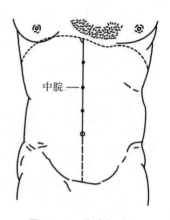

图 3-22　胸腹部腧穴

4. 腹四穴（新穴）

【定位】脐眼上、下、左、右旁开各 1 寸（图 3-23）。

【取穴】仰卧位，用中指同身寸测量法，以患者肚脐为中心，折量上、下、左、右各 1 寸处是。

【功效】消食导滞，理气和胃。

【主治】食物中毒、急慢性胃肠炎、急性菌痢、消化不良。

【操作】点刺出血后，再拔火罐。

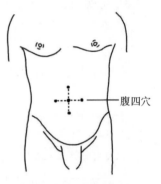

图 3-23　胸腹部腧穴

5. 天枢（足阳明胃经）

【定位】在腹中部，脐中旁开 2 寸（图 3-24）。

【取穴】仰卧位，以中指同身寸测取。

【功效】理气止痛，活血散瘀，清利湿热。

【主治】急性胃肠炎、细菌性痢疾、腹痛、月经不调、痛经、不孕症、疝气、水肿等。

【操作】点刺或叩刺微出血后，再拔火罐。

6. 阴交（任脉）

【定位】在下腹部，前正中线上，当脐中下 1 寸（图 3-24）。

【取穴】仰卧位，由神阙（脐眼）向耻骨联合上缘中点引一直线，定为 5 寸，脐下 1 寸处即是。

【功效】调经固带，利水消肿。

【主治】下腹痛、月经不调、带下、产后恶露不止、不孕症、疝气、水肿等。

【操作】叩刺出血或加拔火罐。

7. 气海（任脉）

【定位】在下腹部，前正中线上，当脐中下 1.5 寸（图 3-24）。

【取穴】仰卧位，先定神阙与关元的连线为 3 寸，两穴的中点即是。

【功效】益气助阳，调经固精。

【主治】遗精、腹泻、直肠脱出、疝气、月经不调、遗尿水肿、痛经、虚脱等。

【操作】叩刺出血后，再拔火罐。

8. 中极（任脉）

【定位】在下腹部，前正中线上，当脐中下 4寸（图 3-24）。

【取穴】仰卧位，由神阙（脐眼）向耻骨联合上缘中点引一直线定为 5 寸，脐下 4 寸处即是。

【功效】利水消肿，温阳益气，活血止痛。

【主治】遗精、遗尿、尿潴留、月经不调、阳痿、带下、不孕症、崩漏等。

【操作】叩刺出血后，再拔火罐。

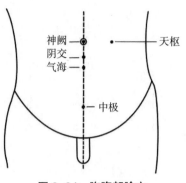

图 3-24　胸腹部腧穴

9. 章门（足厥阴肝经）

【定位】在侧腹部，当第十一肋游离端的下方（图 3-25）。

【取穴】屈肘、挟腋时，肘尖所指处即是。

【功效】健脾消胀，和胃利胆。

【主治】胁肋痛、腹泻、消化不良、黄疸、小儿疳疾等。

【操作】叩刺出血后，再拔火罐。

10. 京门（足少阳胆经）

【定位】在侧腰部，章门后 1.8 寸，当第十二肋骨游离端的下方（图 3-25）。

【取穴】侧卧位，由髂前上脊向上摸至十二肋端，稍下方即是。

【功效】健脾，益肾利水。

【主治】胁痛、腹胀、腹泻、腰痛、水肿等。

【操作】叩刺出血或加拔火罐。

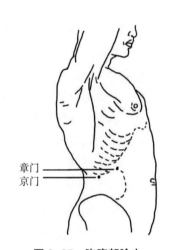

图 3-25　胸腹部腧穴

四、背腰部腧穴

1. 肩井（足少阳胆经）

【定位】在肩上，前对乳中，当大椎与肩峰端连线的中点上（图 3-26）。

【取穴】正坐位，垂臂，由第 7 颈椎与锁骨峰端连线的中点即是。

【功效】祛风清热，活络消肿。

【主治】中风偏瘫、肩关节周围炎、落枕、急性结膜炎、急性乳腺炎、难产等。

【操作】叩刺出血后，再拔火罐。

2. 大椎（督脉）

【定位】在后正中线上，第七颈椎棘突下凹陷中（图3-27）。

【取穴】低头，当颈椎隆起最高处下即是。

【功效】清热解表，截疟止痛。

【主治】颈椎病、感冒、风疹、痤疮、疟疾、癫狂等。

【操作】叩刺出血后，再拔火罐。

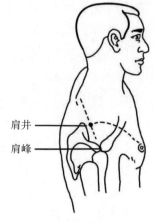

图3-26　背腰部腧穴

3. 身柱（督脉）

【定位】在背部，当后正中线上，第三胸椎棘突下凹陷中（图3-27）。

【功效】宣肺清气，宁神镇痉。

【主治】精神障碍、癔症、流行性腮腺炎、疟疾、毛囊炎、脊背强痛、咳嗽气喘等。

【操作】点刺出血或加拔火罐。

4. 灵台（督脉）

【定位】在背部，当后正中线上，第六胸椎棘突下凹陷中（图3-27）。

【功效】清热化湿，止咳定喘。

【主治】急性腰扭伤、毛囊炎、脊痛、项强、急慢性支气管炎、哮喘等。

【操作】点刺或叩刺出血。

5. 至阳（督脉）

【定位】在背部，当后正中线上，第七胸椎棘突下凹陷中（图3-27）。

【取穴】俯卧垂臂低头，由肩胛骨下缘划一水平线，相交于脊背正中线处即是。

【功效】利胆退黄，宽胸利膈。

【主治】咳嗽、哮喘、疟疾、毛囊炎、黄疸、背痛等。

【操作】点刺出血。

6. 肩中俞（手太阳小肠经）

【定位】在背部，当第七颈椎棘突下，旁开2寸处（图3-27）。

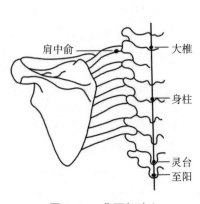

图3-27　背腰部腧穴

【取穴】正坐位低头，颈后高骨棘突下为大椎穴，旁开 2 寸处即是。

【功效】疏风解表，宣肺止咳。

【主治】支气管炎、肩关节周围炎、落枕、颈椎病。

【操作】点刺出血后，再拔火罐。

7. 命门（督脉）

【定位】在腰部，当后正中线上，第二腰椎棘突下凹陷中（图 3-28）。

【取穴】正坐，与腹部神厥相对的脊背正中即是。

【功效】温益肾阳，舒筋镇痉。

【主治】阳痿、遗精、妇女带下、小儿麻痹后遗症、遗尿、尿频等。

【操作】点刺或叩刺出血，再拔火罐。

8. 腰阳关（督脉）

【定位】在腰部，当后正中线上，第四腰椎棘突下凹陷处（图 3-28）。

【取穴】俯卧，取两髂嵴连线与脊背正中线相交处即是。

【功效】祛寒除湿，舒筋活络。

【主治】坐骨神经痛、腰肌劳损、遗精、阳痿、多发性神经炎、月经不调等。

【操作】点刺出血或加拔火罐。

9. 十七椎（经外奇穴）

【定位】在腰部，当后正中线上，第五腰椎棘突下（图 3-28）。

【功效】益肾利尿。

【主治】外伤性截瘫、坐骨神经痛、痛经、崩漏等。

【操作】点刺或叩刺出血或加拔火罐。

10. 腰俞（督脉）

【定位】在骶部，当后正中线上，适对骶管裂孔处（图 3-28）。

【取穴】俯卧，两骶角下缘连线的中点，在脊背正中线上，有一凹陷处即是。

【功效】调经散热，散寒除湿。

【主治】急、慢性腰痛，坐骨神经痛，月经不调，下肢痿痹，脱肛，痔疮等。

【操作】点刺出血或加拔火罐。

11. 长强（督脉）

【定位】在尾骨端下，当尾骨端与肛门连线的中点（图 3-28）。

【取穴】膝胸位，尾骨尖与肛门的中间即是。

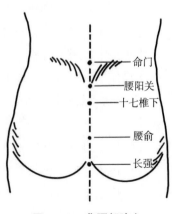

图 3-28　背腰部腧穴

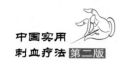

【功效】宁神镇痉，通便消痔。

【主治】痔疮、直肠脱出、遗精、精神分裂症、癫痫、腰痛、便秘等。

【操作】点刺出血。

12. 大杼（足太阳膀胱经）

【定位】在背部，当第一胸椎棘突下，旁开 1.5 寸处（图 3-29）。

【取穴】正坐或俯卧位，以脊柱正中线至肩胛内侧缘连线为 3 寸，其中点相当于第一胸椎平行处即是。

【功效】宣肺清热，疏风通络，强筋壮骨。

【主治】发热、头痛、急性支气管炎、颈肩综合征。

【操作】叩刺或点刺出血，再拔火罐。

13. 风门（足太阳膀胱经）

【定位】在背部，当第二胸椎棘突下，旁开 1.5 寸（图 3-29）。

【功效】祛风，宣肺解表。

【主治】咳嗽、发热、头痛、荨麻疹、胸背痛。

【操作】叩刺或点刺出血后，再拔火罐。

14. 膏肓（足太阳膀胱经）

【定位】在背部，当第四胸椎棘突下，旁开 3 寸（图 3-29）。

【取穴】俯卧或正坐位。由第四胸椎棘突下旁开 3 寸于膀胱经第二条线上即是。

【功效】理肺补虚，养阴调心。

【主治】支气管炎、支气管哮喘、急性乳腺炎、吐血、肺结核、健忘、虚劳等。

【操作】叩刺出血后，再拔火罐。

15. 譩譆（足太阳膀胱经）

【定位】在背部，当第六胸椎棘突下旁开 3 寸处（图 3-29）。

【取穴】正坐或俯卧位，背中部，督脉旁开 3 寸，督腧穴旁开 1.5 寸处即是。

【功效】理气止痛，清热宣肺。

【主治】咳嗽、哮喘、疟疾、肋间神经痛、脊背痛、热病。

【操作】点刺或叩刺出血。

16. 肺俞（足太阳膀胱经）

【定位】在背部，当第三胸椎棘突下，旁开 1.5 寸（图 3-29）。

【功效】宣肺、平喘、理气。

【主治】急慢性支气管炎、鼻炎、围绝经期综合征。

【操作】叩刺或点刺出血后，再拔火罐。

17. 心俞（足太阳膀胱经）

【定位】在背部，当第五胸椎棘突下，旁开 1.5 寸（图 3-29）。

【功效】宽胸理气，宁心通络。

【主治】冠状动脉粥样硬化性心脏病（冠心病）、失眠、咳嗽、癫痫、精神分裂症等。

【操作】叩刺或点刺出血后，再拔火罐。

18. 膈俞（足太阳膀胱经）

【定位】在背部，当第七胸椎棘突下，旁开 1.5 寸（图 3-29）。

【功效】宽胸理气，和血止血。

【主治】胃炎、呃逆、哮喘、荨麻疹、围绝经期综合征。

【操作】叩刺或点刺出血后，再拔火罐。

19. 肝俞（足太阳膀胱经）

【定位】在背部，第九胸椎棘突下，旁开 1.5 寸（图 3-29）。

【功效】疏肝利胆，明目镇静。

【主治】骨质疏松、黄疸、结膜炎、眩晕、癫痫、精神分裂症、抑郁症。

【操作】叩刺或点刺出血后，再拔火罐。

20. 胃俞（足太阳膀胱经）

【定位】在背部，当第十二胸椎棘突下，旁开 1.5 寸（图 3-29）。

【功效】理气和胃，降逆。

【主治】胃炎、急慢性肠炎、肋间神经痛、呃逆。

【操作】叩刺或点刺出血后，再拔火罐。

21. 脾俞（足太阳膀胱经）

【定位】在背部，当第十一胸椎棘突下，旁开 1.5 寸（图 3-29）。

【功效】健脾、和胃、化湿。

【主治】急慢性肠炎、胃炎、消化不良、黄疸、水肿、肋间神经痛。

【操作】叩刺或点刺出血后，再拔火罐。

22. 三焦俞（足太阳膀胱经）

【定位】在腰部，当第一腰椎棘突下，旁开 1.5 寸（图 3-29）。

【功效】通调三焦，利水道。

【主治】腰背痛、水肿、急慢性肠炎、痢疾。

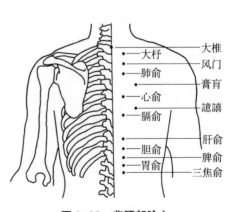

图 3-29　背腰部腧穴

【操作】叩刺或点刺出血后，再拔火罐。

23. 八髎（足太阳膀胱经）

【定位】在骶部，当第一（上髎）、二（次髎）、三（中髎）、四（下髎）骶后孔中。左右共 8 穴（图 3-30）。

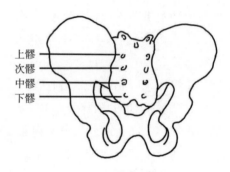

图 3-30　背腰部腧穴

【取穴】俯卧位，髂后上棘平齐，髂后上棘与骶骨正中突起（第二骶椎棘突）连线中点，即为次髎穴。以中指头按住次髎，小指按在骶管裂孔，示、中、无名、小指等距离放开，各指尖端所指之处即上髎、次髎、中髎、下髎。

【功效】健腰调经，清利下焦。

【主治】腰背痛、月经不调、带下、遗精、阳痿、子宫脱垂、痛经等。

【操作】点刺出血后，再拔火罐。

24. 华佗夹脊（经外奇穴）

【定位】在背腰部，当第一胸椎至第五腰椎棘突下两侧，后正中线旁开 0.5 寸，左右各 17 个穴位，共34 穴（图 3-31）。

【取穴】俯伏或俯卧位，脊椎旁开 0.5 寸。

【功效】调和五脏，通调腑气。

【主治】支气管炎、支气管哮喘、肋间神经痛、肩周炎、小儿营养不良、慢性腹泻、胃炎、腰肌劳损、小腹痛、带状疱疹等。

【操作】叩刺出血后，再拔火罐。

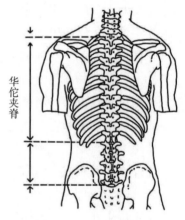

图 3-31　背腰部腧穴

五、下肢部腧穴

1. 膝眼（经外奇穴）

【定位】髌韧带两侧凹陷处，在内侧的称内膝眼、外侧的称为外膝眼（图 3-32）。

【取穴】正坐屈膝成 90° 或仰卧屈膝 120°，髌骨下缘，髌韧带两侧凹陷处即是。分内、外膝眼，外膝眼即是足阳明胃经之犊鼻穴。

【功效】祛湿通络，通利关节。

【主治】膝关节炎、半月板损伤、腹痛、脚气。

【操作】点刺出血。

2. 百虫窝（经外奇穴）

【定位】在大腿内侧，髌底内侧端上3寸，即血海穴上1寸（图3-32）。

【功效】清热凉血，解毒杀虫。

【主治】蛔虫病、风疹、皮肤瘙痒症、湿疹等。

【操作】点刺出血。

3. 足三里（足阳明胃经）

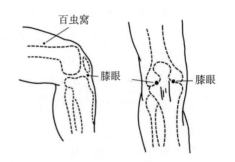

图 3-32　下肢部腧穴

【定位】在小腿前外侧，当犊鼻穴下3寸，距胫骨前缘一横指（图3-33）。

【取穴】屈膝成90°，由犊鼻穴向下量四横指，腓、胫骨之间，距胫骨约一横指（中指）处即是。

【功效】和胃健脾，通腑化痰，升降气机。

【主治】高血压、中风偏瘫、小儿营养不良、支气管哮喘、癫痫、神经衰弱、急性阑尾炎、虚劳、便秘等。

【操作】点刺出血或加拔火罐。

4. 上巨虚（足阳明胃经）

【定位】在小腿前外侧，当犊鼻穴下6寸，距胫骨前缘一横指（中指，图3-33）。

【功效】理气通腑，调理脾胃。

【主治】细菌性痢疾、急性肠胃炎、中风瘫痪、便秘、阑尾炎等。

【操作】点刺出血或加拔火罐。

5. 下巨虚（足阳明胃经）

【定位】在小腿前外侧，当犊鼻穴下9寸，距胫骨前缘一横指（图3-33）。

【取穴】仰卧屈膝，由上巨虚穴直向下量四横指，胫骨前嵴外侧一横指（中指）处即是。

【功效】理气通腑，宁神镇痉。

【主治】下肢麻痹或疼痛、少腹疼痛、细菌性痢疾、急性肠炎、急性乳腺炎。

【操作】点刺出血或加拔火罐。

6. 条口（足阳明胃经）

【定位】在小腿前外侧，当犊鼻穴下8寸，距胫骨前缘一横指（中指，图3-33）。

【取穴】上巨虚穴与下巨虚穴连线（3寸）的中1/3和下1/3交接处即是。

【主治】下肢麻痹或疼痛、胃痛、腓肠肌痉挛、肩关节扭伤、肩关节周围炎。

【操作】点刺出血或加拔火罐。

7. 丰隆（足阳明胃经）

【定位】在小腿前外侧，当外踝尖上 8 寸，条口外，距胫骨前缘二横指（图 3-33）。

【取穴】下肢伸直，外膝眼与外踝前缘（平齐外踝尖）连线的中点，距胫骨前嵴约二横指（中指）处即是。

【功效】化痰定喘，宁心安神。

【主治】支气管炎、支气管哮喘、急性咽喉炎、下肢瘫痪、癫狂、痫证。

【操作】点刺出血或加拔火罐。

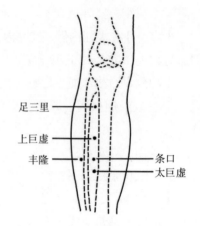

足三里
上巨虚
丰隆
条口
太巨虚

图 3-33　下肢部腧穴

8. 阳陵泉（足少阳胆经）

【定位】在小腿外侧，腓骨小头前下方凹陷处（图 3-34）。

【取穴】膝外侧关节下，腓骨小头前缘与下缘交叉外陷中即是。

【功效】疏肝利胆，舒筋活络。

【主治】膝关节炎、半身不遂、急性胆囊炎、高血压、小儿惊风、湿疹。

【操作】点刺或叩刺出血后，再拔火罐。

9. 悬钟（足少阳胆经）

【定位】在小腿外侧，当外踝尖上 3 寸，腓骨前缘（图 3-34）。

【取穴】从外踝尖向上量四横指，在腓骨长肌腱之前，腓骨之前缘即是。

【功效】平肝息风，益肾壮骨，通经活络。

【主治】神经性头痛、坐骨神经痛、膝关节炎、下肢瘫痪、踝关节扭伤、颈痛。

【操作】点刺出血。

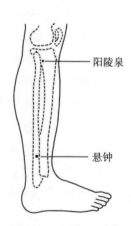

阳陵泉

悬钟

图 3-34　下肢部腧穴

10. 委中（足太阳膀胱经）

【定位】在腘横纹中点，当股二头肌腱与半腱肌腱的中间（图 3-35）。

【取穴】俯卧，微屈膝，股二头肌与半腱肌的肌腱之间即是。

【功效】清热凉血，活血化瘀，舒筋活络。

【主治】高热、昏迷、惊厥、中暑、急性胃肠炎、急性腰扭伤、坐骨神经痛、下肢麻痹、血栓闭塞性脉管炎、下肢静脉曲张、疟疾、痛经、湿疹、银屑病、漆疮。

【操作】点刺出血。

11. 承山（足太阳膀胱经）

【定位】在小腿后面正中，委中与昆仑之间，当伸直小腿或足跟上提时，腓肠肌肌腹下出现尖角凹陷处（图 3-35）。

【取穴】足跟用力上提，小腿肚正中因肌肉紧张而出现"人"字形，"人"字尖下凹陷处即是。

【功效】舒筋止痉，清热利湿，散瘀消痔。

【主治】痔疮、腰腿痉挛或麻痹、直肠脱垂。

【操作】点刺出血。

12. 昆仑（足太阳膀胱经）

【定位】在足部，外踝后方，当外踝尖与跟腱之间凹陷处（图 3-35）。

【取穴】足外踝后侧 0.5 寸跟骨上，跟腱前凹陷中即是。

【功效】清热镇痉，通络催产。

【主治】神经性头痛、高血压、坐骨神经痛、足踝肿痛、跟痛症、小儿癫痫。

【操作】点刺出血。

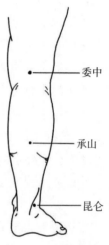

图 3-35　下肢部腧穴

13. 三阴交（足太阴脾经）

【定位】在小腿内侧，当足内踝尖上 3 寸，胫骨内侧缘后方（图 3-36）。

【取穴】内踝尖上四横指，胫骨后缘即是。

【功效】健脾化湿，肃降肺气。

【主治】痛经、下肢麻痹和疼痛、急性淋巴管炎、急慢性肠炎、月经不调、湿疹、荨麻疹、神经衰弱等。

【操作】点刺出血。

14. 太溪（足少阴肾经）

【定位】在足内侧，内踝后方，当内踝尖与跟腱之间凹陷处（图 3-36）。

【取穴】内踝尖与跟腱连线的中点凹陷处即是。

【功效】益肾纳气，培土生金。

【主治】支气管哮喘、急性咽喉炎、月经不调、腰痛、脱发、神经衰弱、耳鸣等。

【操作】点刺出血。

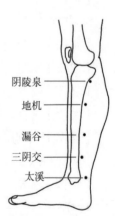

图 3-36　下肢部腧穴

15. 商丘（足太阴脾经）

【定位】足内踝前下方凹陷中，当舟骨结节与内踝尖连线中点处（图 3-37）。

【取穴】内踝前缘直线与内踝下缘水平线的交叉点即是。

【功效】健脾化湿，清心宁神。

【主治】急性肠胃炎、癔症、小儿抽搐、足踝疼痛、癫痫。

【操作】点刺出血。

16. 内踝尖（经外奇穴）

【定位】在足内侧面，内踝的凸起处（图 3-37）。

【取穴】正坐位或仰卧位，胫骨内踝最高点即是。

【功效】舒筋活络，解痉止痛。

【主治】急性化脓性扁桃体炎、牙痛、小腿内侧肌群痉挛、小儿不语。

【操作】点刺出血。

17. 公孙（足太阴脾经）

【定位】在足内侧缘，当第一跖骨基底之前下方，赤白肉际（图 3-37）。

【取穴】沿足踇趾内侧第一跖趾关节向后推，有一弓形骨，该骨后端下缘凹陷处即是。

【功效】健脾化湿，和胃理中。

【主治】胃痛、急慢性肠炎、痢疾、癫痫、失眠。

【操作】点刺出血。

18. 然谷（足少阴肾经）

【定位】在足内侧缘，足舟骨粗隆下方，赤白肉际（图 3-37）。

【取穴】侧足，内踝前高骨为舟骨粗隆，其骨下凹陷中即是。

【功效】益肾固泄，导赤清心。

【主治】急性咽喉炎、月经不调、带下、子宫下垂、遗精、泄泻。

【操作】点刺出血。

19. 隐白（足太阴脾经）

【定位】在足大趾末节内侧，距趾甲角 0.1 寸（图 3-37）。

【取穴】脚踇趾，趾甲内侧缘线与下缘线交叉点即是。

【功效】健脾宁神，调经统血。

【主治】高热、急性肠炎、消化道出血、月经过多、精神障碍、丹毒、疟疾。

【操作】点刺出血。

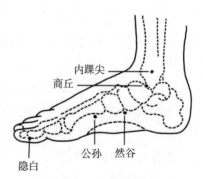

图 3-37 下肢部腧穴

20. 外踝尖（经外奇穴）

【定位】在足外面，外踝凸起处（图 3-38）。

【取穴】正坐或仰卧位。腓骨外踝最高点即是。

【功效】舒筋活络。

【主治】牙痛、小腿外侧肌群痉挛、淋病、脚气、踝关节肿痛等。

【操作】点刺出血。

21. 至阴（足太阳膀胱经）

【定位】足小趾末节外侧，距趾甲角 0.1 寸（图 3-38）。

【取穴】脚小趾的趾甲外侧缘线与下缘线交叉点即是。

【功效】通窍活络，舒筋转胎。

【主治】头痛、目痛、鼻炎、鼻出血、尿潴留、胎位不正等。

【操作】点刺出血。

22. 足窍阴（足少阳胆经）

【定位】在足第四趾外侧，距趾甲角 0.1 寸（图 3-38）。

【取穴】脚第四趾的趾甲外侧缘线与下缘线交叉点即是。

【功效】清头明目，泻热利邪。

【主治】头痛、发热、咳嗽、呃逆、结膜炎、耳鸣、耳聋等。

【操作】点刺出血。

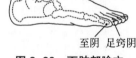

图 3-38　下肢部腧穴

23. 涌泉（足少阴肾经）

【定位】在足底部，卷足时足前部凹陷处（图 3-39）。

【取穴】五趾卷曲，屈足掌，约当足底二、三趾趾缝头端与足跟连线前 1/3 与后 2/3 交点上。

【功效】益肾调便，平肝息风，泻热清心，回阳救逆。

【主治】高热、昏迷、高血压、中风、中暑、小儿抽搐、癫痫、便秘、泄泻、足心热等。

【操作】点刺出血。

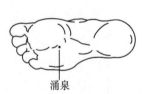

图 3-39　下肢部腧穴

24. 解溪（足阳明胃经）

【定位】在足背与小腿交界处的横纹中央凹陷中，当踇长伸肌腱与趾长伸肌腱之间（图 3-40）。

【功效】清胃降逆，镇痉宁神。

【主治】高血压、急性肠炎、下肢痿痹、血栓闭塞性脉管炎、癫痫。

【操作】点刺出血。

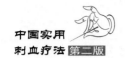

25. 足临泣（足少阳胆经）

【定位】在足背外侧，当足四趾本节（第四趾关节）的后方，小趾伸肌腱外侧凹陷处（图3-40下肢部腧穴）。

【取穴】第四、第五跖趾关节后0.5寸即是。

【功效】平肝息风，化痰消肿。

【主治】急性乳腺炎、疟疾、急性阑尾炎、下肢麻痹、目赤肿痛、月经不调、足背肿痛。

【操作】点刺出血。

26. 内庭（足阳明胃经）

【定位】在足背，第二、第三趾间，趾蹼缘后方赤白肉际处（图3-40）。

【取穴】足背第二、三趾蹼正中后0.5寸处即是。

【功效】健脾和胃，清心安神。

【主治】齿痛、三叉神经痛、咽喉炎、腹泻、细菌性痢疾、下肢疼痛、足背肿痛。

【操作】点刺出血。

27. 厉兑（足阳明胃经）

【定位】在足第二趾末节外侧，距趾甲角0.1寸（图3-40）。

【取穴】足第二趾的趾甲外侧缘线与下缘线交叉点即是。

【功效】清热化湿，调胃安神，苏厥醒神。

【主治】高热、昏迷、癫痫、精神分裂症、面神经麻痹、齿龈炎、咽喉炎。

【操作】点刺出血。

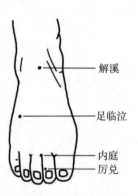

图3-40 下肢部腧穴

28. 大敦（足厥阴肝经）

【定位】足大趾末节外侧，距趾甲角0.1寸（图3-41）。

【功效】调理肝气，镇痉宁神。

【主治】疝气、遗尿或小便不畅、月经不调、功能性子宫出血、癫痫。

【操作】点刺出血。

29. 八风（经外奇穴）

【定位】在足背侧，第一至第五趾间，趾蹼缘后方赤白肉际处，一足4穴（图3-41）。

【取穴】足五趾间，当趾蹼缘上方的趾缝中即是。

【功效】截疟消肿，清热解毒。

【主治】发热、头痛、牙痛、月经不调、疟疾、蛇虫咬伤、足癣。

【操作】点刺出血。

30. 行间（足厥阴肝经）

【定位】在足背侧，当第一、第二趾间，趾蹼缘的后方赤白肉际处（图3-41）。

【功效】平肝息风，宁心安神。

【主治】月经过多、尿道炎、遗尿、疝气、膝关节痛、面神经麻痹、头痛、结膜炎、癫痫。

【操作】点刺出血。

31. 太冲（足厥阴肝经）

【定位】在足背侧，当第一、第二跖骨结合部之前凹陷处（图3-41）。

【功效】平肝息风，健脾化湿。

【主治】高血压、头痛、急性结膜炎、疟疾、小儿惊风、癫痫、月经过多、中风等。

【操作】点刺出血。

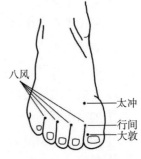

图 3-41 下肢部腧穴

第二节 耳穴

一、分布

耳穴在耳郭的分布有着一定规律。一般而言，与身体各部相应的穴位在耳郭的分布似一个倒置的胎儿，即与头面部相应的穴位在耳垂，与上肢相应的耳穴在耳舟，与躯干和下肢相应的穴位在对耳轮上、下脚，与内脏相应的穴位多集中在耳甲艇和耳甲腔（图3-42）。

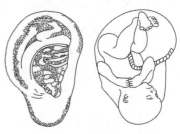

图 3-42 倒置胎儿图

二、操作方法

根据病情选定穴位，常规消毒，以毫针或细三棱针快速点刺，或以小尖刀片割破穴位，其深度以不穿破软骨为度，使之自然出血或挤压出血1～2滴，然后以消毒敷料覆盖固定即可。

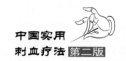

三、临床应用举例

1. 耳尖

【定位】将耳轮向耳屏对折时，耳郭上尖端处（图3-43）。

【功效】清热明目。

【主治】高热、昏迷、惊厥、高血压、面神经麻痹、皮肤病。

【操作】点刺出血。

2. 交感

【定位】对耳轮下脚末端与耳轮内侧交界处（图3-43）。

【功效】滋阴清热，益心安神，调理肠胃。

【主治】胃肠痉挛，急、慢性肠胃炎，冠心病，神经衰弱，支气管炎等。

【操作】点刺出血。

3. 神门

【定位】三角窝内，靠对耳轮上脚的下、中1/3交界处（图3-43）。

【功效】镇静安眠。

【主治】发热、惊厥、昏迷、失眠。

【操作】点刺出血。

4. 咽喉

【定位】耳屏内侧面，与外耳道口上方相对处（图3-43）。

【功效】清热散风，宣肺祛痰，通络利咽。

【主治】急性咽炎、急性喉炎、急性扁桃体炎。

【操作】点刺出血。

5. 平喘

【定位】对耳屏尖端（图3-43）。

【功效】抗过敏，开胸利气。

【主治】急性支气管炎、支气管肺炎、流行性腮腺炎。

【操作】点刺出血。

6. 皮质下

【定位】对耳屏的内侧面（图3-43）。

【功效】升清利窍，益心安神。

【主治】高血压、癔症、皮肤病、神经衰弱、痛症。

7. 枕

【定位】对耳屏外侧面的后上方（图3-43）。

【功效】清热解表，降逆缓急，升清利窍，止痛安神。

【主治】神经性头痛、昏厥、皮肤病、落枕、神经衰弱。

【操作】点刺出血。

8. 太阳

【定位】对耳角外侧面的前下方（图3-43）。

【功效】疏表通络，利窍升清。

【主治】神经性头痛、高血压、急性结膜炎、面肌痉挛、耳鸣。

【操作】点刺出血。

9. 胃

【定位】耳轮脚消失处（图3-43）。

【功效】行气消食，养血安神。

【主治】急慢性肠炎、胃肠神经官能症、癔症、贫血、牙痛。

【操作】点刺出血。

10. 肝

【定位】胃穴的后方（图3-43）。

【功效】清热解毒，利胆明目，疏郁缓急，通络止痛。

【主治】睑腺炎、急性结膜炎、抑郁症、月经不调、近视、高血压等。

【操作】点刺出血。

11. 脾

【定位】肝穴下部分（图3-43）。

【功效】宣肺健脾，和胃通络。

【主治】急性肠炎、腹痛、皮肤病、腹痛、腹泻、食欲不振。

【操作】点刺出血。

12. 肺

【定位】耳甲腔中心凹的上、下、外三面（图3-43）。

【功效】运气行血，补虚清热，疏水道，利皮毛。

【主治】急性支气管炎、百日咳、肺炎、皮肤病、鼻炎等。

【操作】点刺出血。

13. 面颊

【定位】耳垂5、6区交界线之周围（图3-43）。

【功效】清热泻火，凉血解毒，祛风止痛。

【主治】三叉神经痛、面神经麻痹、牙痛、咽喉炎、痤疮、黄褐斑等。

【操作】点刺出血。

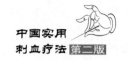

14. 肾上腺

【定位】耳屏下部外侧缘（图3-43）。

【功效】清热解毒，培精养血，调经镇痛，益心宣肺。

【主治】昏厥、咳嗽、哮喘、皮肤病、慢性肾炎、膀胱炎。

【操作】点刺出血。

15. 扁桃体

【定位】耳垂8区正中（图3-43）。

【功效】清热解毒，泻火利咽。

【主治】急性咽喉炎、急性扁桃体炎。

【操作】点刺出血。

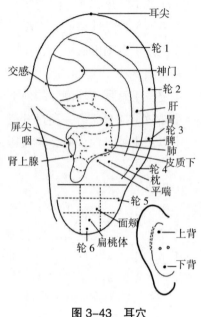

图3-43　耳穴

第三节　阿是穴、反应点

一、分布

阿是穴即指某些病痛局部或相应部位的压痛点。《备急千金要方》首称"阿是"，《扁鹊神应针灸玉龙经》名"天应穴""不定穴"。

反应点即指某些疾病情况下，往往在体表一定部位出现的变形、变色、结节等病理产物。临床常见为针帽大小、稀疏散在，一般不高出皮肤，颜色暗红或鲜红，压之不褪色的小丘疹。

二、操作方法

根据病情选定阿是穴或反应点，常规消毒，以毫针或三棱针直接点刺出血数滴，或以皮肤针叩刺至局部皮肤轻微出血，或以小刀片割治出血。

三、临床应用举例

1. 阿是穴：如各种疼痛或软组织损伤，皆可在局部寻找压痛点刺血；丹毒、带状疱疹、神经性皮炎等疾病，皆可在局部施皮肤针叩刺术，以出血为度。

2.反应点：如在背部靠脊柱两侧寻找反应点，点刺或挑刺出血治疗急性乳腺炎、疟疾；于第6颈椎至第4胸椎间寻找反应点挑刺出血治疗支气管炎、支气管哮喘；于第3腰椎至第2骶椎间寻找反应点挑刺出血治疗直肠脱垂等。

第四节　浅表静脉（络脉）

一、分布

人体某些浅表的细小静脉血管，如耳背静脉、舌下静脉、肘静脉、腘窝静脉及某些腧穴周围显露的静脉，均可予以刺血。

二、操作方法

根据病情选定浅表静脉血管，常规消毒，以三棱针刺破或以小尖刀片割破浅表小静脉，使出血数滴至数毫升，或加拔火罐，再以消毒敷料覆盖固定即可。

三、临床应用举例

1.耳背静脉

主治：高热、昏迷、惊厥、神经性头痛、高血压、胆囊炎、胆结石、冻疮、皮肤病。

2.颞浅静脉

主治：神经性头痛、癫痫、面神经麻痹、急性结膜炎。

3.舌下静脉

主治：中风失语、食物中毒、急性胃肠炎、中暑。

4.肘正中静脉

主治：急性支气管炎、支气管哮喘、肩关节周围炎、高血压、中暑。

5.腘窝静脉

主治：高热、昏迷、急性腰肌劳损、急性肠胃炎、疟疾、丹毒、皮肤病。

6.腧穴周围显露静脉

主治：一般与相应腧穴的主治功用相同。

第四章　刺血疗法的临床应用

第一节　内科病

一、上呼吸道感染

【概说】

上呼吸道感染是指鼻腔和咽喉部呼吸道黏膜炎症的总称。本病大多数是病毒引起的，免疫功能低下者易感。通常病情较轻、有自限性，预后良好。本病发病率高，有时还伴有严重的并发症，特别易感于有基础疾病的患者、婴幼儿、孕妇和老年，具有一定的传染性。本病属于中医"伤风""感冒"范畴。

【临床表现】

上呼吸道感染最常见的临床表现为鼻部症状，如喷嚏、鼻塞、流清水样鼻涕，也可表现为咳嗽、咽干、咽痒或烧灼感，甚至鼻后滴漏感。一般 2～3 天后鼻涕变稠，可伴有咽痛、头痛、流泪、味觉迟钝、呼吸不畅、声嘶等，有时由于咽鼓管炎症引起听力减退；严重者有发热、轻度畏寒和头痛等。查体可见鼻腔黏膜充血、水肿、有分泌物，咽部可为轻度充血，一般 5～7 天痊愈，伴并发症者可致病程迁延。

【刺血治疗】

1. 三棱针刺血法

取穴部位：①耳尖；②大椎、少商、合谷、商阳；③眉心、肺俞、大椎。

操作方法：任选一组穴位，局部常规消毒，以三棱针点刺，深度 1～2 mm，出血 5～8 滴。

2. 刺血加拔罐法

取穴部位：大椎、耳尖。

操作方法：局部常规消毒，以一次性采血针点刺放血，耳尖出血约 10 滴；大椎拔罐，出血 2～5 mL 后取罐。

3. 回医刺血法

取穴部位：眉心、大椎。

操作方法：局部常规消毒，用一次性采血针点刺眉心，出血 5～8 滴；再点刺大椎出血后拔罐，出血 2 ～ 5 mL。

【文献摘录】

1. 刺络放血治疗上呼吸道感染发热 40 例。方法：患者随机分为治疗组 40 例，对照组 32 例。治疗组患者取坐位，局部皮肤常规消毒后用三棱针点刺大椎、双侧少商、双侧关冲穴，其中大椎穴在点刺后施拔罐 5 ～ 10 分钟，使出血约 2 ～ 5 mL，少商、关冲穴在点刺后，使出血 1 ～ 2 mL。每日治疗 1 次。对照组口服对乙酰氨基酚，肌内注射安痛定。均 2 日为 1 个疗程。结果：治疗组治疗总有效率为 97.50% 高于对照组的 71.88%（$P <$ 0.05）。[①]

2. 回医眉心刺血法治疗感冒 75 例临床观察。方法：患者随机分为对照组和观察组，各 75 例。对照组选用酚麻美敏片，连服 5 日。观察组行眉心刺血及大椎穴拔罐治疗。取穴：眉心、大椎穴。对取穴常规消毒后，用一次性采血针于眉心点刺出血，刺入深度 1 ～ 2 mm，放血 5 ～ 8 滴；眉心刺血结束后，用一次性采血针对大椎穴迅速点刺 5 下，深度 1 ～ 2 mm，出针后将罐拔于大椎穴，并于膀胱经两侧从上到下依次各拔 4 个大小适中的玻璃火罐，留罐 10 分钟，起罐后擦净出血，每日治疗 1 次，连续治疗 5 次。结果：刺血观察组总有效率为 98.7%，对照组服用西药有效率仅 92.0%，观察组治疗有效率高于对照组（$P < 0.05$）。[②]

[附] 流行性感冒

【概说】

流行性感冒简称流感，是由流感病毒引起的急性呼吸道传染病。流感病毒传染性强，主要通过呼吸道传播，流感病毒特别是甲型流感病毒易发生变异而使人群普遍易感，发病率高。潜伏期为 1 ～ 3 天。本病属于中医"时行感冒""风温"的范畴。

【临床表现】

单纯型：主要表现为起病急、高热、寒战、头痛、乏力、食欲减退、全身肌肉酸痛等全身症状，上呼吸道卡他症状相对较轻或不明显，少数病例可有咳嗽、鼻塞、流涕、咽干痛、声嘶等上呼吸道症状，持续数日后消失。胃肠型：主要症状为呕吐、腹泻腹痛、食欲下降。肺炎型：可表现为高热不退、气急、发绀、咯血、极度疲乏等症状，甚至呼吸衰竭。中毒型：有全身毒血症表现，可有高热或明显神经系统和心血管系统受损表现，晚期亦可出现中毒型心肌损害，严重者出现休克、弥漫性血管内凝血、循环衰竭等，病死率高，预后不良。

---

① 曹世强 . 刺络放血治疗上呼吸道感染发热 40 例 [J]. 河北中医，2004，26（3）：205.

② 王英絮，王建平，胡雨华，等 . 回医眉心刺血法治疗感冒 75 例临床观察 [J]. 宁夏医科大学学报，2015，37（12）：1373-1374，1387.

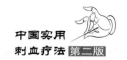

【刺血治疗】

1. 三棱针刺血法

取穴部位：尺泽及穴周静脉血管充盈部位。

操作方法：局部常规消毒后，以三棱针（或一次性采血针）快速点刺，瘀血流尽即可。

2. 三棱针刺血加拔罐法

取穴部位：耳尖、大椎。

操作方法：局部常规消毒后，以三棱针浅刺耳尖，挤出血液 10 滴；再点刺大椎出血后拔火罐，出血 5 mL。

【文献摘录】

1. 放血疗法治疗流感 20 例经验。方法：先在尺泽穴上方 3～4 cm 处用止血带或细绳结扎，使尺泽穴及周围血管暴露；再经常规消毒后用一次性采血针，于静脉血管充盈部位快速点刺，有颜色深、暗的污血流出，用酒精棉擦拭，待流出血色正常后即可（若无深色污血，可在周围潜静脉放血）。结果：污血放出后，患者即感咽痛缓解 60% 以上，咳嗽随之减轻，咳嗽重者配合止咳药水，二三日后感冒愈，无不适。①

2. 针灸配合刺络放血、走罐治疗流感 80 例。其中风寒挟湿型 42 例、风热挟湿型 25 例、热毒壅滞型 13 例。方法：大椎消毒，三棱针刺出血，再拔火罐，出血 5 mL 左右；然后双耳尖消毒后，三棱针浅刺，每耳尖挤出血液 10 余滴；大椎至命门及两侧膀胱经区域走罐至皮肤充血、发红；针刺选穴风池、曲池、合谷、鼻通、印堂、风门、肺俞、足三里，除足三里用提插捻转补法外，其余诸穴皆用提插捻转泻法，留针 30 分钟。风寒挟湿型，风门、肺俞穴加温针灸 3 壮；风热挟湿型，加天容用泻法；热毒壅滞型，加少商、中冲穴放血 3～5 滴，天突、丰隆行提插捻转泻法。每天 1 次，3 天为 1 疗程，一般治疗 1～2 个疗程。结果：风寒挟湿型总有效率为 97.1%，风热挟湿型总有效率为 85.1%，热毒壅滞型总有效率为 75.6%。总有效率达 89.8%。②

【典型案例】

患者，女，8 岁，自述全身发冷，四肢无力，头痛，咽痛，咳嗽无痰。查体：患儿面潮红，体温 39.8 ℃，呼吸急促，球结膜轻度充血，时有喷嚏，鼻塞流清涕，两肺听诊无啰音。诊断为流行性感冒。用酒精棉球消毒两耳尖部，找准两侧耳尖穴，用三棱针点刺出血，挤血 5～6 滴，同时找准颈部大椎穴，皮肤消毒后用三棱针连刺 3 针，随后在针刺部位扣上火罐，留罐 15 分钟。经上述治疗，6 小时体温降至 36.5 ℃，次日继续

① 王荣 . 放血疗法治疗流感 20 例经验 [J]. 临床医药文献杂志，2018，5（17）：83.

② 夏琼 . 针灸配合刺络放血、走罐治疗流感 80 例 [J]. 湖北中医杂志，2012，34（8）：64–65.

观察，体温未再上升，各种症状明显减轻，第 3 日病愈上学。[1]

二、支气管炎

【概说】

支气管炎是由生物或非生物因素引起的支气管黏膜及其周围组织的急性或慢性非特异性炎症。分急性、慢性气管 – 支气管炎两类。慢性气管 – 支气管炎每年发病持续 3 个月或更长时间，连续 2 年或 2 年以上才可诊断。本病属于中医"咳嗽""喘证"的范畴。

【临床表现】

急性气管 – 支气管炎通常起病较急，全身症状轻，可有发热。初为干咳或少量黏痰，随后痰量增多，咳嗽加剧，偶伴有痰中带血。病程可延续 2～3 周，迁延不愈可演变成慢性支气管炎。慢性支气管炎起病缓，病程长，主要症状为咳嗽、咳痰或伴有喘息。咳嗽常出现在晨间，睡眠时有阵咳或排痰。一般为白色黏痰或浆液泡沫性痰，偶可带血，清晨排痰较多。如伴发哮喘可闻及广泛哮鸣音伴呼气期延长。

【刺血治疗】

1. 三棱针刺血法

取穴部位：①太阳、丰隆、尺泽；②大敦、期门；③耳尖、耳背静脉。

操作方法：任选一组穴位，局部常规消毒，以三棱针或一次性采血针点刺，每穴出血 5～10 滴。

2. 梅花针刺血加拔罐

取穴部位：肺俞、尺泽。

操作方法：局部常规消毒，用梅花针中强度叩击，轻微渗血为度。再行拔罐，留罐 8～10 分钟，吸出 2 mL 血。

【文献摘录】

1. 肝经点刺放血疗法治疗慢性支气管炎急性发作期临床观察。方法：将 70 例患者随机分为对照组和观察组，各 35 例。对照组采用头孢呋辛、盐酸氨溴索静滴，每天 2 次。观察组在对照组治疗的基础上加用肝经点刺放血，取穴：大敦、期门。用三棱针点刺穴位，放血 3～5 滴，每天 1 次，治疗 10 天后统计两组结果。结果：刺血观察组总有效率为 91.43%，对照组服用西药有效率仅 71.43%，观察组治疗有效率高于对照组（$P < 0.05$）。[2]

2. 耳穴刺络放血疗法联合梅花针治疗慢性支气管炎的疗效及对凝血功能影响。方

① 王占慧. 耳尖放血加大椎拔罐治疗感冒发热 35 例 [J]. 上海针灸杂志，2005，24（2）：16.

② 李扭扭. 肝经点刺放血疗法治疗慢性支气管炎急性发作期临床观察 [J]. 辽宁中医药大学学报，2015，17（2）：104–106.

法：将 120 例患者随机分为对照组和观察组，各 60 例。对照组给予梅花针疗法，用拇指找出第 1 胸椎至第 8 胸椎两侧及腰部检查出条索状物及压痛处，用拇指和示指捏住一次性针灸针针柄的末端，上下颤抖针头，利用针柄的弹性敲击皮肤，以皮肤微红为宜。治疗组在对照组的基础上给予耳穴刺络放血疗法，取穴耳尖常规消毒，提捏并固定耳郭，用一次性毫针刺入耳尖 1～2 mm，然后快速退针，放血数滴，以血色由深红或暗紫色变为鲜红时为准，次日选择耳背静脉进行刺络放血，双耳交替。两组均每日 1 次，10 日为 1 个治疗疗程，两组均治疗 3 个疗程。结果：观察组治疗有效率为 93.33%，高于对照组的 81.67%（$P < 0.05$）。[①]

【典型案例】

患者，男，48 岁，反复咳嗽、咳痰 4 年。10 天前因受凉复发，在某医院经对症处理疗效不显；近 4 天病情加重，咳嗽频作，夜间更剧，痰量多、质稠、色白。查体：双肺呼吸音粗糙，双肺底闻及广泛湿啰音。X 线胸片提示两肺纹理增粗。诊断为慢性支气管炎急性发作（单纯型），辨证属痰热蕴肺。予头孢哌酮入液静脉滴注、茶碱缓释片口服。中药予白果、炙麻黄、桑白皮、款冬花、黄芩、地龙、杏仁、法半夏等，水煎服，每天 1 剂，并取双太阳、丰隆刺血治疗。3 天后咳、痰、喘诸症明显缓解，1 周后基本消失，治疗 2 周后出院。[②]

三、支气管哮喘

【概说】

支气管哮喘简称哮喘，是一种以慢性气道炎症和气道高反应性为特征的异质性疾病。哮喘以可变的症状如喘息、气短、胸部紧迫感和（或）咳嗽为特征，伴有可逆的气流受限，症状和气流受限均随时间和强度改变。本病属于中医"哮喘病"的范畴。

【临床表现】

典型的支气管哮喘发作前有先兆症状（打喷嚏、流涕、鼻痒、咳嗽、胸闷等），发作时患者突感胸闷窒息、咳嗽，迅即出现伴有哮鸣音的呼气性呼吸困难，严重者被迫采取坐位或呈端坐呼吸，甚则出现发绀、烦躁汗出。症状可持续数分钟或数小时或用支气管扩张药治疗后缓解，具有在夜间或凌晨发作或加重的特点。哮喘发作时胸部呈过度充气状态，双肺广泛哮鸣音，呼气音延长。哮喘发作严重时出现心率增快、奇脉、胸腹部反常运动和发绀。

① 杨娟利，王玉珍，郭晓雅，等.耳穴刺络放血疗法联合梅花针治疗慢性支气管炎的疗效及对凝血功能影响 [J]. 血栓与止血学，2021，27（1）：17–19.
② 王世华.刺血疗法合药物治疗慢性支气管炎急性发作 86 例 [J]. 中国中医急症，2011，20（6）：954.

【刺血治疗】

1. 三棱针刺血加拔罐法

取穴部位：①大椎、定喘、肺俞；②膈俞、丰隆。

操作方法：任选一组穴位，局部常规消毒，以三棱针点刺，每穴出血 5 ～ 10 滴。

2. 梅花针刺血加拔罐法

取穴部位：①肺俞、大椎、定喘；②膻中、膏肓、丰隆。

操作方法：任选一组穴位，局部常规消毒，用梅花针中强度叩击出血，再行拔罐，吸出 3 ～ 5 mL 血。

【文献摘录】

刺络拔罐联合穴位贴敷治疗支气管哮喘 44 例临床研究。方法：将 88 例支气管哮喘缓解期的患者随机分为对照组和观察组，各 44 例。对照组采用穴位贴敷治疗，制备方法：白芥子 20 g，延胡索 20 g，细辛 10 g，甘遂 10 g，肉桂 2 g，打粉研磨与蜂蜜、生姜汁搅匀，制成直径 2 cm 厚度 0.6 cm 左右的圆饼，选肺俞、定喘、肾俞、脾俞穴，将穴位贴贴敷于选穴上，用时 2 小时。观察组在对照组治疗的基础上联合刺络拔罐治疗，取风门、定喘、肾俞、脾俞、肺俞，常规消毒后，用梅花针轻轻弹跳叩刺穴位，在穴位得气后，叩刺 1 ～ 3 分钟，有轻微刺痛感并有局部细小渗出血点时，于穴位闪罐 3 ～ 4 次，留罐 5 分钟后取罐。2 组隔日 1 次治疗，治疗 10 次为 1 个疗程，1 个疗程后观察效果。结果：刺络拔罐观察组总有效率为 97.73%，对照组仅穴位贴敷治疗有效率为 84.09%，观察组治疗有效率高于对照组（$P < 0.05$）。[1]

【典型案例】

患者，男，52 岁，患慢性喘息性支气管炎 20 余年。入院时，喘促气急，张口抬肩，胸闷气短，夜间尤甚，痰液黏稠而黄难以咳出，听诊两肺痰鸣音满布，舌暗紫，脉滑数。中医辨证：本虚标实，痰瘀互阻。西医诊断：慢性喘息性支气管炎，肺气肿，肺心病。内科治疗：中医以益气活血、清热化痰汤剂内服；西医以静脉点滴抗生素，配合氨茶碱、去乙酰毛花苷等控制病情。晚 10 时，患者出现哮喘发作，病情加重，呼吸极度困难，舌青紫、苔黄厚腻，双肺听诊满布哮鸣音，心率 120 次 / 分。立即在患者膻中、大椎穴处挤按使穴位局部充血，再以三棱针按三角形点刺 3 针，并各拔大号玻璃火罐 1 只，留置 20 分钟，以眼见到火罐内穴位处血出成流为佳，同时患者述喘促减轻，起罐时膻中、大椎穴火罐中各积有黑紫色、黏稠的瘀血 15 ～ 20 mL，起罐后，患者咳吐出黄痰，自述胸中喘憋感减轻，哮喘得到控制，当夜安静入睡。[2]

① 王烨林，孙建华 . 刺络拔罐联合穴位贴敷治疗支气管哮喘 44 例临床研究 [J]. 江苏中医药，2018，50（9）：55–57.

② 鞠颖 . 针罐并用治疗急症举隅 [J]. 中医杂志，2004，45（5）：343.

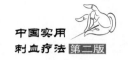
四、肺源性心脏病

【概说】

肺源性心脏病简称肺心病，是指由支气管－肺组织、胸廓或肺血管病变致肺血管阻力增加，产生肺动脉高压，继而引发右心室结构和（或）功能改变的疾病。根据起病急缓和病程长短，可分为急性和慢性肺心病两类。本病属于中医"喘证""痰饮""肺胀"的范畴。

【临床表现】

肺、心功能代偿期可见咳嗽、咳痰、气促，活动后可有心悸、呼吸困难、乏力和劳动耐力下降，少有胸痛或咯血。肺、心功能失代偿期可见呼吸困难加重，夜间尤甚，常有失眠、头痛、食欲下降、白天嗜睡、表情淡漠、神志恍惚、谵妄等肺性脑病的表现。右心衰竭表现有明显气促、心悸、腹胀、恶心等。

【刺血治疗】

1. 三棱针放血加拔罐法

取穴部位：中府。

操作方法：局部常规消毒，以三棱针或泻血笔点刺出血，闪火法拔罐，吸出血 5 ～ 10 mL。

2. 静脉放血法

取穴部位：①头静脉；②肘正中静脉。

操作方法：局部常规消毒，用 16 号针穿刺静脉放血，放血 200 mL 左右。

【文献摘录】

1. 中府放血疗法治疗慢性肺源性心脏病肺动脉高压临床疗效观察。方法：将 60 例患者随机分为 2 组，各 30 例。对照组采用西药常规处理抗感染、化痰平喘，必要时可给予扩血管药物、利尿剂等治疗。治疗组在常规治疗的基础上，在患者的双侧中府穴常规消毒后，用 4 孔泻血笔让血顺势流出，拔火罐，留罐时间一般为 5 ～ 8 分钟，出血量在 5 ～ 10 mL 之间，隔日 1 次。两组用药均以 14 天为 1 疗程。结果：2 组治疗后肺动脉压、血液流变学各项指标均较治疗前明显改善，但是治疗组优于对照组（P 均＜ 0.05）。[①]

2. 静脉放血联合低分子肝素治疗高原地区慢性肺源性心脏病高黏血症患者疗效观察。方法：将 84 例患者随机分为对照组 40 例、观察组 44 例。两组患者均进行抗感染、平喘、吸氧、纠正心衰等常规治疗。对照组采用静脉放血，放血时患者取平卧位，

① 王钰，索真真，王清泉 . 中府放血疗法治疗慢性肺源性心脏病肺动脉高压临床疗效观察 [J]. 浙江中医药大学学报，2014，38（2）：208–209.

选择肘正中静脉、头静脉等进行穿刺放血，每次放血200 mL，隔2天放血1次，放血3次为1个疗程；放血结束后按压穿刺点15分钟，用防水敷料固定好穿刺点。使用低分子肝素钙注射液，每次皮下注射4100 IU，每天2次至放血治疗1个疗程结束为止。结果：治疗后观察组呼吸次数、血红蛋白含量、红细胞压积及PaO_2改善明显优于对照组（$P < 0.01$）。[①]

五、高血压

【概说】

高血压是以体循环动脉压增高为主要表现的临床综合征。目前国际上统一标准，收缩压≥140 mmHg和（或）舒张压≥90 mmHg即可诊断为高血压。原发性高血压是心脑血管疾病最重要的危险因素，常与其他心血管危险因素共存。本病属于中医"眩晕""头痛"的范畴。

【临床表现】

高血压早期起病隐匿，症状并不明显。部分患者可见头痛、头晕、头胀、头重、失眠、记忆力减退、注意力不集中、烦闷、乏力、心悸等。随病程延长、血压持续升高，后期多见心、脑、肾等靶器官损害，如高血压性心脏病、高血压脑病、肾功能减退或尿毒症等。其中中风、主动脉夹层为我国最主要的高血压并发症。

【刺血治疗】

1. 三棱针刺血法

取穴部位：①耳尖；②委中、太阳、大椎；③十宣、降压沟。

操作方法：任选一组穴位，局部常规消毒，以三棱针点刺每穴出血5～6滴，体质壮实而头昏头痛严重者可出血10滴。

2. 梅花针刺血加拔罐法

取穴部位：肝俞、筋缩。

操作方法：局部常规消毒，用梅花针中强度叩击出血，然后拔罐5～10分钟，吸拔出2～3 mL血液。

3. 壮医放血法

取穴部位：头顶区域，即相当于百会穴至神庭穴、双侧承灵穴至双侧头临泣穴组成的区域内寻找压痛、压硬、压高点及软性结节点。

操作方法：局部常规消毒，用一次性注射针头快速点刺，使其自然出血，直至瘀血出尽。

---

① 马宝义.静脉放血联合低分子肝素治疗高原地区慢性肺源性心脏病高黏血症患者疗效观察 [J]. 中国现代医生，2018，56（14）：79-81.

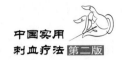
【文献摘录】

1. 耳尖放血治疗原发性高血压 60 例。方法：将 120 例患者随机分为两组，各 60 例。对照组采用硝苯地平片治疗，必要时加用氢氯噻嗪片。观察组在对照组治疗的基础上采用耳尖放血治疗：先用手指按摩耳郭使其充血，常规消毒，用一次性采血针快速刺入耳尖 1～2 mm，随即挤压出血 6～8 滴为度，术后以酒精棉球拭净。每次一侧耳，隔日 1 次，共 15 次，30 天为 1 个疗程。疗效：刺血观察组总有效率为 95%，对照组服用西药总有效率为 78.3%，观察组血压达标率高于对照组（$P < 0.05$）。①

2. 回医刺血法治疗高血压头痛的临床观察。方法：将 51 例患者随机分为观察组 26 例，对照组 25 例。对照组给予常规药物治疗。观察组加用回医刺血治疗，常规消毒后，用一次性采血针头分别在眉心及大椎刺血。眉心约放血 8 滴，每天 1 次，10 次为 1 个疗程；大椎穴刺血后拔罐，隔日 1 次，治疗 5 次，可视病情改为 3～5 天治疗 1 次。14 天为 1 个疗程，连续治疗 2 个疗程。结果：治疗后，两组视觉模拟评分法（VAS）评分较治疗前降低，观察组 VAS 评分明显低于对照组（$P < 0.05$）；观察组总有效率高于对照组（$P < 0.05$）。②

【典型案例】

患者，女，62 岁，患高血压 25 年，血压最高时达 210/120 mmHg，平时服长效硝苯地平、球甲丙脯酸等药物，血压可降至 140～160/90～100 mmHg。近 10 天来，血压波动在 160～180/95～110 mmHg，多次发生一过性手臂麻木，伴眩晕耳鸣、头痛头重、胸闷纳呆、全身乏力，舌质淡红、边有齿印瘀斑、舌苔白腻，脉弦滑。查体：肥胖体型，血压 182/110 mmHg，左心室向左下扩大，主动脉第二音亢进。中医诊断：眩晕（痰浊壅盛型）。西医诊断：原发性高血压 2 级。治疗：取耳后降压沟、丰隆、足三里、肾俞、太溪、太冲、百会、风池等穴位，用三棱针点刺放血，血压即下降至 145/95 mmHg，每天 1 次，7 天为 1 个疗程，经治 2 个疗程后，血压稳定在 140/90 mmHg 以下，眩晕、头痛等症消失。随访 3 个月，血压仍稳定在正常范围，一般情况良好。③

六、冠心病

【概说】

冠状动脉粥样硬化性心脏病，简称冠心病，是指因冠状动脉粥样硬化使血管腔狭窄、闭塞和（或）冠状动脉痉挛导致心肌缺血、缺氧或坏死引起的心脏病。冠心病最常见为心绞痛与心肌梗死。心绞痛是由冠状动脉供血不足，心肌急剧、暂时性缺血与缺氧

① 邓志英. 耳尖放血治疗原发性高血压 60 例 [J]. 河南中医，2016，36（5）：805-806.
② 潘瑞萍，王玮. 回医刺血法治疗高血压头痛的临床观察 [J]. 中国民间疗法，2020，28（1）：41-42.
③ 杨选颇，郑华. 点刺降压沟为主治疗高血压病 69 例 [J]. 江西中医药，2003，34（241）：37.

所致，包括稳定型心绞痛和不稳定型心绞痛。本病属于中医"胸痹""卒心痛""厥心痛""真心痛"的范畴。

【临床表现】

心绞痛常由于劳累、情绪激动、饱食、受寒、急性循环衰竭等诱因引起。疼痛常位于胸骨后，可波及心前区，手掌大小，甚至贯穿左前胸，常放射至左肩、左臂内侧及无名指和小指，或至颈、咽、下颌部。疼痛呈阵发性胸痛，常为压榨性、闷胀性和窒息性，也有烧灼感，偶伴有濒死感，常有疲乏、冷汗、恶心甚至呕吐等症状。疼痛出现后常逐渐加重，在 3～5 分钟内逐渐消失，很少超过 30 分钟。可数天或数周发作 1 次，也可 1 日内发作多次。

【刺血治疗】

1. 三棱针加拔罐法

取穴部位：①虚里、太冲、涌泉；②丰隆、足三里、三阴交；③虚里、内关。

操作方法：任选 1 组穴位，局部常规消毒，以三棱针点刺，再行拔罐，出血量 3～5 mL。

2. 梅花针刺血加拔罐法

取穴部位：大椎、膻中、心俞。

操作方法：局部常规消毒，用梅花针叩刺 3～5 下，真空罐抽气减压，拔出 3～10 mL 血液起罐。

【文献摘录】

隔药艾灸加刺血虚里穴治疗冠心病心绞痛的临床疗效。方法：120 例患者随机分为对照组及治疗组，各 60 例。两组患者均进行冠心病心绞痛常规基础治疗，包括口服单硝酸异山梨酯片、阿司匹林肠溶片、阿托伐他汀钙片；统一发给硝酸甘油片以备在心绞痛发作时含服。治疗组在此基础上隔药艾灸虚里穴，将桂枝 10 g，黄芪 10 g，制附子 15 g，细辛 3 g，薤白 10 g 共同研末，取 3 g 敷于虚里穴，上置刺有小孔的生姜片，再将适量艾绒置于生姜片上，点燃灸 2 小时，隔日 1 次，7 次为 1 个疗程。隔日采用刺血疗法，高血压者加太冲、涌泉；高脂血症者加丰隆、足三里、三阴交；心律失常者加内关。局部常规消毒，用三棱针在中间刺 1 针，在四周刺 4 针，用闪罐留罐 10 分钟拔去瘀血，其他穴位用毫针刺法，平补平泻，隔天 1 次，7 次为 1 个疗程。两组均治疗 2 个疗程。结果：治疗组有效率为 90.00%，对照组治疗有效率为 51.67%，两组疗效差异有统计学意义（$P < 0.05$）；两组心电图疗效，治疗组有效率为 85.00%，对照组有效率为 56.67%，两组疗效差异有统计学意义（$P < 0.05$）。[1]

---

[1]　王晶，陈宁苏．隔药艾灸加刺血虚里穴治疗冠心病心绞痛的临床疗效 [J]．中西医结合心脑血管病杂志，2015，13（5）：669-670．

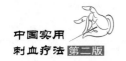

七、艾森曼格综合征

【概说】

艾森曼格综合征是一组先天性心脏病发展的后果。如先天室间隔缺损、动脉导管未闭等先天性心脏病，原来的左向右分流，由于进行性肺动脉高压发展至器质性肺动脉阻塞性病变，出现右向左分流，皮肤黏膜从无青紫发展至有青紫时，即称为艾森曼格综合征。本病属于中医"胸痹""厥证""喘证"的范畴。

【临床表现】

艾森曼格综合征以进行性的肺小动脉阻力增高为特征，伴有肺血管扩张试验阴性的低氧血症，可以引起连接肺动脉之心室的功能衰竭并最终导致患者死亡。在临床上，此时患者表现为呼吸困难、发绀、活动耐量下降、水肿、眩晕、晕厥、咯血、心律失常并可合并脑血管事件的发生，最终导致患者的生活质量下降，生存时间减少。

【刺血治疗】

静脉放血法

取穴部位：肘正中静脉。

操作方法：局部常规消毒，将肝素加入空输液瓶，将一次性输液器倒转，接10号针头穿刺，在空输液瓶内插入头皮针，用注射器回抽使输液瓶内产生负压，将血液吸入空输液瓶内，放血速度在30 mL/分钟左右，放血根据血压情况控制在250～500 mL。

【文献摘录】

静脉放血治疗艾森曼格综合征的疗效观察与护理。方法：对3例先天性心脏病患者在常规治疗的基础上，采用静脉放血疗法。采用负压吸引的原理，取一侧肘正中静脉为穿刺点，常规消毒，将肝素加入空输液瓶，将一次性输液器倒转，接10号针头穿刺，在空输液瓶内插入头皮针，用注射器回抽使输液瓶内产生负压，将血液吸入空输液瓶内，放血速度控制在30 mL/分钟左右，放血主要根据患者收缩压、脉压指数等指标而定。若患者收缩压在90～100 mmHg，脉压在30～35 mmHg，放血一般在250～350 mL；如收缩压大于100 mmHg，脉压大于35 mmHg，放血在350～500 mL。放血结束后静脉输注生理盐水500 mL稀释血液，同时观察患者血压和尿量的变化。结果：3例患者中，通过采用放血疗法，患者症状、体征减轻，并发症减少，生活质量提高。[①]

八、胃炎

【概说】

胃炎是胃黏膜对胃内各种刺激因素的炎症反应，显微镜下表现为组织学炎症。胃炎

① 陈影霞，谭健锹. 静脉放血治疗艾森曼格综合征的疗效观察与护理 [J]. 广东医学，2010，31：363-364.

大致包括常见的急性胃炎与慢性胃炎和少见的特殊性胃炎。但有些胃炎仅伴很轻甚至不伴有炎症细胞浸润，而以上皮和微血管的异常改变为主，称之为胃病。本病属于中医"胃痛""胃脘痛"的范畴。

【临床表现】

急性胃炎常有上腹痛、胀满、恶心、呕吐和食欲不振等表现；重症可表现为呕血、黑便、脱水、酸中毒或休克。慢性胃炎大多数无明显症状，可表现为中上腹不适、饱胀、钝痛、烧灼痛等，也可有食欲缺乏、嗳气、泛酸、恶心等消化不良症状。NSAIDs所致者多数症状不明显，或仅有轻微上腹不适或隐痛。危重症应激者症状被原发疾病所掩盖，可致上消化道出血，患者可以突然呕血和（或）黑便为首发症状。

【刺血治疗】

1. 三棱针刺血法

取穴部位：①三阴交、丰隆；②肘内浅静脉；③肛门处灰色静脉窦；④曲泽。

操作方法：任选一组穴位，局部常规消毒，以三棱针点刺，每穴出血 5 ～ 6 滴。

2. 三棱针刺血加拔罐法

取穴部位：①胸肋部瘀络处；②肺俞、膈俞、胃俞、肝俞、脾俞。

操作方法：任选一组穴位，局部常规消毒，用三棱针点刺每穴 3 ～ 5 下，再行拔罐，留罐 10 分钟。

【文献摘录】

1. 曲泽放血治疗急性单纯性胃炎。方法：共 100 患者，取穴曲泽。嘱患者精神放松、平卧，一侧掌心向上、握紧拳头，医者用止血带扎紧此侧上臂，使肘内浅静脉充血暴露。常规消毒后，医者左手拇指按压静脉下端，右手持消毒后的三棱针或粗毫针向肘内静脉暴露的最高点速刺速出，深度以 1.5 ～ 3 mm 为准。待出血 3 ～ 5 滴后，用消毒干棉球按压止血并屈肘。结果：痊愈 86 例，好转 14 例，有效率为 100%。[①]

2. 刺络疗法治疗实证胃脘痛患者的疗效观察。方法：将 116 例胃脘痛（慢性胃炎）患者随机分为刺络组 64 例，西药组 52 例。刺络组选肺俞、肠俞、胃俞、肝俞、脾俞、阿是穴。局部常规消毒后，用无菌三棱针快速点刺，每穴点刺 3 针，深 3 ～ 5 mm，点刺后用闪火法速将 4 号玻璃消毒罐拔上，留罐 10 分钟，在局部吸拔出较多瘀血后起罐，以无菌纱布按压针孔并清洁局部皮肤。每次辨证选用 3 组穴位，隔日 1 次，每周治疗 3 次，连续 4 周。西药组用多潘立酮、奥美拉唑口服，连服 4 周。结果：刺络组有效率为 89.06%，西药组有效率为 71.15%（P < 0.05）。[②]

① 刘美英 . 曲泽放血治疗急性单纯性胃炎 [J]. 中国针灸，2003，23（1）：34.

② 李红霞，龙小娜 . 刺络疗法治疗实证胃脘痛患者的疗效观察 [J]. 中外妇儿健康，2011，19（7）：341–342.

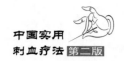
【典型案例】

患者，男，48 岁，自述食生冷饮食后引起上腹部疼痛难忍，恶心、呕吐 1 天，无腹泻。患者面色苍白，四肢厥冷，脉细弱，上腹部压痛（++），肠鸣音亢进，胸腹联透、腹部 B 超未见异常。诊断：急性胃炎。给以肛门放血疗法（消毒后，用注射针头刺破肛门处灰色的静脉窦使其出血，可挑刺 2～3 个，放血 1～2 mL）治疗 10 分钟后上腹部疼痛、恶心症状消失，面色红润，四肢转温。禁食 1 天，病告痊愈。[①]

九、胆汁反流性胃炎

【概说】

胆汁反流性胃炎亦称碱性反流性胃炎，是指由于幽门括约肌功能失调或胃幽门手术等原因造成含有胆汁、胰液等的十二指肠内容物流入胃，使胃黏膜产生炎症、糜烂和出血，减弱胃黏膜的屏障功能，引起 H^+ 弥散增加，而导致胃黏膜慢性病变。本病属于中医"胃脘痛""反酸""呕吐"的范畴。

【临床表现】

主要表现为腹痛、腹胀、恶心呕吐和食欲不振等消化不良症状，严重者可导致出血而表现为呕血、黑便等。腹痛以中上腹疼痛为主，胃部有烧灼感，无规律性，有食管反流者食管也会有烧灼感，以及吞咽不适、吞咽时哽咽感等。不适感常在餐后加重，服用碱性药物后症状不轻反而加重。呕吐物中有黄绿色胆汁是胆汁反流性胃炎的特异性特征，一般发生在夜间或半夜，呕吐物可含少量食物和血液。

【刺血治疗】

1. 三棱针刺血法

取穴部位：①耳尖、耳背；②四缝。

操作方法：任选一组穴位，局部常规消毒，以三棱针点刺 3～5 下，出血 5～8 滴。

2. 皮肤针刺血加拔罐法

取穴部位：①胃俞、膈俞；②肝俞、胆俞。

操作方法：任选一组穴，局部常规消毒，以梅花针或皮肤针叩刺后加拔火罐，出血 5～10 mL，体质强壮者可达 10～20 mL。

【典型案例】

患者，男，46 岁，因"反酸、烧心（胃灼热）反复 2 年，再发加重 1 个月"就诊。患者剑突下及胸骨后烧灼感，饥饿及情绪不佳时明显，时伴胃脘部胀满，气逆反酸，口苦口干，心烦

① 刘志伟.肛门放血疗法治疗急性胃炎 52 例 [J].中医外治杂志，2010，19（5）：17.

易怒，纳可，寐差，二便调。2 年来患者在多家医院行电子胃镜检查，提示胆汁反流性胃炎。在此期间予抑酸护胃、促胃动力等西医治疗，症状好转，但停药后复发。之后来我院就诊。查体：腹平软，剑突下压痛，无反跳痛，肠鸣音正常，舌红苔黄，脉弦。中医诊断：吐酸（肝胃郁热型）；西医诊断：胆汁反流性胃炎。给予放血疗法，取穴为四缝穴、耳尖（双）、耳背（双）、肝俞（双）、胆俞（双）、少商（双）；联合药物罐循膀胱经拔罐，并在肝俞、胆俞行刺络拔罐操作，隔日 1 次，10 天为 1 个疗程。治疗第 2 天，患者在没有服用抑酸护胃药的情况下反酸、胃灼热感明显减轻；在整个治疗期间，病情得到明显改善，无明显反酸、胃灼热，情绪也随之改善。①

十、消化性溃疡

【概说】

消化性溃疡是指胃肠道黏膜发生的炎性缺损，其中胃溃疡与十二指肠溃疡最为常见。十二指肠溃疡人群多于胃溃疡，比例为 3∶1，男性多于女性。十二指肠溃疡常见于青壮年，而胃溃疡多以中老年居多。另外，消化性溃疡具有季节性，常于秋冬和冬春季节交替发作。本病属于中医"胃痛""胃脘痛"的范畴。

【临床表现】

本病临床表现不一，以上腹疼痛为主要症状，可表现为钝痛、灼痛、胀痛或饥饿痛，伴有反酸、嗳气、胃灼热、腹胀、食欲不振等消化不良症状，疼痛部位多位于中上腹。节律性疼痛是消化性溃疡的主要特征，十二指肠溃疡节律多明显，发生于餐前 30 分钟至 1 小时，进食或服用抑酸性药物可缓解；胃溃疡疼痛节律不如十二指肠溃疡明显，多发生于餐后 30 分钟至 1 小时，至下一餐前消失。少部分患者可无任何症状，以出血、穿孔等并发症为首发症状。

【刺血治疗】

1. 三棱针刺血法

取穴部位：①主穴为曲泽，配穴为阳交、足三里；②胃俞、脾俞。

操作方法：任选一组穴位，常规消毒后，用三棱针挑拨皮肤，每个穴位放血 2 mL。

2. 三棱针刺血加拔罐法

取穴部位：①肝俞、胆俞、脾俞；②肾俞、胃俞、膈俞。

操作方法：在患者背部沿膀胱经走行方向上下走罐，双侧分别滑动 5 ～ 7 次后起罐；常规消毒取穴部位，用三棱针挑拨、点刺后拔罐，每个穴位放血 3 ～ 5 mL。

---

① 林惠，钟金灵，彭卓嵩. 药物罐联合放血疗法在肝郁型胃食管反流疾病治疗中的应用 [J]. 西部中医药，2022，35（2）：105-107.

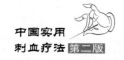

【文献摘录】

刺络放血治疗急性消化性溃疡出血疗效观察。方法：将 60 例患者随机分为两组，各 30 例。对照组进行西药常规治疗。治疗组进行刺血加拔罐治疗：取胃俞、脾俞穴，用 75% 酒精消毒后，用针头点刺穴位或穴位上的瘀络，每个穴位放血约 2 mL，待血液流出后，迅速将备好的火罐扣在刺血部位，留罐 5～10 分钟，待血液流出后即可出罐。每日 1 次，共治疗 3 天。结果：治疗组大便潜血转阴时间、住院时间及费用均优于对照组（$P < 0.05$）。[①]

十一、急性胃肠炎

【概说】

急性胃肠炎是胃肠黏膜的急性炎症，主要临床表现为恶心、呕吐、腹痛、腹泻、发热等。本病常见于夏秋季，其发生多由于饮食不当、暴饮暴食或食入生冷腐馊、秽浊不洁的食品引起。本病属于中医"泄泻""霍乱"的范畴。

【临床表现】

急性胃肠炎引起的轻型腹泻，一般状况良好，每天大便在 10 次以下，为黄色或黄绿色，带少量黏液或白色皂块，粪质不多，有时大便呈"蛋花汤样"。急性胃肠炎也可以引起较重的腹泻，每天大便数次至数十次。大量水样便，少量黏液，恶心呕吐，食欲低下，有时呕吐出咖啡样物。如出现低血钾，可有腹胀，有全身中毒症状；如不规则低热或高热，可出现烦躁不安进而精神不振、意识朦胧，甚至昏迷。

【刺血治疗】

三棱针刺血法

取穴部位：曲泽、委中、金津、玉液。

操作方法：局部常规消毒，以三棱针快速点刺，出血 3～5 滴。

【文献摘录】

放血疗法治疗急性胃肠炎 60 例临床观察。方法：将 120 例患者随机分为观察组和对照组，各 60 例。两组患者均在支持疗法的基础上分别进行以下治疗。观察组取穴曲泽（双）、委中（双）、金津、玉液。其中病起先发呕吐者，曲泽放血；病起先发腹泻者，委中放血；泻下不吐而恶心口干者，金津、玉液放血。其中曲泽、委中持针点刺穴位，令血充分流出，以血色由暗紫转为鲜红或淡红为度；金津、玉液刺血时充分暴露出舌系带两侧的静脉，持三棱针稳、准、快点刺，令患者吐出紫血，以净为度。1 次 / 天，共 7 天。对照组口服胃肠安，治疗 7 天。结果：观察组有效率为 86.67%，对照组为

① 赵小青，赵喜颖，张北平，等 . 刺络放血治疗急性消化性溃疡出血疗效观察 [J]. 中国中医急症，2012，21（11）：1845–1846.

78.34%，两组疗效有显著性差异。[①]

十二、胆汁淤积型肝炎

【概说】

胆汁淤积型肝炎又称淤胆型肝炎或胆小管型肝炎，是各种原因引起的胆汁形成、分泌和（或）胆汁排泄异常而导致的肝脏病变。占黄疸型肝炎的 2% ～ 8%，急性淤胆型肝炎虽较重，病程较长，但一般预后较好。胆汁淤积持续超过 6 个月称为慢性胆汁淤积，慢性淤胆型肝炎较易转为重型肝炎及胆汁淤积性肝硬化，预后差，严重威胁着患者的生存质量。本病属于中医学"黄疸"的范畴。

【临床表现】

临床可表现为瘙痒、乏力、尿色加深和黄疸等，早期常无症状或仅表现为血清碱性磷酸酶和 γ-谷氨酰转肽酶水平升高，病情进展后可出现高胆红素血症，严重者可导致肝衰竭甚至死亡。胆汁淤积性肝病按发生部位可分为肝内胆汁淤积和肝外胆汁淤积。

【刺血治疗】

三棱针刺血法

取穴部位：中封、胆俞、肝俞、太冲。

操作方法：任取 2 个穴位，局部常规消毒，以三棱针点刺，每穴出血 3 ～ 5 mL。

【文献摘录】

刺血疗法配合凉血化瘀汤治疗重症淤胆型肝炎 46 例。方法：取中封、胆俞、肝俞、太冲等穴。每次取 2 穴，用三棱针点刺出血，每日 1 次，10 次为 1 个疗程，疗程间隔 7 ～ 10 日。口服凉血化瘀汤，随黄疸指数高低及症状轻重适当增减各药的用量，每日 1 剂，水煎分 2 次服。全部病例均不用其他退黄利胆药物，可同时根据病情进行对症处理及支持治疗。治疗 4 周为 1 个疗程，2 个疗程后判定疗效。结果：治愈 39 例，5 例好转，2 例无效，总有效率为 95.65%。[②]

十三、乳糜尿

【概说】

乳糜尿是因乳糜液逆流进入尿中所致，外观呈不同程度的乳白色，做尿乳糜试验可呈阳性。如含有较多的血液则称为乳糜血尿。本病属于中医"淋证""膏淋""尿浊"的范畴。

---

① 殷富强，吉学群.放血疗法治疗急性胃肠炎 60 例临床观察 [J].天津中医药，2006，23（5）：43.

② 李存敬，杨文辉，李春节.刺血疗法配合凉血化瘀汤治疗重症淤胆型肝炎 46 例 [J].中国民间疗法，2003，11（5）：14-15.

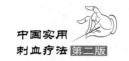

【临床表现】

乳糜尿的特征是小便混浊如乳汁，或似泔水、豆浆。轻度表现为间歇性乳糜尿，无乳糜凝块形成，无体重减轻，逆行肾盂造影显示累及单个肾盏；中度表现为间歇性或持续性乳糜尿，偶有乳糜凝块，无体重减轻，逆行肾盂造影显示累及两个肾盏；重度表现为持续性乳糜尿，有乳糜凝块，体重减轻，逆行肾盂造影显示累及多数肾盏。如果乳糜尿不能缓解或得到有效治疗，可能会导致反复肾绞痛、蛋白质丢失引起的营养问题，以及淋巴细胞尿引起的免疫抑制等。

【刺血治疗】

三棱针刺血加拔罐法

取穴部位：阴陵泉、关元俞、肾俞。

操作方法：局部常规消毒，以三棱针点刺，血流尽后拔罐，留罐 10～15 分钟。

【文献摘录】

刺血治疗乳糜尿 80 例。方法：取阴陵泉、关元俞、肾俞，常规消毒，在阴陵泉、关元俞、肾俞附近寻找怒张的血络，用消毒过的三棱针快速刺破血管，待血流停止时拔火罐。视出血量的多少而定取罐时间，一般 10～15 分钟，取罐后消毒针眼，用新洁尔灭棉球擦洗血迹。结果：痊愈 66 例，好转 11 例，无效 3 例，总有效率为 96.3%。[①]

【典型案例】

患者，女，34 岁。初诊：小溲白浊伴腰部酸楚 4 个月余。患者素有丝虫病史，曾服乙胺嗪治疗，4 个月前因拉土负重用力过猛，出现米泔样尿，全身酸软无力、消瘦、纳食不香，已不能劳动，先后在乡、区医院，以及市三级医院进行中西药物治疗，症状未能缓解。检查：面容消瘦，小便乳糜测定（+），尿蛋白（++）。舌苔薄黄、脉沉细。诊断：乳糜尿。刺血：取阴陵泉、腰俞，两穴出血量 30～50 mL。二诊：经刺血 1 次，病情显著减轻。腰酸已解除，小便白浊时隐时现。10 余天未再出现乳白尿，胃纳欠佳、中满，有时头痛。刺血太阳、曲泽。1988 年 8 月、1989 年 4 月 2 次追访：患者刺血后，未再出现乳白尿，面色红润，体质增强，参加农业劳动，干活有力，病已痊愈。[②]

十四、真性红细胞增多症

【概说】

真性红细胞增多症，是一种以获得性克隆性红细胞异常增多为主的慢性骨髓增殖性疾病。其外周血细胞比容增加，血液黏稠度增加，常伴有白细胞和血小板增高、脾大，病程中可出现血栓和出血等并发症。本病属于中医"癥瘕""瘀证"的范畴。

———————————

① 郑策. 刺血治疗乳糜尿 80 例 [J]. 陕西中医，1994，15（10）：466.

② 郑策. 刺血治疗乳糜尿 80 例 [J]. 陕西中医，1994，15（10）：466.

【临床表现】

起病缓慢，病变若干年后才出现症状或偶然查血时发现。血液黏稠度增高可致血流缓慢和组织缺氧。可出现头痛、眩晕，伴有耳鸣、肢端麻木与刺痛、多汗、乏力等；皮肤和黏膜红紫；部分患者出现消化性溃疡如呕血、黑便等；40%～50% 的患者有肝大、70%～90% 的患者有脾大，是本病重要的体征，可引起腹胀、食欲缺乏、便秘；本病可导致高尿酸血症，少数患者出现继发性痛风、肾结石、肾功能损害等。

【刺血治疗】

1. 静脉采血法

取穴部位：肘正中静脉。

操作方法：局部常规消毒，采用一次性采血袋静脉采血，采集患者肘正中静脉血液 300～400 mL。

2. 藏医放血法

取穴部位：①赛顿；②吾顿；③如同。

操作方法：选取任意一组，用扁形细绳捆扎放血部位，局部常规消毒，将病血放出，病血为颜色黄、浓度较稀的血液，当血液呈鲜红较稠的状态时为正血，则可停止放血。放血控制在 80～100 mL。

【文献摘录】

放血疗法联合羟基脲或干扰素治疗真性红细胞增多症的疗效及对血清红细胞生成素（EPO）和血象指标的影响。方法：将 80 例患者分为 3 组，即 23 例接受放血疗法的患者设为 A 组，30 例接受放血疗法＋羟基脲的患者设为 B 组，27 例接受放血疗法＋干扰素的患者设为 C 组。A 组患者用一次性采血袋静脉采集患者肘正中静脉血液，每次采血 300～400 mL，每周 1～2 次，合并基础慢性病的老年人放血 250 mL，放血间隔时间适当增加。或者使用血细胞分离机，肘正中静脉穿刺，启动红细胞单采程序，进行去除红细胞单采，一次性去除 800～1000 mL 红细胞，每周 1 次，放血患者治疗 4 周以上。B 组患者放血疗法同 A 组，加羟基脲片口服治疗 3 个月。C 组患者放血疗法同 A 组，加重组人干扰素 α2b 肌内注射，治疗 3 个月。结果：A 组、B 组、C 组完全缓解率分别为 52.17%、80.00%、81.48%，治疗总有效率分别为 69.57%、93.33%、92.59%（$P < 0.05$）。[①]

十五、过敏性紫癜肾炎

【概说】

过敏性紫癜肾炎是由于免疫复合物沉积在肾脏血管壁上导致小血管炎症、坏死导致

① 谭怡，饶治嫦，阳梅，等. 放血疗法联合羟基脲或干扰素治疗真性红细胞增多症的疗效及对血清 EPO 和血象指标的影响 [J]. 西部医学，2021，33（10）：1468–1472，1477.

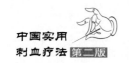
的，多和患者感染或过敏有关。该病常发生于儿童，也见于成人。本病属于中医"尿血""水肿""紫斑"的范畴。

【临床表现】

患者前驱感染 1 ～ 3 周之后，会出现皮疹，也是最早最主要的临床表现，略高于皮面的出血性斑点，压之不褪色，多于四肢对称性分布。常见临床表现为血尿和蛋白尿。约 50% 的患者表现为肾病综合征，即大量蛋白尿、低蛋白血症、高度水肿等，部分患者有肾功能下降，偶见淋巴结肿大、肝脾大及神经系统损伤（如头痛、抽搐和行为异常）等，有些小儿可表现出注意力不集中、爱哭闹等。

【刺血治疗】

三棱针刺血法

取穴部位：曲池、合谷、委中、腰俞、肾俞、血海、尺泽、少商。

操作方法：任选 3 ～ 5 个穴位，局部常规消毒，以三棱针点刺出血，刺入深度 2 ～ 5 mm，每穴放血 5 ～ 7 滴。

【文献摘录】

刺络疗法与西药治疗过敏性紫癜性肾炎疗效对照观察。方法：将 70 例患者随机分为观察组 40 例，对照组 30 例。观察组采用刺络疗法。实证：穴取合谷、曲池、血海、委中、尺泽、少商，用三棱针点刺放血，每次选其中 3 ～ 5 个穴位，每穴放血 0.5 ～ 1 mL；虚证：穴取脾俞、肾俞、足三里、阴陵泉、太溪、三阴交，每次选其中 2 ～ 4 个穴位，用毫针点刺，使之充血或微见血痕，刺后取 20 cm 长艾条悬灸 15 分钟。隔日 1 次，治疗 15 次为 1 个疗程。对照组予泼尼松片口服。两组均同时给予口服马来酸氯苯那敏、维生素 C、双嘧达莫。连续治疗 2 个月，随访 6 个月后评定疗效。结果：观察组总有效率为 92.5%，优于对照组的 80.0%，组间比较差异有统计学意义（$P < 0.05$）；两组治疗后中医证候积分、24 小时尿蛋白定量、尿沉渣红细胞数均显著改善（P 均 < 0.05），且观察组的改善程度优于对照组（P 均 < 0.05）；治疗后观察组中实证组中医证候积分低于虚证组（$P < 0.05$）。[①]

十六、甲状腺相关性眼病

【概说】

甲状腺相关性眼病又称 Graves 眼病或浸润性突眼，是一种常见的器官特异性自身免疫性疾病。25% ～ 50% 的患者伴有不同程度的浸润性突眼，单眼受累的病例占本病的 10% ～ 20%。甲状腺功能亢进症（甲亢）与突眼发生的顺序关系：43% 两者同时发生，

① 杨洪娟，庄克生，卜彤文，等．刺络疗法与西药治疗过敏性紫癜性肾炎疗效对照观察 [J]. 中国针灸，2010，30（6）：449-452.

44% 甲亢先于突眼发生。本病属于中医"瘿病""鹘眼凝睛"的范畴。

【临床表现】

甲状腺相关性眼病常见眼内有异物感、胀痛、畏光、流泪、复视、斜视、视力下降，也有部分患者因眼睑闭合不全、角膜外露而形成角膜溃疡、全眼球炎，甚至失明。查体见眼睑肿胀，结膜充血水肿，眼球活动受限，严重者眼球固定。

【刺血治疗】

三棱针刺血法

取穴部位：耳尖。

操作方法：局部常规消毒，以三棱针或一次性医用注射针头点刺耳尖，出血量在 3 mL 左右。

【文献摘录】

针刺配合刺血疗法治疗甲亢性突眼症的临床观察。方法：将 55 例患者随机分为治疗组 27 例，对照组 28 例。对照组常规使用甲巯咪唑口服，共治疗 5 个月，治疗期间嘱患者保持低碘饮食。治疗组采用针刺配合刺血疗法。针刺取天柱、风池、太阳、四白、清明、瞳子髎、阳白、足三里、三阴交、攒竹、太冲，针刺得气后宜静留针，每日 1 次，留针 30 分钟，10 次为 1 个疗程。另使用一次性医用注射针头于双耳尖交替刺血，每次出血量 3 mL。治疗连续 5 个月以上，治疗期间忌辛辣刺激食物，忌生冷、油腻、海鲜发物，忌饮酒，调畅情志。结果：治疗组有效率为 88.89%，对照组有效率为 67.86%，两组疗效差异有统计学意义（$P < 0.05$）。[①]

十七、亚急性甲状腺炎

【概说】

亚急性甲状腺炎又称为肉芽肿性甲状腺炎、巨细胞性甲状腺炎和 De Quervain 甲状腺炎，是最常见的痛性甲状腺疾病。本病是一种与病毒感染有关的自限性甲状腺炎，绝大多数可以治愈，一般不遗留甲状腺功能减退症，属于中医"瘿瘤""石瘿""气瘿"的范畴。

【临床表现】

患者起病前 1 ～ 3 周常有病毒性咽炎、腮腺炎、麻疹或其他病毒感染的症状。甲状腺区发生明显疼痛，可放射至耳部，吞咽时疼痛加重，可有全身不适、食欲减退、肌肉疼痛、发热、心动过速、多汗等症状。体格检查发现甲状腺轻至中度肿大，有时单侧肿大明显，甲状腺质地较硬，显著触痛，少数患者有颈部淋巴结肿大。

---

① 　唐娓 . 针刺配合刺血疗法治疗甲亢性突眼症的临床观察 [J]. 按摩与康复医学，2018，9（8）：36-37.

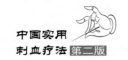

【刺血治疗】

三棱针刺血法

取穴部位：少商。

操作方法：局部常规消毒，以三棱针或一次性末梢采血器点刺出血，出血 5 ～ 7 滴。

【文献摘录】

放血疗法联合银翘散治疗亚急性甲状腺炎疗效观察。方法：将 63 例患者随机分为观察组 32 例，对照组 31 例。对照组口服吲哚美辛；如有明显的甲状腺毒症，口服普萘洛尔，每日 3 次；如有甲状腺功能减退，口服左旋甲状腺片，每日 1 次，短期替代治疗；如病情较重，可加用泼尼松，每日 2 次，连用 1 ～ 2 周，以后逐步递减。观察组服用银翘散加减；如有发热加天花粉、柴胡；如有甲状腺结节疼痛加穿山甲、川楝子等；如有甲状腺功能减退加茯苓、黄芪等。同时常规消毒双侧少商穴，持一次性末梢采血器快速刺入穴位，挤出 1 ～ 2 滴血液，一般不超过 3 滴，用棉球按压止血，每天 1 次。两组均以 2 周为 1 疗程，治疗 1 疗程进行疗效判定。结果：观察组总有效率为 90.6%，对照组总有效率为 67.7%，2 组比较差异有显著性意义（$P < 0.05$）。[①]

十八、血脂异常

【概说】

血脂异常通常指血清中胆固醇、甘油三酯、低密度脂蛋白胆固醇水平升高，高密度脂蛋白胆固醇水平降低。由于血浆中脂质以脂蛋白的形式存在，故血脂异常表现为脂蛋白异常。血脂异常可导致冠心病等动脉粥样硬化性心血管疾病，同时增加肿瘤的风险。血脂异常的防治对降低心血管病患病率、提高生活质量具有重要意义。本病属于中医"痰浊""胸痹"的范畴。

【临床表现】

血脂异常的患者可见眼睑周围出现黄色、橘黄色或棕红色，多呈结节、斑块或丘疹形状，质地柔软；也可出现角环膜，位于角膜外缘，呈灰白色或白色，常发生于 40 岁以下。部分血脂异常患者出现动脉粥样硬化，家族性血脂异常可于青春期前发生冠心病甚至心肌梗死。严重的可出现游走性关节炎，更有甚者出现急性胰腺炎。

【刺血治疗】

1.三棱针刺血加拔罐法

取穴部位：①肺俞、心俞、肝俞、肾俞、厥阴俞；②脾俞、心俞、肝俞。

操作方法：任选一组穴位，局部常规消毒，以三棱针点刺每穴出血5～7滴，再进行拔罐，留罐10分钟。

2. 藏医放血法

取穴部位：①囟门脉（从前额发际正中向上量4横指）；②金枪、银枪脉（印堂向左右量1寸，再向上量4横指，发际附近，右为金枪脉，左为银枪脉）；③额脉（额头发际正中向下量1横指）。

操作方法：任取一组穴位，常规消毒后，于选取位置向上4寸进行捆绑绷带，暴露脉管，使用放血刀具划破皮肤、刺破血管，放血50～80 mL。

【文献摘录】

1. 背俞穴刺血疗法治疗痰瘀互结型高脂血症的临床研究。方法：将82例患者随机分为治疗组42例，对照组40例。对照组采用口服辛伐他汀片，治疗6周后统计。治疗组取肺俞、厥阴俞、心俞、肝俞、脾俞、肾腧穴。嘱患者平卧，暴露背部，选取一组背俞穴，局部常规消毒，选用三棱针进行点刺，出血后在针眼上方拔真空罐，放出一定量的血，留罐。再选择一组背俞穴作为辅助穴位，亦拔真空罐。视皮肤耐受程度留罐10～15分钟后起罐。每周1次，6次1疗程。结果：治疗组总有效率为90.48%，对照组服用西药有效率为87.50%，两组治疗后比较有显著性差异（$P < 0.05$）。[①]

2. 藏医放血疗法治疗高脂血症的临床疗效观察。方法：共45例患者，放血前3～5天服用"三果汤"分离正血和病血，放血前薄饮酒、晒太阳、烤火、温暖身体。一般采用较大的静脉血管进行放血，以培根、赤巴病证为主引发头晕、头额部疼痛，饮酒受热后头痛、眼眶深部的刺痛等，选囟门脉（从前额发际正中向上量4横指）放血；以风、血病证为主引发额部刺痛、红眼等症选金枪、银枪脉（印堂向左右量1寸，再向上量4横指，发际附近，右为金枪脉，左为银枪脉）放血；以赤巴病证引发秋、春季头痛、日晒、烤火受热后囟门沉重刺痛等症选额脉（额部发际正中向下量1横指）放血。于头部放血脉点距4寸（3横指）处衬以垫子捆绑绷带，即用捆绑绷带从眉毛绕两耳上端向后囟拉紧打结暴露脉管，捆绑适度，以被捆扎处皮肤发麻感觉即为捆绑松紧适度。捆绑过紧或过松可引起不出血或出血量少、放不出病血。鼓脉后，拇指于脉位揉擦片刻，使皮肤发麻，血管怒张后进刀，根据血象来判定放血，一般情况下，治疗高脂血症头部放血每次为50～80 mL。18～24个月放1次血，同时服2个疗程（3个月）的三味甘露散、秘诀清凉散、四味木香汤、七味血病散等随诊选2～3种。同时服用调理内在代谢的药物，如二十五味珊瑚丸、安置精华散（自制药）、仁青佐当等，随诊选1种。结

① 张淑杰，李淑荣. 背俞穴刺血疗法治疗痰瘀互结型高脂血症的临床研究 [J]. 针灸临床杂志，2012, 28（10）：41-43.

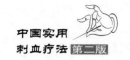

果：45 例中，总有效率达 93.33%。[①]

十九、类风湿关节炎

【概说】

类风湿关节炎是一种以侵蚀性、对称性多关节炎为主要临床表现的慢性、全身性自身免疫性疾病。基本病理改变为关节滑膜的慢性炎症、血管翳形成，并逐渐出现关节软骨和骨破坏，最终导致关节畸形和功能丧失。本病属于中医"痹病""行痹"的范畴。

【临床表现】

类风湿关节炎的临床表现个体差异大，多为慢性起病，常以对称性双手、腕部、足等多关节肿痛为首发症状，伴有低热、倦怠、乏力、肌肉酸痛、消瘦、贫血等全身症状。少数则急性起病，在数天内出现典型的关节症状。受累关节皮肤也可出现褐色色素沉着，部分患者可出现晨僵，持续时间可多达 1 小时以上，病程较长者或晚期患者可出现关节畸形。部分患者可出现关节外症状，如皮下结节、心脏、呼吸系统、肾脏等相关症状。

【刺血治疗】

1. 三棱针刺血

取穴部位：①关节周围阿是穴；②十二井穴。

操作方法：任选一组穴位，局部常规消毒，三棱针点刺放血，出血量 3 ～ 5 mL。

2. 三棱针刺血加拔罐法

取穴部位：①肩髃、尺泽、曲泽；②中渚、阳溪、八邪；③环跳、委中、足三里、阴陵泉。

操作方法：任选一组穴位，局部常规消毒，三棱针点刺放血，再行拔罐，留罐 2 分钟，吸取血量 2 ～ 3 mL。

3. 壮医水蛭吸血法

取穴部位：大椎、内外膝关穴、内外肘关穴、内外腕关穴、无名指第一节背后中点和中指第二节背后中点。

操作方法：局部常规消毒后，先用三棱针刺血，再抓取饲养的饥饿的一次性医用金边蚂蟥后端，头部对准大椎穴，持续作用 45 分钟，水蛭吸血体积涨大 5 ～ 8 倍后，脱落即可。

【文献摘录】

1. 局部刺络放血治疗类风湿关节炎 62 例临床分析。方法：对照组采用吲哚美辛片、

---

① 关却措. 藏医放血疗法治疗高脂血症的临床疗效观察 [J]. 中国民族医药杂志，2016（10）：16-17.

雷公藤总苷片口服。治疗组选取关节局部阿是穴 3～5 个，先用手指拍打数次，使局部充血，再行常规消毒，按压穴位两旁，使皮肤绷紧，以小号三棱针快速点刺穴位，深度视腧穴而定，挤压出血，出血量为 3～5 mL。局部消毒并加敷料包扎固定。4 天 1 次，20 天为 1 个疗程，1 个疗程后休息 5 天继续下 1 个疗程。2 组均以 20 天为 1 个疗程，5 个疗程后统计疗效。结果：治疗组的晨僵时间、RF、ESR、CRP 各项数据均优于对照组（$P < 0.05$）。[①]

2.刺血拔罐联合中药离子导入治疗类风湿性关节炎 60 例。方法：取曲池、外关、合谷、足三里、阴陵泉、三阴交等穴。常规消毒后，用三棱针点刺穴位，选择适宜的消毒玻璃罐，将火罐迅速拔在刺血部位，血净起罐。隔 3 天刺血拔罐 1 次，7 天为 1 个疗程。在刺血拔罐治疗基础上采用中药离子导入，1 次 / 天。7 天为 1 个疗程，共治疗 3 个疗程。结果：60 例患者中，治愈 38 例，好转 18 例，未愈 4 例，总有效率为 93.3%。[②]

【典型案例】

患者，女，23 岁，四肢关节肿痛，屈曲不利，功能受限 1 年多，遇寒痛剧，舌质淡、苔薄白，脉弦。ESR 110 mm/h，RF 阳性，X 线示右手多个指关节改变，符合类风湿关节炎表现。曾在多家医院用过中医、西药及激素，疗效不佳。治疗时选取肩髃、尺泽、曲泽、八邪、足三里、阴陵泉等穴位及局部阿是穴，用三棱针针刺放血，血止拔罐 2 分钟。治疗 4 次后，四肢关节无肿痛，屈伸自如，症状消失，RF 阴性，ESR 15 mm/h，恢复正常。[③]

二十、雷诺病

【概说】

雷诺病又称肢端动脉痉挛症，是一种以血管神经功能紊乱引起的肢端小动脉痉挛性疾病，以阵发性四肢肢端（主要是手指）对称性的间歇发白、发绀和潮红为临床特点，伴有疼痛和感觉异常，并因温暖而恢复正常为特征的血管功能障碍性疾病。本病属于中医"血痹""脉痹"的范畴。

【临床表现】

患者常因受寒或手指接触低温后发作，亦有因情绪激动、精神紧张而诱发者。其发作时的特征是指（趾）部皮肤颜色突然变白，继而变为青紫，然后转为潮红，呈间歇性发作。以手指多见而足趾少见。发作常自小指与无名指尖开始，随着病变进展逐渐扩展

① 孙冬玮.局部刺络放血治疗类风湿关节炎 62 例临床分析 [J].山西医药杂志，2012，41（6）：600–601.
② 付焕香，蔡少峰，陈蕙恬.刺血拔罐联合中药离子导入治疗类风湿性关节炎 60 例 [J].中医药导报，2012，18（10）：70–71.
③ 夏义仁，吴俊.刺血疗法治疗类风湿性关节炎 43 例 [J].实用中医药杂志，2008，24（12）：784.

至整个手指甚至掌部，但拇指较少发病，伴有局部发凉、麻木、刺痛和酸胀不适或其他异常感觉。全身和局部温度时有降低，但桡动脉或足背动脉搏动正常。初发时，发作时间多为数分钟至半小时即自行缓解。皮肤转为潮红时，常伴有烧灼刺痛感，然后转为正常色泽。若在发作时局部加温、揉擦患肢、挥动肢体等，可使发作中止。病情进展时症状加重，发作频繁，每次发作可持续1小时以上，有时需将手足浸入温水中才能中止发作。

【刺血治疗】

三棱针刺血法

取穴部位：①曲泽、八邪、十二井穴；②委中、八风、解溪；③太阳、印堂、耳尖。

操作方法：任选一组穴位，局部常规消毒，以三棱针点刺出血1～3 mL。

【文献摘录】

井穴刺血法治疗雷诺病8例。方法：取患指（或趾）相应井穴，穴位皮肤常规消毒，押手拇指、示指分别切紧患指（或趾）穴位旁两侧，刺手用消毒三棱针（或一次性采血针）快速刺入穴位0.5～1.0 mm深，快速出针，挤出3～5滴血液，出血量以血液颜色变淡为度，然后用消毒棉球按压止血。隔日1次，5次为1个疗程。结果：8例患者经1个疗程治疗后症状减轻5例，占62.5%；2个疗程治疗后全部患者均有不同程度的减轻或消除，总有效率为100%。[①]

【典型案例】

患者，女，34岁，两手皮肤暗紫，遇冷疼痛、麻木近2年。症状时轻时重，遇热缓解，近几天由于天气转冷病情加重。曾在市人民医院诊断为雷诺病，以缓解动脉痉挛的扩张血管药物治疗未见效，遂来我院就诊。追问病史，患者遇冷后四肢肤色苍白、发绀，后逐渐出现麻木、疼痛，手指冰冷，冬季尤甚。西医诊断为雷诺病；中医诊断为脉痹，辨证为寒凝气滞、阳气痹阻。选极泉、臂中、委中、阳池、三阴交、风池、合谷、太冲穴常规针灸治疗，并配合灸法，治疗2次症状未缓解。于是采用井穴刺血法，治疗1次后手部色泽及麻痛感均显著好转，继用上法治疗5次后痊愈。随访半年未复发。[②]

二十一、成人斯蒂尔病

【概说】

成人斯蒂尔病（成人Still病）是一组病因不明的临床综合征，主要以高热、一过性皮疹、关节炎、关节痛、咽痛和白细胞升高为主，常伴有肝脾大、淋巴结肿大。可见于

① 陈夏燕. 井穴刺血法治疗雷诺病8例 [J]. 上海针灸杂志，2012，31（8）：605.

② 陈夏燕. 井穴刺血法治疗雷诺病8例 [J]. 上海针灸杂志，2012，31（8）：605.

任何年龄阶段，女性稍多于男性，年轻患者居多。本病属于中医"痹病""温病""内伤发热"的范畴。

【临床表现】

发热、皮疹、关节痛或关节炎是本病最主要的临床症状和体征。疾病早期 70% 的患者可出现咽痛，发热时加重、退热时缓解。可见咽喉部充血、咽后壁淋巴滤泡增生及扁桃体肿大，但咽拭子培养阴性，抗生素治疗无效。淋巴结肿大、肝脾大、腹痛、胸膜炎、肺炎等也可见于本病。发热往往贯穿整个疾病过程，以持续性弛张热多见，体温最高可达 39 ～ 40 ℃，一天内可有 1 ～ 2 次高峰，无须处理可自行恢复正常。约 85% 的患者可出现橘红色斑疹或斑丘疹，主要分布于四肢近端、颈部及躯干，皮疹随高热出现，热消则退。任何关节均可受累。

【刺血治疗】

三棱针刺血法

取穴部位：大杼、肺俞、心俞、肝俞、胆俞、委中。

操作方法：沿背部膀胱经走罐，皮肤潮红后，局部常规消毒，以三棱针或一次性采血针点刺各穴，放血 3 ～ 5 mL。

【文献摘录】

刺络放血治疗成人斯蒂尔病临床观察。方法：将 164 例患者随机分为对照组、治疗组，各 82 例。两组均使用甲氨蝶呤作为基础用药。对照组加尼美舒利胶囊、醋酸泼尼松片口服。治疗组加膀胱经走罐，皮肤潮红后予大杼、肺俞、心俞、肝俞、胆俞、委中刺络放血，每周 2 次。两组均以 30 天为 1 个疗程。结果：治疗组总有效率为 95.12%，对照组总有效率为 84.15%，两组综合疗效比较（u=2.7571，P=0.0077），差异有显著性意义；治疗后治疗组体温、关节积分、实验室指标等较对照组均有明显改善，毒副作用较对照组明显降低（$P < 0.01$）。[1]

二十二、系统性硬化症

【概说】

系统性硬化症曾称硬皮病、进行性系统硬化，是一种原因不明，临床上以局限性或弥漫性皮肤增厚和纤维化为特征，可影响心、肺和消化道等器官的全身性疾病。本病属于中医"皮痹"的范畴。

【临床表现】

对称性的肢端皮肤硬化为本病最主要的临床表现，皮损多从手（足）指远端开始，

---

[1] 凌雄，吴小红，汤翠玉，等.刺络放血治疗成人斯蒂尔病临床观察 [J].山西中医，2011，27（10）：35–37.

逐渐向近端发展，可蔓延至前臂、胸、腹、背部及颜面部等部位。常见 3 个时期：①肿胀期表现为皮肤紧绷、皮纹消失、皮肤增厚，常有皮温减低。②硬化期可见皮肤变硬，似蜡样光泽，面部皱纹减少，鼻尖像鹰嘴，口唇变薄，张口受限，称"面具脸"。③萎缩期可见皮肤变薄，皮下组织紧贴骨骼，不易用手捏起，也可出现肌肉酸痛、关节肿痛等症状。有 2/3 以上的患者有肺部受累，是本病最主要的死亡原因。此外，患者还可出现胃肠道、心脏、肾脏等多器官系统损害的症状。

【刺血治疗】

三棱针刺血加拔罐法

取穴部位：大椎、大杼、肺俞、心俞、肝俞、脾俞、肾俞。

操作方法：沿背部膀胱经走罐，皮肤潮红后，局部常规消毒，以三棱针点刺每穴，再行拔罐，留罐 10 分钟。

【文献摘录】

刺络放血疗法治疗系统性硬化症临床观察。方法：将 44 例患者随机分为观察组和对照组，各 22 例。对照组：口服沙利度胺、醋酸泼尼松，疼痛明显者，加服塞来昔布胶囊。观察组在对照组口服西药的基础上增加刺络放血。沿膀胱经走罐，然后取大椎、大杼、肺俞、心俞、肝俞、脾俞、肾俞等穴，常规消毒，使用消毒过的三棱针快速点刺破皮肤，然后在点刺的穴位上拔火罐，10 分钟后取下，每周 2 次。两组均以 2 周为 1 个疗程，4 个疗程后评定疗效。结果：观察组痊愈 5 例，显效 12 例，有效 4 例，无效 1 例，总有效率为 95.45%；对照组痊愈 1 例，显效 10 例，有效 5 例，无效 6 例，总有效率为 72.73%；两组综合疗效比较（u=2.2530，P=0.0247），差异有显著性意义；治疗后，观察组较对照组齿距增加（$P < 0.05$）、指距减小（$P < 0.05$），全身皮肤积分、关节压痛指数、红细胞沉降率均下降（$P < 0.01$）。[①]

二十三、痛风

【概说】

痛风是嘌呤代谢紊乱和（或）尿酸排泄障碍所致的一组异质性疾病，其临床特征为血清尿酸升高、反复发作性急性关节炎、痛风石、关节畸形、尿酸性肾结石及肾小球、肾小管、肾间质、血管性肾脏病变等。分为原发性、继发性和特发性 3 类，原发性痛风占大多数。本病属于中医"痹证""历节风"的范畴。

【临床表现】

痛风自然病程分为 3 个阶段：无症状期仅有波动性或持续性高尿酸血症，从血尿酸

---

① 朱峪英，凌雄，吴小红. 刺络放血疗法治疗系统性硬化症临床观察 [J]. 山西中医，2010，26（2）：28–30.

增高至症状出现的时间可达数年，有些患者可终身不出现症状；急性期多在午夜或清晨突然起病，呈爆发性，关节剧痛，数小时内受累关节出现红、肿、热、痛和功能障碍，单侧第1跖趾关节最为常见，2周内可自行缓解。痛风石是痛风的特征性临床表现，典型部位在耳郭，也常见于关节周围及跟腱、滑囊等，外观为大小不一的、隆起的黄白色赘生物，表面菲薄，破溃后排出白色粉状或糊状物；慢性关节炎多见受累关节非对称性不规则肿胀、疼痛，关节内大量沉积的痛风石可造成关节骨质破坏。

【刺血治疗】

1. 三棱针刺血加拔罐法

取穴部位：①局部关节红肿部位；②阳陵泉、太冲、三阴交、阿是穴；③内庭、太冲、阿是穴；④第5胸椎棘突下至第9胸椎棘突下旁开2寸处。

操作方法：任选一组穴位，局部常规消毒，用三棱针点刺出血，出血量2～5 mL，再行拔罐，留罐10～15分钟。

2. 梅花针刺血加拔罐法

取穴部位：关节红肿最明显部位。

操作方法：局部常规消毒，用梅花针中度叩刺出血，选合适气罐置于针刺点，负压见血，10分钟后拔罐。

3. 火针放血法

取穴部位：①局部关节红肿部位；②行间、太冲、内庭、陷谷、阿是穴。

操作方法：任选一组穴位，局部常规消毒，用细火针在酒精灯上烧至通红转白亮，对准部位速刺疾出，深度为0.3～1.0寸，点刺3～4针。轻症放血约10 mL，重症30～50 mL。

4. 藏医放血法

取穴部位：红肿关节部位动脉或龙脉。

操作方法：局部常规消毒，以最痛、最红肿处为中心，用一次性刀片快速刺破选用血脉，放血100～200 mL，放血处由紫变红即可。

【文献摘录】

1. 放血疗法治疗急性痛风性关节炎的效果研究。方法：将20例患者分为对照组10例、观察组10例。对照组患者给予双氯酚酸钠肠溶片、秋水仙碱片等西药治疗。观察组选取患者关节红肿最明显部位，局部皮肤消毒后使用梅花针点刺表皮，见血为宜，用棉花抹去表面血迹，挑选合适气罐置于针刺点，负压至见血即可，10分钟后拔罐。结果：观察组患者治疗后疼痛有效缓解率、临床治疗总有效率均明显高于对照组，组间比较，差异具有统计学意义（$P < 0.05$）。治疗1周后，观察组患者血尿酸、红细胞沉降

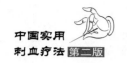
率均明显优于对照组，组间比较，差异具有统计学意义（$P < 0.05$）。[1]

2. 火针点刺放血加挑刺局部治疗急性痛风性关节炎的临床观察。方法：将 60 例患者随机分为对照组和实验组，各 30 例。对照组给予秋水仙碱治疗。实验组选择阿是穴及趾、指关节进行消毒，用直径 0.5 mm 的细火针对准位置速刺疾出，针刺深度为 0.3 ～ 1.0 寸，点刺 3 ～ 4 针，针刺入后摇动针柄，使肿痛的部位稍松软后出针，并挤压肿痛部位使之尽量出血，将创面包裹，预防感染，1 次 / 天，连续治 3 次为 1 个疗程。1 个疗程后观察两组疗效。结果：实验组的即时止痛效果及临床疗效均明显优于对照组，而不良反应发生率则低于对照组，差异均有统计学意义（$P < 0.05$）。[2]

3. 藏医放血疗法治疗痛风病 80 例。方法：将患者分为对照组、治疗组各 80 例。对照组口服藏药血热普清散、五味宽筋藤汤散、痛风汤散。治疗组放血前服用三果汤散或荜茇汤散。再取红肿关节部位动脉或龙脉，局部常规消毒，以最痛、最红肿处为中心，用一次性刀片快速刺破选用血脉，放血 100 ～ 200 mL，放血处由紫变红即可。放血后给予口服藏药十五味乳鹏丸、五味宽筋藤汤散、二十五味驴血丸。两组藏药口服，疗程均为 7 天。结果：治疗组痊愈 78 例，占 97.5%；有效 2 例，占 2.5%。对照组痊愈 2 例，占 2.5%；有效 76 例，占 95.0%；无效 2 例，占 2.5%。治疗组疗效优于对照组，差异有统计学意义（$P < 0.05$）。[3]

二十四、血色病

【概说】

血色病又叫遗传性血色病，属于常见的慢性铁负荷过多疾病，是常染色体隐性遗传疾病。肠道铁吸收的不适当增加，导致过多的铁储存于肝脏、心脏和胰腺等实质性细胞中，使组织器官退行性变和弥漫性纤维化、代谢和功能失常。

【临床表现】

血色病早期并无明显症状，随病程发展可出现典型表现。皮肤有色素沉着，表现为青铜色、金属灰色和石板样灰色，可遍及全身，以颈部、面部、手背、前臂、下肢、生殖器表现明显；也有患者出现上腹部剧烈疼痛，肝脾大；部分患者胰岛受损出现糖尿病的典型症状，少数患者出现心律失常、心慌、心力衰竭等症状；也有患者出现关节疼痛、性腺功能减退。

① 刘劲. 放血疗法治疗急性痛风性关节炎的效果研究 [J]. 深圳中西医结合杂志，2019，29（15）：191–192.

② 邓春艳，谢海毅. 火针点刺放血加挑刺局部治疗急性痛风性关节炎的临床观察 [J]. 广东医科大学学报，2019，37（4）：469–471.

③ 东知才让. 藏医放血疗法治疗痛风病 80 例 [J]. 中国民间疗法，2017，25（8）：80.

【刺血治疗】

1.静脉放血法

取穴部位：肘正中静脉。

操作方法：局部常规消毒，选择静脉采血，使用一次性采血袋，放血时间为 4～5 分钟，放血 400～500 mL。

2.皮肤针刺血加拔罐法

取穴部位：①肺俞、血海；②膈俞、脾俞。

操作方法：任选一组穴，局部常规消毒，以皮肤针叩刺，再拔火罐，吸出血量 5～10 mL。

【文献摘录】

原发性血色病患者放血疗法疗效观察。方法：共 11 例患者。局部常规消毒，选择肘正中静脉采血，使用一次性采血袋。放血时间为 4～5 分钟 / 次，放血 400～500 mL/ 次，每周放血 2 次，放血前均检测血常规和凝血象，指标正常时安排放血治疗，放血 6 个月后再进行其他实验室检测。第 1 次放血前和最后 1 次放血后分别抽取患者静脉血 2 mL，用于检测患者丙氨酸氨基转移酶（ALT）、天门冬氨酸氨基转移酶（AST）、血糖（BS）、血清铁（Fe）、血清铁蛋白（FER）。结果：治疗前的 ALT、AST 和治疗前后的 Fe、FER 明显高于对照组，差异有统计学意义（$P < 0.01$）；治疗后的 ALT、AST、Fe 和 FER 明显低于治疗前水平，差异有统计学意义（$P < 0.01$）。[1]

【典型案例】

患者，男，42 岁，因多汗、性功能减退、皮肤黑变、关节疼痛 9 个月入院。无溶血性疾病及输血史，无饮酒嗜好。体格检查见全身皮肤黝黑，以暴露部位最为明显，巩膜轻度黄染，无毛细血管扩张及蜘蛛痣，无肝掌；体毛无稀疏；浅表淋巴结不大；无突眼，甲状腺不大；心肺无异常；腹平软，肝脾未扪及；关节无红肿畸形。应用便携式输液泵，缓慢皮下输注 10% 得斯芬溶液驱铁治疗 30 次后，改为静脉放血治疗，同时给胰岛素控制血糖、保肝等对症支持治疗。每周静脉放血一次，每次 400～500 mL，放血治疗约 30 次后，患者肝功能好转，血糖恢复正常后停用胰岛素。患者静脉放血治疗 60 次，累计放血约 24 000 mL，患者自觉疲乏、多汗、关节疼痛明显好转，皮肤色素沉着明显减退，肝功能正常，血清铁接近正常。多次血常规检查无贫血表现。[2]

① 徐朴，周佑德，李艳 . 原发性血色病患者放血疗法疗效观察 [J]. 临床血液学杂志，2008，21（12）：640-641.

② 陈德芝，金秋，王东友，等 . 一例遗传性血色病静脉放血治疗的护理体会 [J]. 护士进修杂志，2007，22（20）：1918.

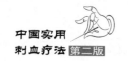

二十五、慢性疲劳综合征

【概说】

慢性疲劳综合征是以慢性疲劳为主要表现的一种疾病。疲劳可能会因体育或精神活动而加剧，但休息后并不会改善。这种情况也被称为全身性运动耐受不良疾病或肌性脑脊髓炎。本病属于中医"虚劳"的范畴。

【临床表现】

患者的常规活动量明显降低，活动量的下降与疲劳同时发生，且必须持续6个月或更长时间。运动或精神锻炼后的过度疲劳持续超过24小时，称为劳累后不适。患病期间症状可能会加重或首次出现，包括思维困难、睡眠问题、嗓子疼、头痛、头昏眼花或严重疲倦。恢复可能需要几天、几周或更长时间。即使经过一整夜的睡眠，疲惫也不能得到缓解。部分患者甚至会有入睡困难或睡眠维持困难。

【刺血治疗】

1. 三棱针刺血法

取穴部位：①耳尖、印堂、少冲；②商阳、大敦；③大椎、足三里。

操作方法：任选一组穴位，局部常规消毒，以三棱针点刺每穴，放血3～5滴。

2. 皮肤针刺血加拔罐法

取穴部位：①大椎、心俞、肺俞；②脾俞、肝俞、肾俞。

操作方法：局部常规消毒，以皮肤针反复叩刺出血，再行拔罐，放血3～5 mL。

【文献摘录】

皮肤针叩刺拔罐治疗疲劳综合征30例疗效观察。方法：取穴大椎、心俞、肺俞、脾俞、肝俞、肾俞。患者取俯卧位，皮肤做常规消毒后，以穴位为中心，用已消毒的皮肤针反复进行叩刺，力度以患者能耐受为度，待皮肤出现均匀微小的出血点时，迅速用大号火罐拔罐，留罐5～7分钟，每次出血量1～2 mL。用消毒的干棉球做局部清理，再用75%的酒精进行局部消毒，每天1次，每次选3穴交替进行。5次为1个疗程。结果：显效为68.3%，有效为26.7%，无效为10%。总有效率为90%。[①]

【典型案例】

患者，男，32岁，自述全身乏力2年。由于工作压力过大、劳心过度，2年前开始出现全身乏力、精神不振，无论休息还是运动都不能减轻疲劳。近3个月上述症状加重，伴头晕目眩、失眠多梦、胸闷气短，时常感冒，工作不能集中精力。曾经西医、中医多方治疗，未见明显疗效。刻诊：患者表情呆滞，精神抑郁，面色萎黄，少气懒言，

① 张纯娟. 皮肤针叩刺拔罐治疗疲劳综合征30例疗效观察 [J]. 针灸临床杂志，2004，20（12）：37.

食少纳呆。诊断：慢性疲劳综合征。给予点刺太阳、心俞、肺俞、大椎、足三里，加拔火罐 10 分钟，放血治疗 3 次，患者睡眠改善，饮食增加，面色变红。又治疗 5 次，初诊时的症状基本消失，后又治疗 3 次，病情痊愈。治疗前后 IgA、IgG、IgM 及 CD3$^+$、CD4$^+$、CD8$^+$ 的含量变化不大。而 C3、C4 的含量由 786.6 mg/L、288.8 mg/L 下降到 742.7 mg/L、245.6 mg/L，随访 2 年未复发。[①]

二十六、不安腿综合征

【概说】

不安腿综合征是一种主要累及腿部神经系统的感觉运动障碍性疾病，患者会在静息状态下出现难以形容的双下肢不适感，从而迫使患者有活动双腿的强烈愿望，且症状常在夜间休息时加重。本病归属于中医"颤证"的范畴。

【临床表现】

主要表现为夜间睡眠或处于安静状态下，双下肢出现极度不适感，以及强烈地活动双腿的欲望，迫使患者不停地活动下肢或下地行走，当患者返回到休息状态时不适症状往往会再次出现，从而影响患者睡眠，导致入睡困难、睡眠中觉醒次数增多等。患者症状具有典型的昼夜规律，即清晨和上午症状最轻，黄昏后至上床前症状最重。

【刺血治疗】

1. 三棱针刺血加拔罐法

取穴部位：肺俞、厥阴俞、心俞。

操作方法：局部常规消毒，以三棱针点刺每穴出血，拔罐 10～15 分钟后起罐。

2. 梅花针刺血加拔罐法

取穴部位：肾俞、心俞、委中。

操作方法：局部常规消毒，用梅花针中强度叩击出血，再拔火罐，留罐 5～10 分钟，每穴出血约 1 mL。

【文献摘录】

针灸、刺血治疗不安腿综合征 56 例。其中右腿 21 例，左腿 17 例，双腿 18 例。方法：取阴陵泉、三阴交、足三里穴，属热者加太冲，属寒者辅以 TDP 照射。常规消毒，阴陵泉、三阴交向后斜刺，以针感向足大趾放射为佳；足三里、太冲穴直刺。得气后，阴陵泉、三阴交接电针治疗仪。留针 45 分钟。每日 1 次，10 次为 1 个疗程。取针后，患者俯卧，暴露背部肺俞、厥阴俞、心俞（以患侧为主），局部常规消毒，用梅花针叩刺，然后加拔火罐，留罐 5～10 分钟，每穴出血约 1 mL，敷料外敷，以防感染。3 天

---

① 廖辉 . 点刺放血治疗慢性疲劳综合征 32 例疗效观察 [J]. 中国针灸，2004，24（2）：91-92.

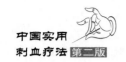

1 次，共 4 次。结果：本组 56 例，痊愈 48 例，占 85.7%；显效 7 例，占 12.5%；好转 1 例，占 1.8%，总有效率达 100.0%。[①]

【典型案例】

患者，女，57 岁。主诉：左小腿夜间入睡前酸痒胀麻、蚁行感 2 个月余，加重 2 天。每晚入睡前腿放任何姿势都不舒服，需其家人用棒槌之类物体给予猛烈敲击，致剧烈疼痛后方可入睡，遇寒加重。触诊见小腿肌肉发硬、舌淡苔薄、脉沉紧，继续巩固治疗 3 次，痊愈。诊断：不安腿综合征。给予前法治疗。患者当晚即感症状大减，入睡不需家人敲打，连续治疗至第 7 天，患者自述已完全恢复正常，无任何不适，小腿肌肉变软。随访 1 年，未复发。[②]

二十七、精神分裂症

【概说】

精神分裂症是一组病因未明的精神障碍，多在青壮年时期缓慢或亚急性起病，临床上往往表现为症状各异的综合征，涉及感知觉、思维、情感和行为等多方面的障碍及精神活动的不协调。病程一般迁延，多反复发作、加重或恶化，部分患者最终出现记忆衰退和精神残疾，但有的患者经过药物治疗与心理治疗后可保持痊愈或基本痊愈状态。本病属于中医"癫狂""狂证""郁证"的范畴。

【临床表现】

主要临床表现：①幻觉，言语性的幻听最多见，也可见幻视、幻嗅、幻触、内脏幻觉；②妄想，最常见的是关系妄想和被害妄想；③思维联想性的障碍，患者内心被揭露感或内心被控制感，还有思维云集的表现；④明显的行为紊乱和紧张性的行为，患者可以有各种各样的荒谬、离奇、愚蠢的行为，可能还会有紧张性木僵的状态；⑤阴性症状，也就是情感平淡或淡漠、言语缺乏和意志减退，患病期自知力基本丧失。

【刺血治疗】

1. 三棱针刺血加拔罐法

取穴部位：①膻中；②膈俞、血海。

操作方法：任选一组穴位，局部常规消毒，以三棱针点刺每穴出血，拔罐 10 ～ 15 分钟后起罐。

2. 皮肤针刺血加拔罐法

取穴部位：①心俞、肝俞；②膈俞、悬钟。

操作方法：任选一组穴位，局部常规消毒，以梅花针或七星针叩刺后加拔火罐，放血 5 ～ 10 mL。

【文献摘录】

1.膻中穴刺血拔罐治疗精神分裂症。方法：将 60 例患者随机分为治疗组 39 例，对照组 21 例。治疗组取膻中穴，嘱患者仰卧位，选准膻中穴行常规消毒，用三棱针点刺出血少许，用中号玻璃罐闪火拔之，留罐 10 ～ 15 分钟，每周拔 2 次，8 次为 1 个疗程。对照组服氯普噻吨，每日 3 次。结果：治疗组总有效率为 92.31%，对照组总有效率为 71.43%。两组有效率对比 $P < 0.05$。[1]

2.刺血疗法治疗偏执型精神分裂症 17 例。方法：在患者家属的协助下，采用强制性治疗。选取合适体位，取中号三棱针，常规消毒后，选取大陵、太阳、大椎、曲池、委中（三棱针进针深度一般在 0.2 ～ 0.5 cm，针尖可微向上进针，充分暴露穴位，使血流通畅），每次出血量控制在 100 ～ 200 mL，刺血能起到较好的安神定志作用。结果：痊愈 8 例，显效 5 例，无效 4 例，总有效率为 76%。[2]

二十八、躁狂症

【概说】

躁狂症是指患者的心境极其不稳定，表现为情感高涨、思维奔逸、活动过多的一种情感障碍。一般呈发作性病程，间歇期正常，易反复发作。发病年龄早，多在 45 岁以前发病，首次躁狂发作多发生于青年期，起病较急，可在数日内发展到疾病状态。成人发病者需仔细询问既往是否有不典型的、轻度而短暂的抑郁，如果有，应诊断为双相情感障碍。本病属于中医"狂证""郁证"的范畴。

【临床表现】

以情感高涨或易激惹为主要临床表现，伴随精力旺盛、言语增多、活动增多，严重时伴有幻觉、妄想、焦虑症等精神障碍。

【刺血治疗】

三棱针刺血加拔罐法

取穴部位：膈俞、血海、长强。

操作方法：任选一组穴位，局部常规消毒，以三棱针或毫针点刺出血，加拔火罐，放血 5 ～ 10 mL。

【文献摘录】

整脊疗法联合针刺放血治疗躁狂症的疗效及对椎 – 基底动脉流速及神经递质水平的影响。方法：将 72 例患者随机分为对照组和观察组，各 36 例。对照组予以针刺放血

① 郭健民，徐春军.膻中穴刺血拔罐治疗精神分裂症 [J].山东中医杂志，1997，16（2）：74–75.

② 郑新杰.刺血疗法治疗偏执型精神分裂症 17 例 [J].中国民间疗法 2010，18（4）：12–13.

治疗。针刺取巨阙、鸠尾、丰隆、心俞、长强穴，常规消毒后，采用毫针，丰隆直刺40 mm，长强直刺25 mm，心俞斜刺25 mm，巨阙透鸠尾平刺30 mm，其中丰隆、心俞采用提插捻转泻法，其余均用补法，留针20分钟；放血取膈俞、血海穴，局部皮肤常规消毒后，采用三棱针点刺放血，出血后，膈俞、血海加拔火罐，以助出血。观察组在对照组治疗方法基础上加用整脊治疗。两组操作均隔日治疗1次，共治疗4周。结果：观察组总有效率为91.7%，高于对照组总有效率为72.2%，（ $P < 0.05$ ）。[1]

二十九、抑郁症

【概说】

抑郁症是抑郁障碍的一种典型情况，以显著而持久的心境低落为主要特征。部分患者存在自伤、自杀行为，可伴有妄想、幻觉等症状，严重时可能发生抑郁性木僵，可表现为面部表情固定、对刺激缺乏反应、话少甚至不言语、少动甚至不动等。好发于秋冬季，女性多于男性。抑郁症是精神科自杀率最高的疾病。本病属于中医"郁证"的范畴。

【临床表现】

抑郁症的症状繁多，每个患者开始所表现出来的症状会存在一定的个体差异。多数患者感觉情绪低落、兴趣减退或快感缺失，部分患者出现焦虑、思维迟缓、记忆力减退、对外界信息加工能力减弱，常觉得无用、无望、无助，容易陷入自责自罪，更有甚者出现失眠、厌食、体重减轻、精力丧失和性功能障碍，严重者会出现幻觉、妄想等症状。

【刺血治疗】

1. 三棱针刺血法

取穴部位：①太冲、大敦；②少冲、大敦、隐白；③少商、中冲、商阳。

操作方法：任选一组穴位，局部常规消毒，以三棱针或一次性采血针点刺，放血7～10滴。

2. 三棱针刺血加拔罐法

取穴部位：①心俞、肝俞、胆俞；②脾俞、足三里、丰隆、太冲；③神道、太阳；④大椎、十二井穴。

操作方法：任选一组穴位，局部常规消毒，以三棱针点刺，再行拔罐，吸出血量5～8 mL。

---

[1] 张丽娟，王真，王永泉. 整脊疗法联合针刺放血治疗躁狂症的疗效及对椎-基底动脉流速及神经递质水平的影响 [J]. 转化医学杂志，2021，10（6）：374-377.

【文献摘录】

1. 刺络拔罐联合刮痧治疗抑郁症的临床疗效观察。方法：将60例患者随机分为观察组和对照组，每组30例。对照组单纯予以氟哌噻吨美利曲辛片治疗。观察组先辨证选取心俞至脾俞、中脘、气海、神门、合谷、内关、足三里、三阴交、期门、太冲等穴，常规消毒后均匀涂上刮痧油，一般每个部位刮拭10～20次、3～5分钟，以患者感到舒服为原则，不可强求出痧；再辨证选取心俞、肝俞、胆俞、脾俞、内关、足三里、丰隆、太冲等穴，常规消毒后快速用三棱针点刺局部，以皮肤红润稍有渗血为好。每针间隔1.0 cm，深度为3～3.5 mm，每个罐口面积内点刺5～7针，将火罐快速拔在刺血部位，仔细观察留罐时出血量。一般每次留罐10分钟左右。3日1次，4次为1个疗程，治疗4个疗程。结果：两组间相比，观察组在治疗后第1、2个疗程HAMD总分改善明显优于对照组（$P < 0.05$）。[①]

2. 太阳刺血联合盐酸帕罗西汀治疗抑郁性失眠的临床研究。方法：将72例抑郁性失眠患者，随机分为治疗组和对照组，每组各36例。对照组口服盐酸帕罗西汀。治疗组基础治疗同对照组，取太阳穴（双侧）常规消毒后，三棱针快速点刺，并利用闪火法将火罐迅速吸附于此，待出血量达3～5 mL后取下火罐。每周1次，4次为1疗程。一个疗程后，分别整理并统计治疗前后PSQI、AIS、HAMD量表的评分变化，进行疗效分析。结果：组间治疗后比较：治疗后治疗组AIS、HAMD量表评分低于对照组，具有统计学差异（$P < 0.05$）。PSQI量表评分较前明显降低，具有显著性差异（$P < 0.01$）。[②]

三十、广泛性焦虑障碍

【概说】

广泛性焦虑障碍简称广泛焦虑症，是以持续、显著的紧张不安，伴有自主神经功能兴奋和过分警觉为特征的一种慢性焦虑障碍。广泛性焦虑障碍很常见，女性发病率是男性的两倍，常与应激有关，此障碍通常开始于儿童或青少年期，但也可以在任何年龄开始。本病属于中医"郁证"的范畴。

【临床表现】

广泛焦虑症是以经常或持续的、全面的、无明确对象或固定内容的紧张不安及过度焦虑感为特征。主要表现有以下几点。

---

① 王招玲，王黎玲，彭莉云，等．刺络拔罐联合刮痧治疗抑郁症的临床疗效观察 [J]．中国现代医生，2016，54（34）：122-124.

② 伍晓瑛．太阳刺血联合盐酸帕罗西汀治疗抑郁性失眠的临床研究 [D]．合肥：安徽中医药大学，2021：19-25.

情绪症状：在没有明显诱因的情况下，患者经常出现与现实情境不符的过分担心、紧张害怕，这种紧张害怕常常没有明确的对象和内容。患者感觉自己一直处于一种紧张不安、提心吊胆、恐惧、害怕、忧虑的内心体验中。

运动性不安：坐立不安、坐卧不宁、烦躁、很难静下心来。

自主神经症状：头晕、胸闷、心慌、呼吸急促、口干、尿频、尿急、出汗、震颤等躯体方面的症状。

【刺血治疗】

1. 三棱针刺血加拔罐法

取穴部位：膈俞（双）、胆俞（双）。

操作方法：局部常规消毒，以三棱针或一次性注射器针头点刺出血，再拔罐，出血1～2 mL即可。

2. 手术刀片刺血法

取穴部位：耳穴交感、神门、肝、胆、脾、胃、脑、心、内分泌。

操作方法：局部常规消毒，以消毒手术刀刀尖轻轻割开耳穴，微出血即可。

【文献摘录】

1. 四花穴刺血治疗肝气郁结型广泛性焦虑障碍的临床研究。方法：将60例患者随机分四花穴刺血治疗组、西药对照组，各30例。治疗组取膈俞（双）、胆俞（双），用一次性注射器针头迅速点刺穴位后立即出针，刺血后在上述穴位加拔玻璃火罐，每次出血量控制在1～2 mL。前3日每日1次，以后每周1次。西药组给予阿普唑仑口服。2组均治疗4周为1疗程。结果：1个疗程结束时和1个月后随访时比较，刺血治疗组治疗结束后焦虑症状和肝气郁结中医证候无反复或加重（$P > 0.05$）；西药对照组治疗结束后焦虑症状和肝气郁结中医证候有反复（$P < 0.05$）。根据临床量表评分常识及均值的比较，结果提示刺血治疗组的后续疗效优于西药对照组。[1]

2. 电针结合耳穴放血治疗轻中度广泛性焦虑障碍的随机对照研究。方法：将66例患者随机分为治疗组和西药组，各33例。治疗组采用电针百会、四神聪；取耳穴交感、神门、肝、胆、脾、胃、脑、心、内分泌，一侧耳郭常规消毒，以消毒手术刀刀尖轻轻割开耳穴，微出血即可，以消毒干棉球蘸取自制药粉，敷于施术处。西药组口服盐酸帕罗西汀治疗。结果：治疗组患者在第1、第2、第6周末的SERS和治疗依从性评分上均低于西药组，差异有统计学意义（$P < 0.05$）。[2]

① 李健敏. 四花穴刺血治疗肝气郁结型广泛性焦虑障碍的临床研究 [D]. 广州：广州中医药大学，2011.

② 陈颖，范竹青. 电针结合耳穴放血治疗轻中度广泛性焦虑障碍的随机对照研究 [J]. 现代医药卫生，2013，29（13）：1928–1930.

三十一、睡眠障碍

【概说】

睡眠障碍系指睡眠－觉醒过程中表现出来的各种功能障碍。睡眠质量下降是人们常见的主诉，成年人群中长期睡眠障碍者可多至 15%。广义的睡眠障碍应该包括各种原因导致的失眠、过度嗜睡、睡眠呼吸障碍及睡眠行为异常等。本病属于中医"不寐"的范畴。

【临床表现】

主要表现为两个方面：一是睡眠量的不正常，指睡眠量过度增多，睡眠量不足（整夜睡眠时间少于 5 小时，表现为入睡困难、浅睡、易醒或早醒等）；二是睡眠中的发作性异常，指在睡眠中出现一些异常行为，如梦游症、梦呓、夜惊、梦魇、磨牙、不自主笑、肌肉或肢体不自主跳动等。

【刺血治疗】

1. 三棱针刺血

取穴部位：①耳尖、行间；②百会、大椎、神庭；③少府、前谷、内庭。

操作方法：任选一组穴位，局部常规消毒，以三棱针点刺每穴，放血 5～10 滴。

2. 三棱针刺血加拔罐法

取穴部位：①颈百劳、心俞；②大椎、胆俞；③大椎、百会。

操作方法：局部常规消毒，以三棱针点刺每穴，再行拔罐，每穴出血 2～3 mL。

3. 壮医刺血法

取穴部位：①大椎、身柱、神道；②至阳、筋缩、中枢；③肩井、天宗、肩髎、背部近脊柱处反应点。

操作方法：局部常规消毒，以一次性采血针点刺，深度 2～4 mm，放血 2～3 滴。

【文献摘录】

1. 三棱针刺血络治疗失眠。方法：将 48 例患者分为血络组、常规组，各 24 例。血络组取穴百会、大椎、神庭、印堂，常规消毒后用锋利的中号三棱针刺破相应的血络，深度为 2～5 mm，以中营（刺破血管靠近体表的管壁）为度，实证刺血多，虚证刺血少，一般 0.5～1 mL，每周 3 次，每次 2 个穴，两侧交替，6 次为 1 个疗程。常规组单纯针刺内关、神门、神庭、三阴交穴。痰热内扰配丰隆、内庭；肝郁化火配太冲、肝俞；心肾不交配太溪、心俞、肾俞；心脾两虚配心俞、脾俞，平补平泻，留针 30 分钟，每日 1 次，10 次 1 个疗程。2 组均疗程间休息 5 天。结果：血络组总有效率 95.6%，常规组 83.0%。2 组比较差异有显著性（$P < 0.05$）。[①]

---

① 吴超，戴衍.三棱针刺血络治疗失眠 [J].中国康复，2004，19（2）：118.

2.耳穴压丸联合耳尖放血治疗失眠的临床疗效观察。方法：将 176 例患者分为对照组 80 例，研究组 96 例。对照组单纯采用耳穴压丸贴，主穴取心、神门、枕、皮质下、口、失眠（位于耳背脊柱沟和胃肠沟的交界处）、三焦、垂前、耳中；配穴取肝、脾、结节、胃、胰胆、肾、肺、小肠。研究组耳穴压丸治疗方法参照对照组，另对患者耳尖进行常规消毒，用一次性采血针对准患者耳尖处快速刺入，每次放 5～8滴血，第 1 次可对双耳耳尖进行放血，之后隔 5～7 天进行左右耳交替放血，5 次为1 个疗程。结果：研究组治疗后睡眠质量各项评分明显低于对照组，差异有统计学意义（$P < 0.05$）；研究组治疗总有效率及满意度明显高于对照组，差异有统计学意义（$P < 0.05$）；研究组治疗后焦虑及抑郁评分均低于对照组，差异有统计学意义（$P< 0.05$）；研究组治疗后生活质量各项评分均高于对照组，差异有统计学意义（$P <0.05$）。[1]

【典型案例】

患者，女，43 岁，失眠、多梦 7 年，因长期工作紧张，思虑过度，夜难入睡，每夜只能睡 2～4 小时，多梦、易醒、醒后不易入睡，伴乏力、心悸、倦怠无力。近半年症状加重，有时彻夜难眠，服用 2 片地西泮才能入睡 4～5 小时。神经系统检查：未见阳性体征；心电图：下壁心肌供血不足；查体：舌质淡、苔薄白、边有齿痕，脉细弱无力。证属心脾不足、气血两亏型失眠。治则：健脾养血、益气安神。取穴：耳尖放血 3～5 滴，神门、心、枕、皮质下、脾、肾、神经衰弱点，经耳穴贴压治疗后，当天夜晚只服地西泮 1 片，能睡 4～5 小时，经 3 次治疗，已停用地西泮，可入睡 6～7 小时，偶有多梦、醒后乏力感，10 次治疗后，睡眠如常人。[2]

三十二、一氧化碳中毒

【概说】

一氧化碳中毒，即煤气中毒是指含碳物质不完全燃烧产生一氧化碳过量吸入所引起的中毒，急性一氧化碳中毒是常见的生活中毒和职业中毒。本病属于中医"中毒"的范畴。

【临床表现】

轻度中毒可出现头痛、头晕、乏力、心悸、恶心、呕吐和四肢无力，脱离中毒环境吸入新鲜空气或氧疗，症状很快消失；中度中毒可出现胸闷、气短、呼吸困难、幻觉、视物不清、判断力降低、运动失调、嗜睡、意识模糊或浅昏迷、口唇黏膜呈樱桃红色，氧疗后无明显并发症；重度中毒可出现迅速昏迷、呼吸抑制、肺水肿、心律失常或心力

① 李媛.耳穴压丸联合耳尖放血治疗失眠的临床疗效观察 [J].中国社区医师，2021，37（36）：80-82.
② 吕波，胡玉灵.耳穴放血、贴压法治疗失眠 100 例 [J].内蒙古中医药，2009，28（11）：65.

衰竭，受压皮肤可出现红肿和水疱。

【刺血治疗】

三棱针刺血法

取穴部位：少商、商阳、中冲、关冲、少冲、少泽。

操作方法：局部常规消毒，三棱针点刺放血，每穴出血 1 滴。

【文献摘录】

手十二井穴刺络放血对急性一氧化碳中毒意识障碍患者意识状态影响的临床对比观察。方法：将急性一氧化碳中毒病程在 6 小时以内有意识障碍的患者 40 例随机分为刺络组与对照组，各 20 例。对照组予以常规西医急救治疗：高压氧治疗 45 ～ 60 分钟，小牛血去蛋白提取物加入 5% 的葡萄糖溶液，静脉滴注；胞二磷胆碱加入 5% 的葡萄糖溶液，静脉滴注；纳洛酮，静脉注射。刺络组在对照组的基础上，以三棱针刺井穴放血，先右手后左手，次序为少商、商阳、中冲、关冲、少冲、少泽，出血量以每穴 1 滴为度。刺络前、刺络后即刻、刺络后 30 分钟、刺络后 50 分钟～ 1 小时、刺络后 3.5 ～ 4 小时，观察患者 Glasgow 昏迷（GCS）评分变化情况。结果：对照组在刺络后 30 分钟、50 分钟～ 1 小时、3.5 ～ 4 小时有明显改善。刺络后即刻，刺络组患者 GCS 评分差值明显高于对照组。而刺络后 30 分钟，刺络后 50 分钟～ 1 小时，刺络后 3.5 ～ 4 小时 GCS 评分差值与对照组比较无明显差异（$P < 0.01$）。[①]

三十三、中暑

【概说】

中暑是在暑热天气、湿度大及无风环境中，患者因体温调节中枢功能障碍、汗腺功能衰竭及水、电解质丧失过多而出现相关临床表现的疾病。根据发病机制和临床表现的不同，分为热痉挛、热衰竭和热（日）射病。本病属于中医"中暑""暑风"的范畴。

【临床表现】

热痉挛表现为头痛、头晕和肢体、腹壁肌群痛性痉挛，肢体活动受限，腹痛，数分钟缓解，无明显体温升高，无神志障碍。热衰竭表现为多汗、疲乏、无力、头晕、头痛、恶心、呕吐和肌痉挛，心率明显增快、直立性低血压或晕厥，中心体温 ≥ 40 ℃，无神志障碍。热射病分劳力性热射病和非劳力性热射病；前者表现为大量出汗，心率 160 ～ 180 次 / 分，脉压增大，可有横纹肌溶解、急性肾衰竭、肝衰竭；后者表现为无汗、皮肤干热和发红，直肠温度可达 46.5 ℃。病初行为异常或痫性发作，继而谵妄、昏迷、瞳孔对称缩小，严重者可出现低血压、休克、心律失常及心力衰竭、肺水肿、脑

① 金军，张赛，李洪艳，等 . 手十二井穴刺络放血对急性一氧化碳中毒意识障碍患者意识状态影响的临床对比观察 [J]. 中国中医急症，2012，21（2）：175-176.

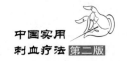

水肿、肾衰竭。常在发病后 24 小时左右死亡。

【刺血治疗】

1. 一次性采血针刺血加拔罐法

取穴部位：委中、大椎、十宣、少商、商阳。

操作方法：局部常规消毒，用一次性采血针点刺放血，放血量 5 ～ 10 滴，大椎、委中刺血后拔罐，留罐 10 分钟。

2. 皮肤针刺血加拔罐法

取穴部位：大椎、肺俞、心俞、肝俞、胆俞。

操作方法：任选 3 ～ 5 个穴位，局部常规消毒，皮肤针（或七星针）叩刺出血，再拔罐，留罐 5 ～ 15 分钟，出血 5 ～ 15 mL。

【文献摘录】

1. 中医疗法治疗中暑高热 60 例疗效观察。方法：将 118 例患者随机分为治疗组 60 例，对照组 58 例。治疗组取穴委中、大椎、十宣、双少商、双商阳，常规消毒后，用一次性注射器 5.5 号或 6 号针头放血，大椎穴刺血加拔罐，委中、十宣、少商、商阳采用速刺并轻挤使出血适量。神昏痉厥者加针刺人中、内关、合谷、涌泉、百会，配合藿香正气口服液口服，每日 2 次。对照组采用西医降温治疗（复方氨林巴比妥注射液肌内注射，配合物理降温如冷敷或酒精擦浴）、支持疗法（静脉输液、纠正水电解质紊乱等）。两组均连续 3 天为 1 个疗程。结果：治疗组、对照组总有效率分别为 100%、84.5%，治疗组疗效优于对照组，差异有非常显著性意义（$P < 0.01$）。[①]

2. 刺络放血拔罐治疗中暑研究。方法：将 603 例患者分为对照组 286 例，观察组 317 例。对照组予常规降温处理，中度中暑以上置于低温治疗室，予以亚低温治疗及对症支持治疗；呼吸困难者予以气管插管等处置。观察组取大椎、肺俞、心俞、肝俞、胆俞中 3 ～ 5 个穴位及适宜体位，局部常规消毒，用消毒后的针头对准皮肤叩刺，刺激强度视患者个体差异和病情而定。再选用大小适宜的气罐消毒后吸拔，据患者体质等情况留罐一定时间，使其出血 5 ～ 15 mL。隔 24 小时治疗 1 次，3 次为 1 个疗程。结果：观察组治愈率为 87.07%，高于对照组的 79.02%（$P < 0.05$）。治疗后 2 组血清肌钙蛋白 I （cTnI）、肌酸激酶同工酶 MB（CK-MB）水平均较治疗前降低（$P < 0.05$），观察组血清 cTnI、CK-MB 水平均低于对照组（$P < 0.05$）。[②]

【典型案例】

患者，女，24 岁，壮热、口渴、心烦、神昏 2 小时。患者素体壮实，今日因疲劳奔走于烈日之下，加之人多拥挤于返家途中，猝然仆倒于路旁。四诊见急性病容，头痛

① 辛克平，徐瑞祥 . 中医疗法治疗中暑高热 60 例疗效观察 [J]. 广西中医药 .2007，30（2）：18-20.
② 钮春香，黄婷，杨智霞，等 . 刺络放血拔罐治疗中暑研究 [J]. 新中医，2021，53（15）：159-162.

如破，心烦意乱，呼吸气粗，白睛红丝缕缕，口大渴，汗大出，恶心欲吐，壮热，体温41℃，舌质红、苔黄腻，脉濡数。诊断：中暑，乃热伤心神所致。治拟开窍、泻热、涤暑之法。治疗经过：取大椎、太阳、商阳、中冲、少泽、委中。除大椎刺血拔罐外，其余各穴均用锋针点刺出血，并用淡盐开水频频温服，针后2小时热退神清，其病若失，自行回家。[①]

第二节　神经科病

一、三叉神经痛

【概说】

三叉神经痛是一种三叉神经分布区内短暂而反复发作的剧烈疼痛，三叉神经痛分为原发性和继发性两种，后者有明确的病因存在，前者病因不明。本病属于中医"面痛""头风"的范畴。

【临床表现】

以面部三叉神经一支或几支分布区内反复发作的短暂剧烈疼痛为特点，可长期固定在某一分支，尤以第二、第三支为多见，亦可两支同时受累，多为单侧性。三叉神经痛发作前无先兆，发作时呈电击、刀割、撕裂或针刺样疼痛，以面颊、上下颌或舌部最明显。每次发作仅持续数秒至1～2分钟即骤然停止。口角、鼻翼、颊部、舌等处最敏感，稍触动即可诱发，故称为"触发点"或"扳机点"。严重者刷牙、洗脸、说话、打哈欠、咀嚼、吞咽均可诱发，以致不敢做以上动作。

【刺血治疗】

1. 三棱针刺血法

取穴部位：①内庭、行间、侠溪；②玉液、金津；③攒竹、太阳穴。

操作方法：任选一组穴位，局部常规消毒，以三棱针点刺，出血3～5 mL。

2. 梅花针刺血加拔罐法

取穴部位：①下关、颊车、迎香、太阳；②触发点、颊车、风池。

操作方法：局部常规消毒，以梅花针重叩出血，如若出血不够，加拔罐10分钟，出血3～5 mL。

【文献摘录】

针刺配合放血疗法治疗原发性三叉神经痛临床观察。方法：将62例患者随机分为

---

① 黄劲柏. 刺络放血治疗急症验案举隅 [A]. 第十一次全国中医外治学术年会论文集，2015.362–364.

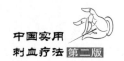
观察组和药物组，各 31 例，疼痛位置均为单侧发病。观察组选择下关、颧髎、太阳、阳白、颊车、四白、攒竹、合谷、风池、太冲穴，用毫针针刺得气后，行轻插重提手法，同时根据患者疼痛出现的体表分支位置情况，分别选择阳白、太阳、颊车穴重点刺激。针刺后留针 30 分钟，每天 1 次。针刺治疗结束后，取阳白、太阳、颊车穴常规消毒，用三棱针疾速点刺放血，使血液足量放出，出血量比较少时，可挤压穴位周围肌肉组织加大血液量的流出。放血操作隔天 1 次。药物组口服加巴喷丁胶囊治疗。2 组均以治疗 20 天为 1 个周期。结果：观察组总有效率为 90.32%，药物组为 74.19%。两组总有效率差异具有统计学意义（$P < 0.05$），且观察组疼痛改善更优于药物组（$P < 0.05$）。[1]

【典型案例】

患者，女，35 岁，患左侧三叉神经痛 4 年。疼痛波及三支范围，尤以第二支痛甚，曾因剧痛难忍拔牙 2 枚，但其痛如旧；服卡马西平、苯妥英钠等及纯酒精封闭治疗后缓解。近日疼痛复发，上述西医治疗无效。诊时患者以手捧面，呈极度痛苦面容，其口气臭秽，舌尖边红苔黄腻，脉细弦。即以三棱针点刺太阳（左）、四白（左）、下关（左），并拔罐（每穴出血约 3 mL），治疗 1 次后痛去大半，隔日如上法再治疗 1 次疼痛即消失。1 年后随访未见复发。[2]

二、面神经麻痹

【概说】

面神经麻痹是由茎乳孔内面神经非特异性炎症导致的一种周围性神经病变。本病属于中医"面瘫""吊线风""歪嘴风""口僻"的范畴。

【临床表现】

急性起病，于数小时或 1 ～ 3 天内达高峰，一侧面部表情肌突然瘫痪，表现为口角歪斜、闭目不紧或闭目不能、流涎、鼓腮、吹口哨时漏气、漱口时漏水，部分可出现同侧耳后、耳内、乳突区或面部疼痛，也可出现舌前 2/3 的味觉丧失或听觉过敏。

【刺血治疗】

1. 三棱针刺血法

取穴部位：①耳尖；②耳垂；③耳背部瘀阻脉络；④内地仓、内迎香、内颊车。

操作方法：任选一组穴位，局部常规消毒，以三棱针点刺，出血 0.5 ～ 1 mL。

2. 小眉刀刺血法

① 杨庆镗，杨晓琳 . 针刺配合放血疗法治疗原发性三叉神经痛临床观察 [J]. 光明中医，2021，36（22）：3851-3853.

② 连远义 . 刺络拔罐治疗三叉神经痛 84 例 [J]. 中国中医急症，2004，13（9）：620-621.

取穴部位：口腔黏膜（患侧颊侧黏膜咬合线上，相当于上颌第二、第三磨牙之间）。

操作方法：局部常规消毒，用小针刀割治放血，出血 0.5 ～ 1 mL。

3. 皮肤针刺血加拔罐法

取穴部位：①大椎、肩井；②颊车、地仓；③翳风、太阳、攒竹；④下关、颧髎；⑤颧髎、翳风；⑥阳白。

操作方法：任选一组穴位，局部常规消毒，以皮肤针叩刺出血，拔罐 10 分钟，出血 3 ～ 5 mL。

【文献摘录】

大椎、患侧肩井放血拔罐加针刺治疗周围性面瘫。方法：随机将 66 例患者分为治疗组和对照组，各 33 例。治疗组取大椎、患侧肩井拔罐放血，急性期前 3 天连续拔罐放血，恢复期 1 周内 2 次拔罐放血；针刺取百会、阳白、鱼腰、攒竹、丝竹空、四白、颧髎、翳风、迎香、人中、地仓、合谷、太冲等穴，常规消毒后，阳白透鱼腰，地仓透颊车，百会用补法，合谷、太冲采用泻法，余穴均用平补平泻，留针 30 分钟。对照组给予常规针刺治疗，针刺方法同上。以上治疗 15 天为 1 个疗程，休息 2 天，共观察 2 个疗程。结果：治疗组总有效率为 93.9%，对照组总有效率为 81.8%。两组结果比较差异有统计学意义（$P < 0.05$）。[①]

【典型案例】

患者，男，45 岁，因"右侧口眼歪斜 5 个月"就诊。自述 5 个月前起床时发现右侧口角歪斜，右眼睑不能闭合，伴颜面麻木，味觉减退，自行口服泼尼松，维生素 B_1、维生素 B_{12} 等药，症状无缓解，后到民间行割治、埋线等方法，病情越发严重。就诊时右侧额纹消失，右侧鼻唇沟变浅，口角左偏，右眼睑不能闭合，右侧面肌抽动，舌淡红、苔薄白、脉细弦。诊断为面瘫，治疗以毫针刺阳白、四白、地仓、颊车、翳风、合谷、足三里，留针 30 分钟。连续治疗 3 次后，未见明显好转，依前法针刺后，在颊车处施刺血拔罐，3 次后，鼻唇沟显现，右眼睑闭合明显好转，面部抽动次数减少。继守上方，11 诊后，额纹、鼻唇沟对称，右眼闭合完全。复巩固 2 次未加用刺血方法，痊愈而归。[②]

① 耿双，郑熙圆，李秋凤，等 . 大椎、患侧肩井放血拔罐加针刺治疗周围性面瘫 [J]. 中国临床研究，2019，11（14）：77-80.

② 孟向文 . 运用刺血疗法治疗面瘫的临床心得 [A]// 中国针灸学会 . 全国首届刺络放血研究及临床学术交流会论文集 [C]，2003：60-61.

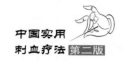

三、枕大神经痛

【概说】

枕大神经痛是指由于劳损、炎性刺激等原因导致局部软组织渗出、粘连和痉挛，刺激、卡压或牵拉枕大神经，引起枕大神经分布范围内（枕顶部）以放射痛为主要临床表现的疾病。本病属于中医"头痛""项痛"的范畴。

【临床表现】

多为单侧的颈部最上段、后枕部电击样、闪电样、针刺样锐痛，可扩散至头顶部，少数为双侧头痛。头痛可反复发作，每次持续数秒至数分钟。梳头、暴露于寒冷环境、活动颈部等也可触发后枕部某个部位疼痛，疼痛发作时头不敢转头、活动受限，有时颈部一直处于伸直状态。部分患者可表现为颈部酸胀僵硬，后枕部沉重，头部昏沉不适。

【刺血治疗】

1. 三棱针刺血法

取穴部位：①耳尖；②反应点；③天柱、风池。

操作方法：任选一组穴位，局部常规消毒，以三棱针点刺出血 1 mL。

【文献摘录】

阳性反应点刺血配合艾灸治疗枕大神经痛 35 例。方法：患者取坐位，在患侧头部枕大神经分布区按压查找有压痛、酸胀感、索状或凹陷的部位即为阳性反应点。每个反应点先用直径 2 cm 的艾条温和灸 5 分钟，然后碘伏消毒 3 遍，用 9 号一次性注射针头对各反应点刺 1 ～ 3 针，并适当挤压针孔以促进出血。艾灸每日 1 次，共 9 次，刺血 3 天 1 次，共 1 次。结果：治愈 21 例，显效 8 例，有效 5 例，无效 1 例，愈显率为 82.9%，总有效率为 97.1%，差异具有统计学意义（$P < 0.01$）。[①]

【典型案例】

患者，男，38 岁，自述泡温泉后感受风寒，顿觉左后枕部剧烈针刺样疼痛，疼痛向上向左颞部放射。该患者病程 1 个月，查体可见左后枕部枕大神经出口处压痛明显，枕大神经分布区域感觉异常。自己服用多种止痛药品，均未见效，诊断为枕大神经痛，经用针灸排刺配合痛点刺络放血疗法治疗 2 次后，疼痛大减，又巩固治疗 5 次后，疼痛症状完全消失，半年后患者体检，问诊随访，患者自述再未复发。[②]

---

① 李红波，蓝宵 . 阳性反应点刺血配合艾灸治疗枕大神经痛 35 例 [J]. 中国针灸，2015，35（3）：252.

② 王笑怡 . 针灸排刺配合痛点刺络放血治疗枕大神经痛 25 例 [J]. 基层医学论坛，2016，20（4）：522-523.

四、肋间神经痛

【概说】

肋间神经痛是指肋肋神经由于不同原因的损害，而产生的一个或多个肋间神经支配区的疼痛症状。按照发病原因，可分为原发性肋间神经痛和继发性肋间神经痛。本病属于中医"胁痛"的范畴。

【临床表现】

肋间神经痛是指一个或几个肋间部位从背部沿肋间向胸腹前壁放射，呈半环状分布。多为单侧受累，也可以双侧同时受累。疼痛多为刺痛或灼痛，咳嗽、深呼吸或打喷嚏往往使疼痛加重。部分患者出现皮肤麻木感、不自主的肌肉颤动等。

【刺血治疗】

1. 皮肤针刺血加拔罐法

取穴部位：①阿是穴、夹脊穴；②膈俞、肝俞、胆俞。

操作方法：任选一组穴位，局部常规消毒，以梅花针（或三棱针）叩击微出血后拔罐 10 分钟，出血 2 ～ 5 mL。

2. 火针刺血加拔罐法

取穴部位：①夹脊穴、日月、期门；②阿是穴。

操作方法：任选一组穴位，局部常规消毒，毫针针尖放在火外焰烧至通红或通白，迅速地刺入穴位，迅速拔出，拔罐 5 分钟，出血量 2 ～ 5 mL。

【文献摘录】

穴位刺络拔罐治疗 35 例肋间神经痛疗效分析。方法：将 51 例患者随机分为治疗组 35 例，对照组 16 例。治疗组患者取坐位或卧位暴露局部皮肤。用碘酒、酒精棉球行常规消毒，用梅花针叩击微出血后拔罐。拔罐部位：选择前胸任脉、中府、膻中，背部督脉、华佗夹脊、膈俞、肝俞、胆俞，阿是穴等。留罐 10 分钟左右取下，酒精棉球擦拭即可。若患者一次不愈，可隔 3 ～ 5 天待皮肤瘀斑消退后再行第二次治疗。对照组口服云南白药、维生素 B_1；外贴麝香止痛膏。结果：治疗组治愈率为 91.4%（32/35），总有效率为 97.1%（34/35），均优于对照组，差异有显著性（$P < 0.01$）。[①]

【典型案例】

患者，女，50 岁，主因"左胁肋部剧烈疼痛 8 天"就诊。刻下症见左侧胁肋部及背部疼痛剧烈，身体转侧困难，神疲懒言，纳差，舌质暗、苔薄白，脉沉涩。查左侧胸 4 ～ 6 肋间神经区域疼痛，触之痛觉过敏，未见皮损。中医诊断：胁痛，辨证为瘀血

[①] 夏晟，陈国栋，胡祖奎．穴位刺络拔罐治疗 35 例肋间神经痛疗效分析 [J]. 西部医学，2009, 21（11）：1959.

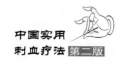

阻络。西医诊断：肋间神经痛原因待查。方法：毫火针点刺治疗，取期门（左）、日月（左）、膻中、巨阙、鸠尾及局部阿是穴。操作：患者取侧卧位，常规消毒后，左手持止血钳钳住酒精棉球并点燃，右手持 3 支毫火针的针柄，靠近要进针的穴位，距针刺部位 5～10 cm，将针体、针尖放在火外焰上烧针，将针烧至通红或通白，果断、迅速地刺入穴位，点刺深度 0.2～0.5 cm（达皮肤基底部），直入直出。在阿是穴、期门（左）、日月（左）、$T_4～T_6$ 夹脊穴（左）处用大号火罐吸拔，使火针刺点被纳入罐内，迅速拔罐，留罐 5 分钟，拔出少量血液、渗出液。第二次治疗后患者立即感觉疼痛明显减轻，共进行 3 次治疗，疼痛消除，临床治愈。2 周后随访，未见疼痛复发。[1]

五、股外侧皮神经炎

【概说】

股外侧皮神经炎又称感觉异常性股痛、Bernhardt 病、Roth 病，是临床最常见的皮神经炎，为一种股外侧皮肤感觉异常疾病。本病属于中医"痹证"的范畴。

【临床表现】

多见于 20～50 岁较肥胖的男性。多为一侧受累，表现为股前外侧下 2/3 区感觉异常，如麻木、蚁行感、刺痛、烧灼感、发凉及沉重感等，以麻木最多见。体力劳动、站立过久时可加剧，休息后症状可缓解。

【刺血治疗】

梅花针刺血加拔罐法

取穴部位：①腰背部夹脊穴、血海、足三里；②阿是穴、伏兔；③风市、梁丘、阳陵泉；④腿外侧足阳明胃经、足少阳胆经。

操作方法：任选一组穴位，局部常规消毒后用梅花针叩刺，以皮肤表面微渗血为度，拔罐 10 分钟，出血 5～10 mL。

【文献摘录】

梅花针放血疗法治疗股外侧皮神经炎疗效观察。方法：30 例患者（均为单侧发病）随机分为治疗组和对照组，各 15 例。治疗组充分暴露患肢大腿外侧感觉异常区域，局部常规无菌消毒后，用一次性梅花针以病变中心向周围叩刺，应用腕部弹力垂直叩击患处，并立即弹起，反复进行，用强刺激量使局部皮肤明显潮红，隐隐出血，至患处皮肤区域均出现微微出血，随即施行局部拔罐，每罐根据病变范围放血 5～8 mL。每 3 天治疗 1 次，治疗 5 次后统计疗效。对照组取感觉异常区域阿是穴，配合腰背部夹脊穴、风市、血海及足三里等局部经穴，治疗区域常规无菌消毒，用毫针行局部阿是穴围刺，

---

① 黄石玺，陈跃辉．毫火针加拔罐放血治疗肋间神经痛 1 例 [J]．北京中医药大学学报，2011，18（6）：28．

其余局部经穴常规直刺，得气后行平补平泻法，腰背部夹脊穴及阿是穴接电针治疗仪，留针 30 分钟。每日 1 次，15 天后统计疗效。结果：治疗组痊愈率为 86.7%，对照组为 53.3%，治疗组痊愈率优于对照组（$P < 0.05$）。[①]

【典型案例】

患者，女，50 岁，主诉：右下肢大腿前外侧皮肤麻木近 3 个月，加重 1 周。劳累、行走或长时间站立后症状加重，休息后症状减轻，局部皮肤浅感觉障碍，温度觉减弱，压觉存在。自行服用营养神经药物治疗后症状无明显缓解，既往糖尿病病史 10 年。查体示患者腰椎功能活动尚可，右大腿前外侧下 2/3 部位皮肤感觉麻木迟钝，自觉皮肤阵发性针刺样及牵扯样疼痛，无肢软乏力，无腰骶部及双下肢放射性疼痛等特殊不适。专科检查：腰椎叩击痛（−），椎旁压痛（−），双"4"字试验（−），双下肢直腿抬高试验（−），双下肢生理反射存在，病理反射未引出。诊断：股外侧皮神经炎。治疗：①推拿方法：仰卧位，屈曲膝关节，先揉拿大腿，重点刺激股四头肌，弹拨点揉风市、伏兔、阴市、梁丘、阿是穴等穴位，然后放松整个大腿，以轻柔手法为主。约 10 分钟，治疗以大腿轻快、发热为度。②针刺方法：推拿完毕取侧卧位，选用风市、伏兔、阴市、梁丘、中渎及阿是穴。局部皮肤消毒后，用针灸针进行针刺，针刺得气后，缓慢施以平补平泻手法 1 ～ 2 分钟，以局部出现麻胀感为宜。留针 20 分钟。③拔罐方法：针刺完毕后，充分暴露患处，常规消毒，用一次性采血针对感觉异常区域的皮肤行快速点刺。点刺完成后，选中号玻璃火罐，用闪火法吸在皮肤表面渗血处，拔出血液 1 ～ 2 mL，5 ～ 10 分钟取下。隔日 1 次，5 次为 1 个疗程。1 个疗程后，右下肢大腿前外侧皮敏感度明显增强，休息 1 周后再给予上述治疗 3 次，患者右下肢大腿前外侧皮肤麻木感消失，迟钝区痛觉触、觉恢复正常，随访未复发。[②]

六、坐骨神经痛

【概说】

坐骨神经痛是指多种病因所致的沿坐骨神经通路（腰、臀、大腿后侧、小腿后外侧及足外侧）以疼痛为主要症状的综合征，是各种原因引起坐骨神经受压等而出现的炎性病变。本病属于中医"痹证"的范畴。

【临床表现】

本病以男性青壮年多见，单侧为多。通常分为根性坐骨神经痛和干性坐骨神经痛两种，临床症状以疼痛由腰骶部经臀部向下肢放散，呈放射性、烧灼样或针刺样疼痛，久

---

① 杨敏，周利，张玲．梅花针放血疗法治疗股外侧皮神经炎疗效观察 [J]．上海针灸杂志，2019，38（5）：537–539.

② 郎青菊，井夫杰．推拿配合针刺拔罐治疗股外侧皮神经炎 1 例 [J]．中医外治杂志，2015，24（4）：62.

行、弯腰、咳嗽、喷嚏时疼痛加剧为主。患侧腰、骶、髂、臀、腓、踝等处可有明显的压痛点。疼痛程度及时间常与病因及起病缓急有关。

【刺血治疗】

1. 三棱针刺血法

取穴部位：①委中；②天宗；③大杼、神阙、命门。

操作方法：任选一组穴位，局部常规消毒，以三棱针点刺，使之自然出血直至停止。

2. 三棱针刺血加拔罐法

取穴部位：①委中、风市；②大肠俞、环跳、承山。

操作方法：任选一组穴位，局部常规消毒，以三棱针快速点刺，拔罐 10 ～ 15 分钟，出血 8 ～ 10 mL。

3. 土家医刺血法

取穴部位：①秩边、环跳、承扶；②殷门、委中、承筋；③承山、昆仑、阳陵泉；④阳交、绝骨、丘墟。

操作方法：任选一组穴位，局部常规消毒，手持瓦针用白酒烧 2 ～ 5 分钟，稍冷却后，快速刺入皮内 1 ～ 2 mm，出血 2 ～ 5 滴。

【文献摘录】

1. 刺血拔罐配合针刺治疗坐骨神经痛 50 例疗效观察。方法：将患者分为刺血组 50 例，电针组 45 例。刺血组先取阿是穴、大肠俞、秩边、环跳、阳陵泉、悬钟、承山、昆仑、足临泣、行间等，常规浅刺，留针 30 分钟，隔日治疗 1 次，10 天为 1 个疗程。共治疗 1 ～ 2 个疗程，疗程间休息 5 天。再选择腘窝部委中穴区域明显的紫、青色静脉，用 16 号三棱针点刺出血，血止拔罐，留罐约 5 分钟，两次刺血之间的间隔时间一般为 3 ～ 7 天。电针组选穴及针刺方法同刺血组，针刺得气后用电针仪在腰臀部及下肢疼痛明显部位各取一穴连接电极，使用疏密波，以患者能耐受为度，留针通电 30 分钟。疗程安排与刺血组相同。结果：首次治疗 1 天后的即刻疗效对比，刺血组的显效率和有效率分别为 70.0% 和 96.0%，电针组分别为 17.8% 和 66.7%；全部疗程结束 1 天后的短期疗效对比，刺血组显效率和有效率分别为 78.0% 和 98.0%，电针组分别为 46.7% 和 88.9%；半年随访的远期疗效对比，刺血组的痊愈率和有效率分别为 64.0% 和 96.0%，电针组分别为 37.8% 和 84.4%。三阶段疗效对比，刺血组均优于电针组，差异均有统计学意义（$P < 0.01$）。[1]

2. 土家医瓦针放血疗法治疗坐骨风症 43 例。方法：于患肢秩边、环跳、承扶、殷门、委中、承筋、承山、昆仑、阳陵泉、阳交、绝骨、丘墟等，每次选取 4 ～ 5 个穴

---

[1] 谢衡辉，郑斌. 刺血拔罐配合针刺治疗坐骨神经痛 50 例疗效观察 [J]. 上海针灸杂志，2007，26（3）：19-20.

位，将土家医瓦（片）针白酒烧 2～5 分钟，稍冷却后，快速闪刺，使之出血，可刺入 1～2 mm，放血 2～5 滴，放血完毕嘱患者 2 日内保持针孔处干燥、清洁，以防感染。3～5 日放血 1 次，3 次为 1 个疗程，并配合中药内服，每日 1 剂。结果：痊愈者 37 例，显效者 3 例，有效者 2 例，无效者 1 例，总有效率达 97.7%。[①]

【典型案例】

患者，女，70 岁，因"左侧腿痛 10 年，加重 1 周"来诊。既往有高血压病史 10 年余，服用北京降压 0 号维持。查体：血压 180/110 mmHg，左腿活动受限。查看患者腿痛部位时发现左侧委中穴附近静脉怒张。刻诊：患者呈急性疼痛病容，左侧下肢放射痛，小腿胀痛感明显，纳眠可，二便调，舌暗苔薄白，脉弦紧。诊断：坐骨神经痛；高血压 3 级（极高危）。处理：取扶床站立位，于左侧委中穴附近找一黄豆大小静脉怒张点，先将此处及附近用酒精消毒，并用龙胆紫在进针处做标记，将三棱针针尖用酒精灯烧至白亮，用湿棉球包裹针尖冷却后右手持针，迅速在标记处点刺，血液喷射而出，颜色暗紫，射出之血在污血盘中很快即凝结成块。血流速度逐渐减小，最后沿小腿往下流。放血持续约 10 分钟，出血量约有 100 mL。1 周后患者前来复诊，自述自上次刺血治疗后腿痛未再发作，血压也很平稳，查其左腿窝附近静脉仍怒张，但程度较前减轻。刺血如前法，出血约 30 mL。共进行刺血治疗 3 次，患者症状消失。随访半年，其间患者状况良好，腿痛未作，血压平稳，未用降压药。[②]

七、多发性神经根炎

【概说】

多发性神经根炎又称多发性周围神经炎，可由中毒、营养代谢障碍、感染、过敏、变态反应等多种原因引起，损害多数周围神经末梢，从而引起肢体远端对称性或非对称性的运动、自主神经功能障碍的疾病。本病属于中医"痹证""痿证"的范畴。

【临床表现】

临床以肢体远端对称性的感觉、运动及自主神经运动功能障碍为主要表现。任何年龄均可发病，以青壮年较多见。轻者可表现为肢端麻木、感觉过敏或异常，如蚁走感，重者感觉减退甚至消失，如戴手套、袜套，皮肤苍白变冷或发红发热、变嫩或角化过度、干燥易裂等。

【刺血治疗】

1. 三棱针刺血法

取穴部位：①十二井穴；②足背或手背部浅表血管。

---

① 蒲克. 土家医瓦针放血疗法治疗坐骨风症 43 例 [J]. 中国民族医药杂志，2008（5）：16.
② 江进忠. 刺血疗法治疗坐骨神经痛 1 则 [J]. 国医论坛，2013，28（3）：36.

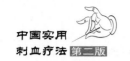

操作方法：任选一组穴位，局部常规消毒，以三棱针点刺，出血 3 ～ 5 滴。

2. 刺血加拔罐法

取穴部位：太阳、委中、腰阳关、尺泽、委阳、阿是穴。

操作方法：选穴 2 ～ 4 个，局部常规消毒，以三棱针点刺，拔罐 5 分钟，出血 15 ～ 25 mL。

【文献摘录】

刺血疗法治疗多发性神经根炎 15 例。方法：以太阳、尺泽、腰阳关为主穴，以委中、委阳及阿是穴为配穴。治疗时取主穴（头部取太阳、上肢取尺泽、下肢取腰阳关）及配穴各 1 或 2 穴。常规消毒 16 号三棱针及穴位，用三棱针点刺穴位，使针眼少许出血，再用拔火罐负压吸 5 分钟，最后用碘伏棉球按压针孔。首次治疗放血量为 30 ～ 50 mL，以后每次 15 ～ 25 mL。疗效明显者每 10 天刺血治疗 1 次；疗效不明显者每 5 天治疗 1 次。结果：治愈 11 例（73%）；有效 4 例（27%）。治愈者中，3 次治愈 5 例，5 次治愈 6 例。[①]

【典型案例】

患者，男，62 岁，大约 2 个月前始感双足背有麻木感，开始时不理会，后来逐渐发展为疼痛，并时有发热，用冷水泡或赤脚走凉地板时发热减轻，睡眠时可因疼痛或发热而难以入睡。观察其双足背，无红肿，肤色稍有灰暗，触之肤温较正常稍高。有时口干，大便黏滞，舌红苔薄黄，脉细。处方：足三里、阳陵泉、丰隆、悬钟、阴陵泉、三阴交、解溪、太溪、丘墟、太冲、陷谷、地五会，进针 1.0 ～ 1.5 寸。足三里、三阴交、太溪用补法，其余用泻法。每次留针 30 分钟，每 15 分钟运针 1 次。首次行毫针针刺后选取足背或手背部浅表血管，用注射针头点刺放血，5 天后点刺十二井穴放血，两种放血方法交替进行。第一疗程每日毫针 1 次，第二疗程隔日毫针 1 次，每 5 天行 1 次放血疗法。经 15 次治疗后，患者症状大部分消除，仅余轻微的麻木感。[②]

八、带状疱疹后遗神经痛

【概说】

带状疱疹后遗神经痛（PHN）是指急性带状疱疹皮疹消退后，遗留顽固性神经痛或疱疹发生后局部疼痛持续 1 个月以上者，好发于中老年人，年龄愈大疼痛愈烈。本病属于中医"蛇串疮""缠腰火丹"的范畴。

① 高旭. 刺血疗法治疗多发性神经根炎 15 例 [J]. 人民军医，2002，45（3）：184–185.

② 张杰强，何永昌，曾小冬. 毫针针刺配合放血疗法治疗周围神经炎 48 例 [J]. 中国民间疗法，2014，22（9）：31–32.

【临床表现】

表现为皮疹部位或附近皮肤持续刺痛、灼痛、痛觉过敏、感觉异常、瘙痒等。

【刺血治疗】

1. 三棱针刺血法

取穴部位：①肝俞、胆俞、脾俞、龙眼；②血海、阿是穴、夹脊穴；③疱疹周围或疱疹后色素沉着处。

操作方法：任选一组穴位，局部常规消毒，以三棱针点刺，每穴出血 3～5 滴，或加拔火罐，出血 5～10 mL。

2. 皮肤针刺血拔罐法

取穴部位：阿是穴。

操作方法：局部常规消毒，以皮肤针叩刺，皮肤轻微出血，拔罐，出血 5～10 mL。

【文献摘录】

刺络拔罐法治疗带状疱疹后遗神经痛的临床分析。方法：将 80 例患者分为观察组与对照组，各 40 例。观察组于患者病变区采用皮肤针叩刺，以皮肤有明显潮红、轻微出血为界定强度；再于患处采用闪火拔罐，拔罐数量、出血量均按照患者病情及体质不同界定，留罐过程中须密切关注患者皮肤颜色的变化、出血量，通常情况下罐内会有数毫升到几十毫升的出血量。5 天行 1 次，6 次为 1 个疗程，观察 30 天。对照组患者口服普瑞巴林，10 天为 1 个疗程，1 个疗程结束后休息 2 天，然后进行下个疗程。结果：观察组总有效率是 97.5%，对照组总有效率为 70.0%，观察组明显高于对照组（$P <$ 0.05）。[①]

【典型案例】

患者，男，73 岁，主因"右侧胸背部疱疹后疼痛反复发作 6 个月余"初诊。患者行频谱仪治疗时发生右侧胸前区及后背烫伤，随后局部出现疱疹伴剧烈疼痛，当地医院误作烫伤治疗，疼痛未见减轻，2017 年 5 月被确诊为 PHN，行背根神经节阻滞治疗，术后疼痛未见明显好转。每日疼痛时间超过 18 小时，最痛时 VAS 评分 9 分，需口服羟考酮 40mg 止痛。刻下症见右侧胸背部烧灼样疼痛，夜间痛甚，寐差，倦怠乏力，舌淡暗、苔薄白，脉弦细。西医诊断：PHN，胸部神经节阻滞术后。中医诊断：蛇串疮，气滞血瘀证。治疗：患处局部常规消毒后，毫针 10 支，将针尖并排成一直线置于酒精灯外焰烧至红亮，于患者自述疼痛明显处快速点刺，反复操作 10 次后，针孔上拔罐出血并留罐 5～10 分钟，每周治疗 2 次。治疗 2 周后夜间疼痛明显减轻；治疗 8 次后，患者疼痛缓解大半，VAS 评分 5 分，触摸或刺激疼痛区域仅引起轻度疼痛，睡眠质量提

① 刘凤年. 刺络拔罐法治疗带状疱疹后遗神经痛的临床分析 [J]. 中国临床研究，2019，11（11）：72-73.

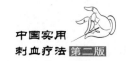
高，无痛醒；治疗 12 次后，VAS 评分 2 分，局部稍感不适，夜眠与饮食明显改善；治疗 15 次，VAS 评分 1 分，疼痛症状基本缓解。6 个月后随访时疼痛症状未作反复。[①]

九、红斑性肢痛症

【概说】

红斑性肢痛症是一种原因不明的肢端远端皮肤阵发性皮温升高，皮肤潮红、肿胀并产生剧烈灼热痛为特征的一种自主神经系统疾病。分为原发性红斑性肢痛症和继发性红斑性肢痛症。本病属于中医"热痹""瘀证"的范畴。

【临床表现】

表现为足趾、足底、手指和手掌发红，动脉搏动增强，患处皮肤阵发性温度升高、潮红、肿胀和难以忍受的烧灼样疼痛。疼痛为阵发性，可持续数分钟、数小时或数日，夜间明显且发作次数较多。受热、环境温度升高、行动、肢端下垂、对患肢的抚摸或长时间站立均可导致临床发作或症状加剧。患肢暴露于冷空气或浸泡于冷水中、静卧休息或将患肢抬高时，可使疼痛减轻或缓解，发作间期，患处皮温多低于对侧皮肤。反复发作者可见皮肤与指甲变厚、肌肉萎缩、感觉减退，极少数严重患者可因营养障碍而出现溃疡或坏疽。

【刺血治疗】

1. 三棱针刺血法

取穴部位：①十宣；②昆仑、太溪、太冲、三阴交；③内庭、行间、侠溪。

操作方法：任选一组穴位，局部常规消毒，以三棱针点刺，每穴放血 4～6 滴。

2. 三棱针刺血加拔罐法

取穴部位：①昆仑、太溪、丘墟；②商丘、陷谷、临泣。

操作方法：任选一组穴位，局部常规消毒，以三棱针点刺，拔罐，吸出血量 3～5 mL。

【文献摘录】

针刺加刺络拔罐治疗原发性红斑性肢痛症的临床观察。方法：共 6 例患者，均为女性。取双侧三阴交、昆仑、太冲、八风，常规消毒，用灭菌毫针直刺 1～1.2 寸，行针得气，间隔 5 分钟行针 1 次，留针 30 分钟，每日 1 次。再选踝附近（昆仑、太溪、丘墟、商丘）及足背（陷谷、临泣）等穴怒张之脉络，任选 3～4 穴，常规消毒，将三棱针在每穴点刺 5～7 下，用闪火法拔罐，留罐 10 分钟，出血量以 3～5 mL 为宜，每日 1 次。两法合用，直至治愈。结果：4 例患者经 5 次治愈，2 例患者经 7 次治愈，随访

① 冯玮，郭玉峰. 毫火针排针浅刺放血法治疗顽固性带状疱疹后遗神经痛验案 2 则 [J]. 北京中医药，2021，40（3）：330–332.

至今未复发。①

十、神经性耳鸣

【概说】

神经性耳鸣是指在无外界声源或刺激存在的情况下，主观上出现耳部或头部有异常声音的感觉。神经性耳鸣根据病变部位不同分为感音性耳鸣、周围神经性耳鸣和中枢神经性耳鸣，三者间常互相混合，不易区分。本病属于中医"聊啾""耳啸"的范畴。

【临床表现】

患者主要表现为不同程度的耳内异常声音感觉，如蝉鸣声、嗡嗡声、哨声、隆隆声等。耳部出现音调、音色及强度各不相同的鸣响，可间断或持续出现。症状轻时可间断发作，一般不影响患者正常生活，严重时可持续出现，严重影响患者日常工作及休息。神经性耳鸣可伴听力下降、头痛、眩晕等症状。

【刺血治疗】

1. 三棱针刺血法

取穴部位：耳背静脉。

操作方法：局部常规消毒，以三棱针点刺，放血 5 ～ 10 滴。

2. 三棱针刺血加拔罐法

取穴部位：翳风、心俞、肝俞周围直径范围 1.5 cm 处。

操作方法：局部常规消毒，一次性注射针头快速点刺，有血流出后拔罐，出血 5 mL。

【文献摘录】

刺络放血联合针刺治疗心肝火旺型耳鸣疗效观察。方法：将 90 例患者随机分为刺络放血组、针刺组和西药组，各 30 例。刺络放血组选取翳风、心俞、肝俞穴周围直径范围 1.5 cm 处，常规消毒取穴区域；用一次性注射器针头在消毒范围内快速点刺，待有血液流出后，选取合适大小的火罐用闪火法快速吸拔在点刺出血部位，出血量至少 5 mL。隔日 1 次，每周 3 次。针刺组选患侧听宫、听会、翳风，双侧中渚、侠溪、神门、内关、太冲穴常规针刺。患者取仰卧位，在取穴部位常规消毒后，用一次性无菌毫针针刺选穴位置。留针 30 分钟，每日 1 次，每周治疗 5 次。西药组用前列地尔注射液静脉滴注，盐酸氟桂利嗪胶囊、甲钴胺胶囊口服，连服 4 周。结果：刺络放血组总有效率为 93.3%，明显高于针刺组的 80.0% 和西药组的 70.0%，差异有统计学意义（P 均 < 0.05），而针刺组与西药组间差异无统计学意义（P > 0.05）。②

① 黄桂兴. 针刺加刺络拔罐治疗原发性红斑性肢痛症的临床观察 [J]. 中国中医药科技，2010，17（6）：491.

② 姚艳玲，刘昊，陈佳利，等. 刺络放血联合针刺治疗心肝火旺型耳鸣疗效观察 [J]. 现代中西医结合杂志，2020，29（30）：3340-3344.

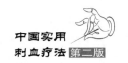
十一、糖尿病周围神经病变

【概说】

糖尿病周围神经病变属于糖尿病神经病变中最常见的一类，是糖尿病最常见的慢性并发症之一，具体是指在排除其他原因的情况下，糖尿病患者出现与周围神经功能障碍相关的症状。本病属于中医"消渴病""痿证""痹证"的范畴。

【临床表现】

约 50% 的糖尿病周围神经病变患者无明显症状，临床表现为肢端感觉异常，分布如袜套或手套状，伴麻木、针刺、烧灼、疼痛，后期可出现运动神经受累、肌力减弱，甚至肌肉萎缩和瘫痪。

【刺血治疗】

1. 三棱针刺血法

取穴部位：①十宣、足趾端；②十二井穴；③患肢青紫怒张的络脉。

操作方法：任选一组穴位，局部常规消毒，以三棱针点刺，出血 2 ~ 3 滴。

2. 皮肤针刺血法拔罐法

取穴部位：背部反应点。

操作方法：局部常规消毒，以梅花针叩刺至微出血，加拔罐 10 分钟，出血 5 ~ 10 mL。

【文献摘录】

十二井穴刺络放血治疗糖尿病周围神经病变的疗效观察。方法：将 60 例患者随机分为治疗组和对照组，各 30 例。两组患者均予糖尿病正规治疗，包括糖尿病饮食控制、口服药及胰岛素降糖治疗等，使空腹血糖 < 6.1 mmol/L，餐后 2 小时血糖 < 11.1 mmol/L。停用其他糖尿病周围神经病变治疗药物及治疗方法。治疗组患者取卧位或坐位，暴露指 / 趾端，在针刺部位上下推按，使血液积聚于针刺部位，用棉签蘸取安尔碘充分消毒穴位局部皮肤，以一次性注射针头垂直刺入穴位 2 ~ 3 mm，快进快出，轻轻挤压针孔周围使出血数滴，后用干棉球止血。每次选用 3 ~ 5 个穴位，十二井穴交替使用，隔日 1 次或 1 周 3 次，共治疗 30 天。对照组患者在基础治疗的同时口服甲钴胺片，共治疗 30 天。结果：治疗组总有效率为 86.7%，高于对照组的 66.7%，差异有统计学意义（P < 0.05）。[①]

十二、中风后遗症

【概说】

中风即脑卒中，主要分为脑出血和脑梗死两大类，二者的发生概率约占所有中风患

① 周颖，张思斌，陈劼. 十二井穴刺络放血治疗糖尿病周围神经病变的疗效观察 [J]. 中西医结合心脑血管病杂志，2018，16（21）：3209-3211...............

者的 20% 和 80%。中风后遗症，是指急性脑血管病发病后遗留的以半身不遂、麻木不仁、口眼歪斜、言语不利为主要表现的一种病证。本病属于中医"中风""偏瘫""失语"等的范畴。

【临床表现】

中风后遗症常见症状包括偏瘫、偏身麻木、偏盲、言语障碍、精神障碍、认知障碍、人格的改变等，可能还会出现舞蹈样的动作或头痛、头晕、痴呆、瘫痪卧床等后遗症。少数会因为脑器质性精神障碍而导致焦虑、抑郁、烦躁等精神、情绪方面的表现。

【刺血治疗】

1. 三棱针刺血法

取穴部位：①金津、玉液；②十二井穴；③井穴、曲泽、委中；④少商、商阳、上冲。

操作方法：任选一组穴位，局部常规消毒，以三棱针点刺，出血 0.5 ～ 1 mL。

2. 三棱针刺血加拔罐法

取穴部位：②天宗、阿是穴、肩髃；②肩髎、肩前、肩贞。

操作方法：任选一组穴位，局部常规消毒，三棱针点刺至微出血加拔罐 10 分钟，出血 5 ～ 10 mL。

【文献摘录】

1. 井穴刺血对卒中后认知障碍患者认知功能恢复及预后的影响。方法：选取 100 例卒中后认知障碍患者，随机将患者分为两组，观察组 51 例，对照组 49 例。对照组给予常规治疗，主要包括降颅压、溶栓、改善微循环、扩血管、抗炎及康复训练等常规治疗，其中康复训练包括关节活动度训练、坐和站等平衡功能训练、体位转移训练、日常生活活动能力训练等。连续治疗 1.5 个月。观察组在对照组基础上进行井穴刺血治疗。患者取仰卧位，让患者的指端针刺部位暴露出来，然后患者的少商、商阳、中冲、关冲、少冲穴和医生的手全面消毒。消毒后医生用右手拇指由近心端向远心端方向推揉患者手指，循环 8 ～ 12 次，当患者末端血液积聚时，医生用右手拇、示、中指持 5 mL 一次性注射器注射针头，快速刺入 0.8 ～ 1 mm 深度，挤压局部使之出血 1.2 mL，然后用酒精棉球进行按压直到止血。每周 3 次，连续治疗 1.5 个月。结果：观察组总有效率为94.1%，高于对照组的 71.4%（$P < 0.05$）。[①]

2. 针刺人迎穴联合放血疗法治疗脑梗死后肩手综合征的临床观察。方法：随机分为对照组和观察组，每组 33 例。两组入院均予以基础治疗，包括抗血小板凝聚、康复

---

① 曹慧，黄志东. 井穴刺血对卒中后认知障碍患者认知功能恢复及预后的影响 [J]. 上海针灸杂志，2019，38（2）：164–168.

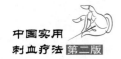

治疗及调节血压、血糖、血脂等。对照组给予常规针刺治疗。患者侧卧位，取患侧极泉、内关、委中、尺泽、足三里、三阴交，毫针直刺，行平补平泻法，每次行针 10 分钟，得气后留针 30 分钟。每日治疗 1 次，每周持续治疗 6 次，共治疗 4 周。观察组在对照组治疗基础上给予针刺人迎穴联合放血疗法治疗。针刺人迎穴以患者产生胀麻感为宜，手松开后缓慢捻转，每次行针 10 分钟，留针 30 分钟。再取患侧肩部疼痛部位 1 ～ 3 处，用三棱针直刺放血 3 ～ 5 mL；取患侧手背肿胀部位 1 ～ 3 处，用三棱针直刺放血 3 ～ 5 mL。每日针刺 1 次，2 日放血 1 次，每周持续治疗 3 次，共治疗 4 周。结果：观察组治疗总有效率为 87.88%（29/33），高于对照组的 69.70%（22/33），差异具有统计学意义（$P < 0.05$）。[①]

【典型案例】

患者，男，57 岁，舌僵伴言语不清 14 小时入院，饮水呛咳，伴肢体麻木无力。头颅 CT 示双额叶及基底节区多发腔隙性脑梗死。有高血压病史 10 余年，无糖尿病病史。入院后病情稳定，24 小时内即行毫针针刺聚泉、金津、玉液放血治疗，针刺后患者即感舌僵减轻，吞咽改善。3 天后已无明显呛咳，但仍感舌僵，连续治疗 2 周后呛咳症状消失，吞咽较入院时明显改善，言语构音亦明显改善，出院进行门诊治疗。[②]

十三、假性延髓麻痹

【概说】

假性延髓麻痹又称假性球麻痹，患者咽部感觉及咽反射存在，无舌肌萎缩和震颤，常有下颌反射，掌颏反射亢进和强哭、强笑等；为双侧大脑皮质上运动神经元或皮质延髓束损害所致。本病属于中医"舌强言謇""瘖痱""喉痹"的范畴。

【临床表现】

表现为吞咽困难，声音嘶哑，讲话不清，流涎，甚至强哭、强笑等，严重者危及生命。

【刺血治疗】

三棱针刺血法

取穴部位：①金津、玉液；②廉泉。

操作方法：局部常规消毒，以三棱针点刺，出血 1 ～ 2 mL。

---

① 黄琼新．针刺人迎穴联合放血疗法治疗脑梗死后肩手综合征的临床观察 [J].中医民间疗法，2020，28（16）：33–35.

② 王晓鹏．点刺放血配合针刺治疗脑梗死患者呛咳和构音困难 86 例 [J].中医民间疗法，2014，22（4）：34–35.

【文献摘录】

金津、玉液放血疗法 3 次治疗假性球麻痹吞咽障碍的临床观察。方法：将 72 例患者随机分为 A、B、C 三组，每组 24 例。所有患者均给予常规的改善脑代谢、营养神经、支持治疗，部分患者给予脱水治疗。A 组一次性针灸针点刺金津、玉液使之出血，每次放血 1 mL 左右，隔天 1 次，连续 3 次；B 组一次性针灸针点刺金津、玉液使之出血，每次放血 1 mL 左右，隔天 1 次，14 天为 1 个住院周期，共给予 7 次放血治疗；C 组单纯给以醒脑开窍针刺法治疗。其中 A 组和 B 组每天同样给予醒脑开窍针刺法 1 次，与 C 组相同，14 天为 1 个疗程，1 个疗程后出院。醒脑开窍针刺法主穴取内关、人中、三阴交；副穴取患侧极泉、尺泽、委中；吞咽障碍加风池、翳风、完骨；手指握固加合谷；足内翻加丘墟透照海；咳嗽、痰多加丰隆、太冲。结果：A 组总有效率为 95.64%，B 组总有效率为 100%，C 组总有效率为 83.33%，有显著性差异（$P < 0.05$）。[1]

【典型案例】

患者，女，70 岁，因四肢瘫痪、不能行走、言语不利、吞咽困难入院。患高血压多年，经入院检查后，发现其神清，但言语不利、吞咽困难、饮水呛咳，进食只能依靠鼻饲管，同时还存在伸舌不出、咽反射问题，四肢肌力 Ⅰ～Ⅱ 级，肌肉萎缩比较明显。通过头颅 CT 就可以看出左颞叶梗死及基底节区脑出血，血液流变学检查提示，相关的重要指标都出现明显的异常。诊断为复合性中风并发假性球麻痹，针刺廉泉、哑门、风池，配穴为丰隆、三阴交，用电针留针 30 分钟，每天 1 次，10 次为 1 个疗程，舌下津金、玉液放血，用无菌纱布拽出患者的舌部，用三棱针点刺津金、玉液使其出血，放血量 1～2 mL，隔 2 日放 1 次，刺后用盐水漱口，嘱患者进行吞咽、发音练习，并给予支持对症处理。经过 1 个疗程治疗后拔出胃管，可进食少量的半流质饮食。经 2 个疗程后基本可恢复吞咽功能，患者面色红润，形体渐丰，但言语还欠流利，可以下床行走。然后继续巩固 1 个疗程，待临床痊愈后方可出院。复查血液流变学，结果各项异常指标全部恢复正常。[2]

十四、帕金森病

【概说】

帕金森病又名震颤性麻痹，是一种中老年人常见的运动障碍疾病，以黑质多巴胺能神经元变态丢失和路易小体形成为主要病理特征的疾病。本病属于中医"颤证""震掉""振栗"等的范畴。

① 李发荣 . 金津、玉液放血疗法三次治疗假性球麻痹吞咽障碍的临床观察 [J]. 大家健康，2013，7（7）：23-24.

② 高杨 . 颈三针及舌下放血治疗假性球麻痹 [J]. 中国保健营养，2013，23（3）：926.

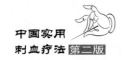
【临床表现】

本病是以静止性震颤、运动迟缓、肌强直和姿势步态障碍等运动症状和感觉障碍、睡眠障碍、神经精神障碍和自主神经功能障碍等非运动症状为主要特征的疾病。静止性震颤是帕金森病的典型表现，通常双侧不对称，频率 4 ～ 6 Hz。

【刺血治疗】

1. 三棱针刺血法

取穴部位：①十二井穴；②耳尖。

操作方法：任选一组穴位，局部常规消毒，以三棱针或一次性采血针点刺放血，出血约 1 mL。

2. 梅花针刺血加拔罐法

取穴部位：①曲泽、委中、太阳；②大椎。

操作方法：任选一组穴位，局部常规消毒后用梅花针叩刺，以皮肤微红、微微渗血为度。加拔罐 10 分钟，出血 2 ～ 10 mL。

【文献摘录】

针灸治疗帕金森病 29 例临床观察。方法：将 53 例患者随机分为针灸治疗组 29 例和空白对照组 24 例。治疗组第 1 组取四神聪、曲池、外关、阳陵泉、足三里、丰隆；第 2 组取本神、风池、百会、合谷、三阴交、太冲，背部取 $T_3 \sim L_2$ 夹脊穴。并随症加减穴位。以上两组穴位交替针刺，隔日 1 次。另分别取大椎、委中或曲泽、委中，交替刺络放血，以血色由黑变红为度。血止后拔罐。操作每周 1 次。本组治疗 3 个月为 1 疗程。对照组不进行针灸治疗。分别于 1 个疗程的观察期前后，测定其各项临床检测指标。结果：针灸组治疗有效率为 89.7%，对照组有效率为 38.5%，治疗组与对照组总有效率差异极显著（$P < 0.01$）。[①]

【典型案例】

患者，女，49 岁，因"右上肢震颤近 2 年，加重半年"就诊。自述右上肢静止时不自主震颤，时轻时重，生气、着急、遇热时加重，右上肢疲乏、肿胀感，右上肢肌肉僵硬，肱三头肌轻微萎缩，右手握力尚佳，体偏胖，性急易怒。确诊为帕金森病并服用西药 5 个月未见好转，继续呈进行性加重状态，并逐渐出现便秘、口渴症状，舌暗红苔薄黄，脉沉弦细。诊断：颤证。辨证：肝肾阴虚、火瘀生风。治法：行针灸治疗症状未见缓解，考虑到患者患肢肌张力增高、指端胀满，遂改为刺血疗法。每次选手指胀满感最强的井穴 1 ～ 2 个，采血针点刺放血。首次放血治疗时，选用中冲穴，点刺后出血呈喷射状，色暗量多，出血约 5 mL。放血后，患者即感右上肢肿胀感明显减轻，且僵硬

① 王玲玲，何崇，刘跃光，等．针灸治疗帕金森病 29 例临床观察 [J]．中医针灸，1999（12）：709–711.

症状有所缓解。二诊时点刺未见喷射状出血，但出血仍色暗量多。2周后血色较前稍鲜亮，但量仍多。连续治疗2个月共16次，现患者自述指端不良感觉、肢体震颤僵硬症状明显减轻，感觉良好。[①]

十五、肝豆状核变性

【概说】

肝豆状核变性又名 Wilson 病，是一种常染色体隐性遗传的铜代谢障碍所引起的肝硬化和脑变性疾病。多数在儿童、青少年或青年起病，多为隐匿起病，病程进展缓慢。本病属于中医"肝风""颤证""积聚""痉病"的范畴。

【临床表现】

锥体外系损害为突出表现，如舞蹈样动作、手足徐动和肌张力障碍，同时可伴有面部怪容、吞咽困难、构音障碍、运动迟缓、震颤、肌强直、精神症状、肝硬化及角膜色素环等。少数患者可出现亨廷顿病等不自主运动，也有肌张力障碍引起的全身或局部的扭动等异常姿势。

【刺血治疗】

三棱针刺血加拔罐法

取穴部位：①大椎、肝俞、脾俞；②肾俞、丰隆、血海；③风池、风府、太阳；④至阳、筋缩、腰阳关；⑤委中、尺泽。

操作方法：任选一组穴位，局部常规消毒，以三棱针点刺，拔罐10分钟，每穴出血 2～10 mL。

【文献摘录】

穴位刺血疗法结合西药治疗痰瘀互结型肝豆状核变性疗效观察。方法：选取60例患者随机分为治疗组与对照组，各30例。对照组采用二巯基丙磺酸钠加入5%的葡萄糖液中静脉滴注，连续治疗6天，间歇2天，8天为1个疗程，共治疗4个疗程。治疗前2周，患者一律食用规定的低铜饮食，治疗过程中根据病情变化予以相应的对症治疗。治疗组在对照组药物治疗及饮食控制的基础上加用穴位刺血疗法，取大椎、肝俞、脾俞、肾俞、丰隆、血海。首先，将穴位经常规消毒后，手持消毒三棱针，以舒张手法轻按所选穴位皮肤，迅速垂直进针，刺入 3 mm，迅速拔出，让血自然流出，大椎穴及下肢穴位放出 5～10 mL 血液，背部穴位放出 2～5 mL 血液，均以血色变浅为度；然后，再以火罐留于刺血处，以罐口盖住施术部位为宜，留罐 3～5 分钟。每8天刺血1次，共治疗4次。结果：对照组临床疗效总显效率为30.0%，总有效率为70.0%；治疗

---

① 李冲，陈泽林．手十二井穴放血治疗帕金森病及其机理探微[J]．针灸临床杂志，2010，26（12）：53–54.

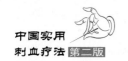

组临床疗效总显效率为 56.7%，总有效率为 93.3%。两组患者的临床总显效率及总有效率差异具有统计学意义（$P < 0.05$）。[①]

十六、癫痫

【概说】

癫痫是多种原因导致的脑部神经元高度同步化异常放电所致临床综合征，临床表现具有发作性、短暂性、重复性和刻板性的特点。由于脑内异常放电神经元的位置不同及范围差异，导致患者发作形式不一。癫痫的发病率与年龄有关，一般认为 1 岁以内患病率最高，为 1～10 岁以后逐渐降低。本病归属于中医"痫证""羊角风"的范畴。

【临床表现】

根据临床发作类型分为：①全身强直 - 阵挛发作（大发作）：突然意识丧失，继之先强直后阵挛性痉挛；常伴尖叫、面色青紫、尿失禁、舌咬伤、口吐白沫或血沫、瞳孔散大；持续数十秒或数分钟后痉挛发作自然停止，进入昏睡状态；醒后有短时间的头昏、烦躁、疲乏，对发作过程不能回忆。若发作持续不断，一直处于昏迷状态者称大发作持续状态，常危及生命。②失神发作（小发作）：突发性精神活动中断、意识丧失，可伴肌阵挛或自动症；一次发作数秒至十余秒；脑电图出现 3 次 / 秒棘慢或尖慢波综合。③单纯部分性发作：某一局部或一侧肢体的强直、阵挛性发作或感觉异常发作，历时短暂，意识清楚；若发作范围沿运动区扩及其他肢体或全身时可伴意识丧失，称杰克逊发作；发作后患肢可有暂时性瘫痪。④复杂部分性发作（精神运动性发作）：精神感觉性、精神运动性及混合性发作；多有不同程度的意识障碍及明显的思维、知觉、情感和精神运动障碍；可有神游症、夜游症等自动症表现；有时在幻觉、妄想的支配下可发生伤人、自伤等暴力行为。⑤自主神经性发作（间脑性）：可有头痛型、腹痛型、肢痛型、晕厥型或心血管性发作；无明确病因者为原发性癫痫，继发于颅内肿瘤、外伤、感染、寄生虫病、脑血管病、全身代谢病等为继发性癫痫。

【刺血治疗】

1. 三棱针刺血法

取穴部位：百会。

操作方法：局部常规消毒，以三棱针点刺，出血约 1 mL。

2. 三棱针刺血加拔罐法

取穴部位：①太阳、委中、曲泽；②尺泽、大椎。

操作方法：任选一组穴位，局部常规消毒，以梅花针叩刺，拔罐 10 分钟，出血 5～

① 朱庆军，赖忠涛 . 穴位刺血疗法结合西药治疗痰瘀互结型肝豆状核变性疗效观察 [J]. 中医药临床杂志，2019，31（10）：1920-1923.

20 mL。

【文献摘录】

王氏刺血疗法治疗癫痫 305 例临床观察。方法：主穴取太阳、委中、曲泽、尺泽、大椎。配穴痰湿中阻取足三里、丰隆；肝火上炎取蠡沟、百会；瘀血阻络根据所属脏腑、经络取相应穴位。另外还可取任、督两脉上的鸠尾、灵台、上星和风府等。另有一经外奇穴腰奇穴，许多癫痫患者在此穴的上、下附近有一条静脉显现，刺之有时能流出许多暗紫色血液。根据中医辨证每次选取 3 ～ 4 组穴位附近的浅静脉血管刺出血。对本病发作有固定时间的患者，还可按子午流注选取经穴。体质好的患者首次出血量可多一些，成人在 100 ～ 200 mL 之间，儿童可在 50 ～ 80 mL 之间，出血量大一些效果好。每穴都要尽量拔火罐以促使体内血液的循环流动。治疗时间在前几次中可间隔 15 天，随病情好转可间隔 20 ～ 30 天再进行下次治疗，如发作频繁可 7 天左右刺血治疗 1 次，并可配以毫针治疗。一般治疗 4 ～ 5 次即能取效，许多患者刺血 1 次后即临床控制，最多刺血 12 次而临床控制。结果：临床控制率达 71.5%，刺血疗法对抑制癫痫的各类型发作均有明显的疗效。[①]

【典型案例】

患者，男，22 岁，主因"发作性意识丧失、四肢抽搐、牙关紧闭 13 年"就诊。患者 7 岁时曾有头部外伤史，当时查头颅 CT 未见异常，9 岁时无诱因突然昏倒、意识丧失、全身抽搐、口吐白沫、牙关紧闭、小便失禁，在外院诊为癫痫（全身性发作），每天发作 1 ～ 2 次，每次发作持续约 2 分钟，醒后头痛、全身乏力。数年来一直服用丙戊酸钠，初起病情控制尚稳定，近 3 年症状加重、发作频繁，药物逐渐加量但效果甚差，每天发作 5 ～ 10 次，因长期服用丙戊酸钠，白天精神弱、倦怠乏力、不能正常工作。纳眠可，小便调，大便干，2 天 1 行。舌质暗、苔白厚，脉弦滑。西医诊断为癫痫。中医诊断为痫证，辨证属于瘀阻脑窍型。取穴：大椎、腰奇、百会、膈俞、肾俞穴。先点刺大椎、腰奇、膈俞穴放血拔罐，同时用梅花针自上而下叩打督脉，至皮肤红润或微出血为度；后取蟒针刺大椎、腰奇穴，沿皮对刺，泻法；毫针刺肾俞穴，补法；毫针刺百会穴，泻法。留针 50 分钟，每周治疗 2 次。五诊时患者自述白天精神好转，倦怠感改善，癫痫发作次数减少，每日发作 3 ～ 5 次。十诊时患者发作次数明显减少，3 ～ 4 天发作 1 次；自述精神好，纳佳，心情舒畅，眠可，二便调；舌淡红、苔薄白，脉沉细滑；针灸取穴继用大椎穴对刺腰奇穴，手法改为平补平泻，余穴改为肝俞、心俞、脾俞、肺俞、肾俞、膈俞穴用补法。治疗 3 个月后，患者自述已有近 1 周癫痫未发作，精神好，又巩固治疗 2 个月而愈。3 年后

① 王峥，马雯 . 王氏刺血疗法治疗癫痫 305 例临床观察 [J]. 中国针灸，2005，25（S1）：132–134.

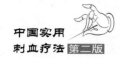
随访，患者已经停用丙戊酸钠，且癫痫未再发作。①

十七、血管性痴呆

【概说】

血管性痴呆是指脑血管病变及其危险因素引起的脑损害所致的痴呆，属于血管性认知障碍中加重的群体。按认知障碍的严重程度分为轻度和重度。本病属于中医"善忘""呆病""痴呆"的范畴。

【临床表现】

患者多在60岁以后发病，有中风史，呈阶梯式进展，波动性病程。血管性痴呆患者的认知障碍表现为执行功能受损显著，如制定目标、计划性、主动性、组织性和抽象思维及解决冲突的能力下降，常有近记忆力和计算力的减低。可伴有表情淡漠、少语、焦虑、抑郁或欣快等精神症状。

【刺血治疗】

三棱针刺血法

取穴部位：①井穴；②舌下静脉。

操作方法：任选一组穴位，局部常规消毒，以三棱针点刺，出血1 mL。

【文献摘录】

针刺五脏俞配合井穴刺血对血管性痴呆疗效观察。方法：将60例患者随机分为两组，各30例。60例患者均给予常规内科治疗、综合康复治疗，为基础治疗。治疗组加用针刺五脏俞、井穴刺血治疗，针刺穴位常规消毒，选用针灸针斜刺肺俞、心俞、肝俞，直刺脾俞、肾俞，针刺得气后平补平泻，留针30分钟，每日1次。每周休息1天，共治疗4周；选少冲、大敦、隐白、少商、涌泉常规消毒，戴一次性无菌手套，施术者押手拇指、示指置于刺血穴位两旁，刺手用一次性注射针头快速刺入患者穴位，快速出针，局部挤血，出血量以血液颜色变淡为度，左右交替取穴，3日1次，共治疗4周。对照组加用吡拉西坦，共治疗4周。结果：针刺配合刺血疗法、口服西药疗法均能治疗血管性痴呆，并在改善患者MMSE、ADL上无差异。②

———————————

① 王桂玲，胡俊霞，张帆，等.国医大师贺普仁癫痫辨治经验[J].中华中医药杂志，2021，36（6）：3336-3338.

② 杨丹，李娟，周梅，等.针刺五脏俞配合井穴刺血对血管性痴呆疗效观察[J].中文科技期刊数据库（引文版）医药卫生，2017，13（9）：226.

十八、外伤性截瘫

【概说】

外伤性截瘫是指脊柱由于受外力而导致脊髓损伤部位以下的肢体发生瘫痪的病证。多因直接或间接暴力引起，损伤部位易发生在脊柱活动频繁的节段或生理弧度转换处，损伤程度一般与暴力大小成正比。本病属于中医"痿证"的范畴。

【临床表现】

脊髓受伤以后所表现的在损伤节段以下继发的完全性弛缓性瘫痪，伴有各种反射、感觉、括约功能丧失的临床现象，损伤平面以下各种感觉均丧失；横贯性损伤是在脊髓休克期消失后，损伤节段以下的运动功能完全消失，但肌张力逐渐增高，反射亢进；休克期消失以后，瘫痪肢体的反射逐渐变得亢进，肌张力由弛缓转为痉挛。不同时期的脊髓损伤中可出现不同类型的神经源性膀胱；部分患者出现自主神经系统功能紊乱，如高热、无汗、肠蠕动减慢、大便秘结等。

【刺血治疗】

1.三棱针刺血法

取穴部位：阿是穴。

操作方法：局部常规消毒，以三棱针刺血，出血 1～2 mL。

2.皮肤针刺血加拔罐法

取穴部位：夹脊穴、阿是穴。

操作方法：局部常规消毒，以梅花针叩刺至微出血，拔罐 10 分钟，出血 5～10 mL。

【典型案例】

患者，男，39 岁，因"车祸致脊椎骨折 1 年伴腰背疼痛加重 3 天"入院。入院症见扶拐步入病房，神清，双下肢感觉减退，二便困难，偶有腹胀，纳差，眠可。腰椎 CT 提示 L_1 椎体骨折内固定术后改变。患者左侧小腿外侧麻木，左侧大腿后侧麻木，左侧脚趾麻木无知觉，肛周麻痹，伴大小便失禁，左下肢温觉减退，L_4、L_5 以下痛觉减退，左下肢股四头肌、胫骨前肌、腓肠肌萎缩明显，肌力 3+ 级，膝反射减弱，跟腱反射明显减弱。患者大便不能自解，需"开塞露"帮助，小便需行清洁导尿。中医诊断：痿证，肝肾亏虚、髓枯筋痿证。西医诊断：①脊髓损伤；②截瘫；③ L_1 椎体爆裂性骨折术后；④神经源性膀胱；⑤神经源性直肠。推拿加针刺华佗夹脊穴（腰段）、次髎、秩边、委中、悬钟，腰部加灸，留针 20 分钟；仰卧位取关元、中极、水道、髀关、足三里、阳陵泉，少腹部加灸，留针 20 分钟。推拿与毫针刺均每日 1 次。背部疼痛点用三棱针刺血加拔罐，放出瘀血 2～3 mL，腿部足太阳膀胱经、足少阳胆经及麻木区用梅花针叩刺，以皮肤潮红为度。每周 1 次，于推拿后针刺前进行。治疗 2 周后，患者诉腰

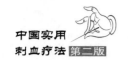
背部疼痛已减轻一半，腰部肌肉力量增强，但行走时仍觉身体有下坠感，另外出现遗尿现象。参考头针疗法，在每次俯卧位时加针刺顶中线，百会向前平刺，并在百会穴悬灸20分钟，其余操作不变。增加穴位治疗2周后，患者诉效果明显，腰背疼痛基本消失，走路时下坠感减轻，遗尿现象消失，能控制肛周肌肉收缩，腿部麻木区范围缩小，痛觉增强，肌肉萎缩改善不明显，肌力4级。于是停用三棱针刺血疗法，继续其余治疗。坚持每日予患者以上治疗，每次约2小时。继续治疗2个月后，患者诉平时走路可不用拐杖，走路时上身可以直立，可自行排尿，肛周肌肉收缩力增强，左侧小腿麻木范围缩小至上1/3，左侧大腿后侧麻木缩小至大腿根部，脚趾部有痛感，腰以下痛觉明显恢复。肌力4+级，肌肉萎缩变化不明显，鼓励患者多锻炼。目前患者自述大小便尚未完全正常，行走时间长了腰腿无力。现继续治疗，基本方案不变，根据具体情况可有穴位的增减。[①]

十九、偏头痛

【概说】

偏头痛是临床最常见的原发性头痛类型，是一种常见的慢性神经血管性疾病，多起病于儿童和青春期，中青年期达发病高峰，女性多见，男女患者比例为1∶2～3，人群中患病率为5%～10%，常有遗传背景。本病属于中医"头风"的范畴。

【临床表现】

临床以发作性中重度、搏动样头痛为主要表现，头痛多为偏侧，一般持续4～72小时，可伴有恶心、呕吐，光、声刺激或日常活动均可加重头痛，安静环境、休息可缓解头痛。

【刺血治疗】

1. 三棱针刺血法

取穴部位：①耳尖、阿是穴；②耳背静脉；③至阴；④印堂、太阳、百会；⑤风池、率谷、上星；⑥颞部怒张的浅静脉；⑦角孙、内关、神门、中渚。

操作方法：任选一组穴位，局部常规消毒，以三棱针点刺，出血1～2 mL。

2. 小眉刀刺血加拔罐法

取穴部位：身柱。

操作方法：局部常规消毒，锋刀针快速刺入皮下，再针刺至棘上韧带，针下似感索条状物后切一次，随即将针退出，挤压针孔出血，加拔罐10分钟，出血3～5 mL。

【文献摘录】

1. 至阴穴点刺放血治疗偏头痛26例。方法：取至阴穴，患者取仰卧位，用75%的

---

① 陈小艳.针灸治疗外伤性截瘫个案报告 [J].养生现代，2015（8）：226.

酒精常规消毒至阴穴,用三棱针点刺放血,每次放血 3 ～ 6 滴。每天放血 1 次,下次换对侧穴位,轮流交替放血。头痛剧烈时可每天放血 2 次。4 天为 1 个疗程,每个疗程间隔 4 天。若病程短,可治疗 1 ～ 2 个疗程;若病程长、经久难愈者,可治疗 3 个疗程。疗程结束后判定疗效。结果:治愈 14 例,好转 10 例,无效 2 例,总有效率为92.31%。[①]

2. 针刺配合刺血治疗偏头痛 60 例。方法:风寒阻络型取后溪、申脉,配风池、合谷;肝阳上亢型取外关、足临泣,配太冲;痰浊上扰型取内关、公孙,配丰隆、中脘;气血亏虚型取内关、公孙,配足三里、气海;肝肾阴虚型取列缺、照海,配三阴交、太溪;头痛急性期、发作期各型均配丝竹空透率谷、太阳穴;头顶痛加百会,前额痛加印堂、上星,枕部痛加脑户、申脉。穴位常规消毒后,用 30 号一次性毫针刺入穴位,根据虚实行补泻法,留针 30 分钟。刺络放血:痛点处取曲张的小静脉或痛处皮肤、耳背静脉。常规消毒后,痛点皮肤用一次性采血针点刺放血 5 ～ 10 滴。痛处小静脉和耳背静脉取怒张明显者,稍搓揉后用一次性采血针点刺放血,出血量以血液由瘀黑转变为鲜红为度,0.5 ～ 5 mL。先针刺后放血,急性期每天针刺 1 次,放血疗法隔天 1 次,疼痛缓解后只用针刺疗法。1 天 1 次,5 次为 1 个疗程。放血疗法隔天 1 次,疼痛缓解后停止。治疗 2 个疗程统计疗效。结果:痊愈 32 例,占 53.3%;显效 18 例,占 30%;好转9 例,占 15%;无效 1 例,占 1.6%;总有效率为 98.3%。[②]

【典型案例】

患者,女,46 岁。反复发作偏头痛 13 年余,时轻时重,头部左右交替疼痛,以左侧为重,遇劳累或情绪激动后加剧,月经量少,伴有头晕、耳鸣。近 2 周来,头痛发作频繁,曾做脑电地形图、脑血流图、头颅 CT 等检查,均未见异常。西医诊断为血管神经性头痛。经服用盐酸氟桂利嗪等药物疗效不佳。查体:舌淡黯、苔薄白,脉弦滑。证属外邪侵袭,气滞血瘀,脉络不通。经身柱穴锋刀针刺血,使之出血 1 滴,再用火罐拔出 1 mL 左右血。治疗 10 次后症状明显减轻,16 次后症状基本消失。为巩固疗效,坚持到第 20 次,诸症消失。随诊 2 年未复发。[③]

二十、后循环缺血性眩晕

【概说】

后循环缺血是指脑部的后循环的短暂性缺血发作和脑梗死,又称为椎 - 基底动脉系

① 杨娜娜,周胜红. 至阴穴点刺放血治疗偏头痛 26 例 [J]. 湖南中医杂志,2014,30(1):73.

② 熊灿东. 针刺配合刺血治疗偏头痛 60 例 [J]. 实用中医药杂志,2016,32(5)484–485.

③ 欧亚,宋边江,张彦成. 身柱穴刺血拔罐治疗血管神经性头痛 160 例 [J]. 新疆中医药,2007,25(5):51–52.

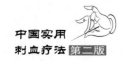

统缺血、后循环 TIA 与脑梗死、椎 – 基底动脉血栓栓塞性疾病。后循环包括椎动脉、基底动脉和大脑后动脉及其各分支。本病属于中医"眩晕"的范畴。

【临床表现】

主要表现为头晕、眩晕，无法站稳；肢体或头面部麻木、感觉障碍，肢体无力，有踩棉感；头痛、复视、呕吐；短暂意识缺失，语言和疼痛等外界刺激无法唤醒。

【刺血治疗】

1. 三棱针刺血法

取穴部位：①耳尖；②风府、风池。

操作方法：任选一组穴位，局部常规消毒，以三棱针点刺，出血 2 mL。

2. 刺血加拔罐法

取穴部位：①阿是穴；②太阳；③大椎。

操作方法：任选一组穴位，局部常规消毒，以三棱针点刺（或皮肤针叩刺）出血，拔罐 10 分钟，出血 5 ～ 8 mL。

【文献摘录】

1. 耳尖放血疗法治疗后循环缺血眩晕临床观察。方法：选取 100 例患者，头颅 CT 排除脑出血、肿瘤及癫痫、血液病，随机平均分为治疗组和对照组，各 50 例。对照组予以神经保护治疗。治疗组在对照组治疗基础上，加用耳尖刺络放血疗法，取患者双侧耳尖穴，严格消毒，持一次性 6 号注射器，针头对准穴位迅速刺入 1 ～ 2 mm，随即出针，轻轻挤压针孔周围的耳郭，使其自然出血 5 ～ 10 滴，每滴如黄豆大小，直径约 5 mm，隔日放血治疗 1 次，每次取双侧耳尖放血，3 周为 1 个疗程。合并高血压的患者同时给予针刺降压沟，操作步骤同耳尖放血疗法。结果：治疗组与对照组治疗后总有效率分别为 100%、88%，两者差异有统计学意义（$P < 0.05$）；两组治疗后经颅多普勒超声（TCD）检查血流动力学参数变化较治疗前差异有统计学意义，且治疗后组间比较差异亦明显（$P < 0.05$），治疗后 3 个月、6 个月两组复发率差异明显（$P < 0.05$）。[1]

2. 大椎刺络拔罐为主治疗椎 – 基底动脉供血不足 35 例。方法：大椎穴局部皮肤以 75% 的酒精棉球消毒后，用皮肤针由轻渐重中等强度叩刺 2 ～ 3 分钟，以皮肤潮红并有轻微出血点为度，以中号玻璃罐闪火拔之，留罐 10 分钟。取罐后用消毒干棉球擦尽血迹。取风池、天柱穴常规针刺，以得气为度，10 分钟行针 1 次，留针 20 ～ 30 分钟，每天 1 次。视大椎穴处皮肤恢复情况隔天或 3 天治疗 1 次，7 次为 1 个疗程。嘱患者治疗当天颈项部勿着水，注意保暖。结果：本组 35 例，治愈 10 例，占 28.57%；显效 15 例，占 42.86%；有效 7 例，占 20.0%；无效 3 例，占 8.57%；总有效率为 91.43%。[2]

① 陆岸英 . 耳尖放血疗法治疗后循环缺血眩晕临床观察 [J]. 中国中医急症，2014，23（10）：1899–1901.

② 洒玉萍 . 大椎刺络拔罐为主治疗椎 – 基底动脉供血不足 35 例 [J]. 河北中医，2007，29（1）：46–47.

二十一、颈源性眩晕

【概说】

颈源性眩晕是指椎动脉的颅外段受到颈部病变影响导致椎动脉供血障碍而引起的眩晕综合征，又称为椎动脉压迫缺血综合征、椎动脉缺血综合征、颈后交感神经综合征等。本病属于中医"眩晕"的范畴。

【临床表现】

主要表现为头晕和目眩及头昏、视物不清、视物旋转、站立不稳、如坐舟船等，同时伴有颈椎病相关的其他症状。

【刺血治疗】

1.三棱针刺血法

取穴部位：①耳尖、大椎；②太阳、神庭、头维；③耳背静脉。

操作方法：任选一组穴位，局部常规消毒，以三棱针点刺，出血 2 ～ 3 mL。

2.梅花针刺血加拔罐法

取穴部位：①颈百劳、大椎；②肩井、膈俞。

操作方法：任选一组穴位，局部常规消毒，以梅花针叩刺出血，拔罐 10 分钟，出血 5 ～ 10 mL。

3.针刀刺血法

取穴部位：风池。

操作方法：局部常规消毒，少量局部麻醉药迅速进针刀，纵行疏通，横行铲剥 2 ～ 5 次，针下有松动无明显阻力感拔出，血微微放出后即可。

【文献摘录】

头部穴位放血治疗颈源性眩晕（风阳上扰证）的临床观察。方法：将 64 例颈源性眩晕（风阳上扰证）患者分为对照组和治疗组，各 32 例。对照组予山莨菪碱、维生素 B_6、氟桂利嗪口服，7 天为 1 个疗程。观察期为 1 个疗程。治疗组采用头部穴位放血疗法。使用一次性注射针头于大椎、太阳、耳尖、神庭、头维穴处轻轻点刺，挤出血 2 ～ 3 mL，每次 4 穴（太阳、头维、耳尖左右交替，和大椎或神庭共 4 穴），一次 2 ～ 3 mL，每日 1 次。7 天为 1 个疗程。观察期为 1 个疗程。结果：观察组总有效率为 84.38%，对照组总有效率为 81.25%，两组总有效率差异无统计学意义（$P > 0.05$）。[①]

【典型案例】

患者，女，65 岁。自述眩晕伴有恶心呕吐、心悸、胸闷、颈项不适 2 周。检查：

---

① 苟春雁，李梦，樊沙沙.头部穴位放血治疗颈源性眩晕（风阳上扰证）的临床观察 [J].2016，25（2）：314–315.

头部向左侧偏歪，C_2 棘突右侧压痛明显，并可加重眩晕症状，双侧颈肌僵硬，旋转试验阳性。颈椎 X 线片示颈椎曲度变直，$C_4 \sim C_6$ 骨质增生。心电图示心动过速。多普勒显示椎 – 基底动脉供血不足。诊断为颈性眩晕。先施以推拿头、颈、肩、上肢及颈项旋搬，隔天 1 次；再在耳背面从耳尖至耳垂选择粗大明显的血管，一般从耳根部向耳郭循序渐进地施术；常规消毒后，用针刺破耳背表浅静脉深度约 1 mm，出血量一般以 10 ～ 15 mL 为佳，然后局部消毒，针口放一块干棉球再以胶布固定。每次在一侧耳背放血，隔天 1 次，左右耳交替施术。10 天后治愈，至今未复发。[①]

第三节　外科病

一、疖

【概说】

疖是指毛囊和毛囊深部及其周围组织的急性化脓性感染。单个损害称为疖，多发而反复发作的称疖病。中医亦称本病为"疖"。

【临床表现】

局部症状初起为毛囊性炎性丘疹，以后炎症向周围扩展，形成红肿热痛之坚硬结节，数日后结节中央变软、有波动感，顶部出现黄白色脓栓，随后脓栓脱落，脓液排出，炎症随之消退而愈。一般无全身症状，但如局部炎症较重或全身抵抗力降低时可引起全身不适、畏寒、发热、头痛、厌食等。

【刺血治疗】

三棱针刺血法

取穴部位：委中。

操作方法：局部常规消毒，以三棱针点刺，出血 10 ～ 20 mL。

【文献摘录】

刺络疗法治疗疖肿 28 例。方法：患者俯卧，在腘窝横纹中点，当股二头肌肌腱与半腱肌腱的中间取委中穴，皮肤常规消毒，用三棱针对准委中穴点刺放血 3 ～ 5 mL，血色由暗紫变为红色时，用消毒棉球压迫止血，每 7 天 1 次，若效果欠佳，则配尺泽穴点刺放血 2 mL。效果：经刺络放血治疗 1 次治愈 5 例，2 次治愈 15 例，3 次治愈 8 例，治愈率 100%。[②]

① 刘积高 . 推拿加耳背放血治疗颈源性眩晕 32 例 [J]. 广西中医药，2013，36（4）：264–265.
② 王占慧，刘凌 . 刺络疗法治疗疖肿 28 例 [J]. 上海针灸杂志，2006（10）：20.

【典型案例】

患者，男，25 岁，1 个月前在头顶部发现有许多圆形小结节，质硬并有红肿热痛急性炎症表现，5 天后结节增大，疼痛加剧，在当地医疗单位进行消炎处理后治愈。但其后经常反复发作，曾用自血注射疗法但效果并不理想。后经我院点刺委中穴放血治疗 3 次后治愈。随访半年未见复发。[①]

二、丹毒

【概说】

丹毒是皮肤淋巴管网的急性感染性疾病。中医亦称本病为"丹毒"。

【临床表现】

局部症状好发于足背、小腿、面部等处。起病急，典型表现为局部水肿性红斑，界限清楚，表面紧张发亮，局部有灼烧样疼痛，病变范围向外周扩展时，中央红肿消退而转变为棕黄。有的可起水疱，附近淋巴结常肿大、有触痛，但皮肤和淋巴结少见化脓破溃。下肢丹毒反复发作可导致淋巴水肿，在含高蛋白的淋巴液刺激下局部皮肤粗厚，肢体肿胀，日久会发展成"象皮肿"。全身症状起初即可有畏寒、发热、头痛、全身不适等症状。病情加重时全身性脓毒症常加重。

【刺血治疗】

1. 三棱针刺血法

取穴部位：①病灶处周围血流充盈的暗紫色小静脉；②委中。

操作方法：局部常规消毒，用三棱针点刺，待暗紫色血自然流尽即可。

2. 刺血加拔罐法

取穴部位：皮损部位。

操作方法：局部常规消毒，用梅花针从外向内转圈轻轻叩刺（范围稍超过皮损），微微渗血；或用三棱针在病灶处刺血，再拔罐，留罐 5 分钟，出血 3 ～ 5 mL。

【文献摘录】

委中穴刺络放血治疗下肢丹毒 24 例。方法：患者采取站立位，不能耐受者，可采取侧卧位或被动侧卧位，使患肢伸直，充分暴露病侧腘窝部位，先用带子或橡皮管结扎在患侧委中穴上端，用记号笔进行定位，用 2% 的碘酊消毒，医者双手严格消毒后用三棱针垂直快速点刺委中穴，可刺 3 ～ 4 针，进针 2 ～ 3 mm，随即出针，出血量为 3 ～ 4 mL，待暗紫色血液自然流尽，松下带子或橡皮管，用消毒干棉球按压针孔。每周治疗 2 次，1 周为 1 个疗程。2 个疗程后观察治疗效果。结果：24 例患者中，痊愈 20 例，占

---

① 王占慧，刘凌. 刺络疗法治疗疖肿 28 例 [J]. 上海针灸杂志，2006（10）：20.

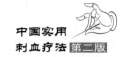

83.4%；显效 2 例，占 8.3%；无效 2 例，占 8.3%；总有效率为 91.7%。[①]

【典型案例】

患者，男，66 岁，自述右小腿起疹伴红肿疼痛 4 天。查体：患者右小腿可见片状水肿性红斑，边界清楚，表面紧张，上有一形状不规则的松弛性大疱，疱壁较厚，疱液稍混浊，疱周无明显红晕，患者入院时高热（39 ℃）且因疼痛严重，夜间不能安卧。诊断为下肢丹毒。给予刺络拔罐，将患者下肢病灶周围皮肤或病灶处常规消毒，用消毒好的三棱针对准病灶周围皮肤或病灶处及周围怒张的小血管，病灶处刺血后拔罐，留罐 3 ～ 5 分钟。第 1 次拔罐，共拔出暗红混浊血液 50 mL 左右，并对其大疱给予抽疱处理，当晚患者述局部红肿疼痛明显减轻，夜间可安卧。隔日再行刺络拔罐 1 次后体温降至正常，至第 5 次时，红肿完全消退，局部轻微压痛，患者于 2 周后出院。[②]

三、急性淋巴管炎

【概说】

急性淋巴管炎多数为溶血性链球菌从破损的皮肤，或其他感染灶蔓延到邻近的淋巴管所引起。中医称本病为"红丝疗"。

【临床表现】

急性淋巴管炎早期有局部淋巴结肿大、疼痛和压痛，触诊时肿大淋巴结可与周围软组织相分辨。表面皮肤正常，轻者常能自愈，病情发展则有局部红肿热痛加剧，炎症继续向淋巴结周围蔓延，可扩展形成肿块，出现发热、头痛、乏力等全身症状，也可发展成脓肿。

【刺血治疗】

三棱针刺血法

取穴部位：对侧第五指指间（第五趾趾间）。

操作方法：局部常规消毒，止血带结扎指根，用三棱针点刺后出血 3 ～ 4 滴。

【文献摘录】

点刺放血治疗急性淋巴管炎 30 例疗效观察。方法：根据中医缪刺理论，左侧肢体患急性淋巴管炎，刺右侧，右侧患病刺左侧。右上肢患病时，于左手第五指指间行皮肤常规消毒后，止血带结扎指根部，用无菌三棱针或针头点刺指间，放 3 ～ 4 滴鲜血后放开止血带即可。同理左下肢患病于右脚第五趾趾间点刺放血，一次即可治愈。结果：点刺放血治疗急性淋巴管炎 30 例，其中 2、3、4、5 天治愈者分别为 4 例（13.3%）、19

① 李珍，罗迪，赵燕. 委中穴刺络放血治疗下肢丹毒 24 例 [J]. 中国民间疗法，2017，25（5）：36.
② 黄茹茜. 刺络放血拔罐疗法治疗下肢丹毒 45 例 [J]. 中医外治杂志，2017，26（6）：31–32.

例（63.3%）、5例（16.7%）、2例（6.7%）。[①]

【典型案例】

患者，男，46岁，右手示指伤后3天，体温37.6 ℃，示指出现红、肿、热、痛，分别于右手示指至肘关节上方及腋下3 cm处，见2条宽约1.0 cm的红线，腋窝淋巴结肿大，白细胞计数为19×10^9/L，中性粒细胞比率为76%，淋巴细胞比率为24%，应用本疗法1次，第2天示指红、肿、热、痛明显缓解，体温正常，红线退至肘关节以下，第4日痊愈。[②]

四、毒蛇咬伤

【概说】

毒蛇咬伤是指被毒蛇咬伤以致毒液由伤口进入人体所引起的急性全身性中毒性疾病。据蛇毒的主要毒性作用分为神经毒损害、心脏毒和凝血障碍毒损害、肌肉毒损害、混合毒损害。

【临床表现】

神经毒损害：主要由金环蛇、银环蛇、眼镜蛇等咬伤引起，1～6小时后可出现全身中毒症状，表现为全身不适、四肢无力、头晕眼花、局部麻痒感，继而神经症状加剧，出现视力模糊、上睑下垂、语言障碍、下咽困难、流涎、眼球固定和瞳孔散大等。心脏毒和凝血障碍毒：主要由蝰蛇、五步蛇、竹叶青等毒蛇咬伤引起，症状在0.5～3小时出现，局部红肿、疼痛，常伴有水疱、出血和坏死，肿胀可向肢体上端扩展，也可出现全身中毒症状，部分可出现全身广泛性出血。肌肉毒：主要受膜毒素、响尾蛇胺及其类似物等损害，30分钟至数小时后，出现肌肉疼痛、僵硬和进行性无力；腱反射消失、上睑下垂和牙关紧闭，也可出现严重心律失常等类似神经毒损害症状。混合毒：主要由眼镜蛇、眼镜王蛇、腹蛇咬伤引起，兼顾上述各类型症状。

【刺血治疗】

1.三棱针刺血法

取穴部位：①八风、八邪；②伤口周围和（或）肢体肿胀明显部位。

操作方法：任选一组穴位，局部常规消毒，用三棱针点刺，深度2～3 mm，出血0.1～0.3 mL。

2.刺血加拔罐法

取穴部位：阿是穴。

操作方法：肿胀范围选2～3个阿是穴，局部常规消毒，以三棱针浅刺出血，拔罐

---

① 郭淑华.点刺放血治疗急性淋巴管炎30例疗效观察 [J].中国临床研究，1993（1）：61.

② 郭淑华.点刺放血治疗急性淋巴管炎30例疗效观察 [J].中国临床研究，1993（1）：61.

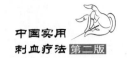

20 分钟，吸出瘀血或黄色液体 5～10 mL。

【文献摘录】

1. 八风、八邪放血疗法对竹叶青蛇咬伤凝血功能的影响。方法：将 82 例患者随机分为穴位放血组与对照组，各 41 例。对照组予局部清创排毒、局部封闭和抗蛇毒抗感染等对症支持治疗，用双黄蛇伤散外敷、犀角地黄汤加减水煎服。穴位放血组在常规治疗基础上，下肢咬伤取八风穴，上肢咬伤取八邪穴，皮肤消毒后用一次性注射器针头，与皮肤平行刺入约 1 cm，迅速拔出后将患肢下垂，让血液自然流出。每天 1 次，治疗 4 天及以上，4 天以上肿痛缓解者停止治疗。结果：两组治疗第 4 天的 PT、APTT、TT、INR 有明显差异，而穴位放血组上升更少；Fg 皆下降，但对照组下降更多（$P < 0.05$）。穴位放血组第 4 天的肿胀、疼痛评分比对照组更低，有统计学差异（$P < 0.05$）。穴位放血组住院时间更短（$P < 0.05$）。[1]

2. 刺血拔罐法配合自制毒液吸引器用于毒蛇咬伤所致局部肿痛的效果。方法：共 64 例患者。根据伤肢肿胀范围选 2～3 个阿是穴，常规消毒，取三棱针浅刺出血，再用乙醇闪火法进行拔吸，留罐 20 分钟，吸出瘀血或黄色液体 1～2 mL，再次清洁消毒创面。局部肿胀明显、拔吸出的液体较多时，换罐连续拔吸 2～3 次，每次留罐 3～5 分钟，可拔出液体 4～14 mL。并用自制毒液吸引器反复抽吸出毒液 1～2 mL 并消毒，每次 10～15 分钟，每 8 小时 1 次，直至 48 小时后。常规消毒后，在毒蛇咬伤部位（难以拔罐部位）用三棱针快速点刺出血，用左手轻轻将注射器的针筒（根据伤口的大小选择不同型号）放置在针刺部位，紧贴皮肤，使周围密封、不漏气，右手抽取另一端注射器活塞，形成一定的负压，将毒液吸出，可反复抽吸。一般可吸出瘀血或黄色液体 1～2 mL，排毒完毕再消毒皮肤。患者入院后即如法做，每次 10～15 分钟，以后每 8 小时 1 次，直至入院后 48 小时。再配合应用抗蛇毒血清、地塞米松、破伤风抗毒素、抗生素等药物治疗，以及中医的蛇伤解毒汤加减。结果：本组 64 例，治疗后 48 小时，患肢肿胀消退 4～41 mm，平均消退 24.5 mm，疼痛平均缓解 4.1 级，有效率为 98.4%，无一例出现肢体坏死。[2]

五、毒虫咬蜇伤

【概说】

毒虫咬伤是指被能分泌毒液的昆虫刺伤或蜇伤后引起的局部反应和全身症状。按毒

① 刘林华，曾林生，刘磊，等 . 八风八邪放血疗法对竹叶青蛇咬伤凝血功能的影响 [J]. 中国中医急症，2020，29（5）：870–872.

② 叶万丽 . 刺血拔罐法配合自制毒液吸引器用于毒蛇咬伤所致局部肿痛的效果 [J]. 中华现代护理杂志，2010，16（24）：2953–2954.

虫种类分为蜂类蜇伤、毒蜘蛛蜇伤、蝎子蜇伤、蜈蚣咬伤等。本病属于中医"毒虫咬伤"的范畴。

【临床表现】

蜂类刺伤后可出现局部红肿、疼痛、瘙痒，少数有水疱或坏死。严重或多次蜇伤者，可迅速出现全身症状，如发热、头痛、恶心、呕吐、腹泻、肌肉痉挛、昏迷、变态反应甚至死亡。

毒蜘蛛蜇伤后可出现局部剧痛、红肿、红斑、水疱、坏死、痂皮及皮下深溃疡继发感染、类似急腹症样肌性痉挛性疼痛。蝎子蜇伤后多局部剧痛，无明显红肿，儿童可有流泪、流涎、大汗、全身肌肉痉挛、血压升高等全身症状，重症可有心肌损伤、肺水肿等症。

蜈蚣咬伤可出现局部红肿、灼痛、奇痒、局部淋巴管炎和组织坏死，全身反应轻，如头痛、眩晕、发热、恶心、呕吐，严重者可有谵语、全身麻木甚至昏迷。

【刺血治疗】

1. 梅花针刺血加拔罐法

取穴部位：伤口局部周围。

操作方法：去除毒刺后，局部常规消毒，以梅花针叩刺至皮肤发红、轻微出血，再拔罐 10 分钟，流出淡黄色的毒液及少量的血。

2. 三棱针刺血加拔罐法

取穴部位：①大椎、井穴；②伤口局部周围。

操作方法：去除毒刺，局部常规消毒，以三棱针迅速点刺 3～5 下，出血 8～10 滴，再拔罐 15 分钟，拔出约 10 mL 紫红色血液。

【文献摘录】

1. 刺血拔罐法治疗毒虫螫咬伤的体会。方法：共 11 例患者，其中蜂蜇伤 6 例、蜈蚣蜇伤 2 例、蚂蟥咬伤 1 例、不知名毒虫咬伤 2 例。伤口在四肢者，伤口近心端 5～10 cm 处用带绑扎，每 20～30 分钟放松 1 次。取适宜体位并抬高患肢；有毒刺或毒囊先拔出，再冲洗并消毒，用三棱针予密集型点刺放血，拔罐并留罐 10～15 分钟，可连续重复几次。起罐后以艾炷隔 1 cm 蒜片灸 5～7 壮或艾条灸 20～30 分钟。病重者加大椎穴放血拔罐，口服蛇药及伤口外敷蛇药。结果：治愈 11 例。[①]

2. 用刺血拔罐法联合蛇药治疗蜂蜇伤的疗效研究。方法：将 20 例患者随机分为对照组和观察组，各 10 例。对照组患者使用刺血拔罐法进行治疗，四肢被蜇伤的患者，应在其被蜇伤部位的近心端 5～10 cm 处用绷带进行绑扎，并每 20～30 分钟将其绑带

---

① 周曼颖，周曼雯，周道仁. 刺血拔罐法治疗毒虫螫咬伤的体会 [J]. 解放军护理杂志，2004，21（3）：38.

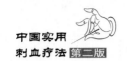

放松 1 次。先对其被蜇伤的部位进行冲洗，并对其患处进行消毒处理，若能看到毒刺或毒囊，应先为其拔除，再用三棱针对其伤口周围进行密集的点刺放血，在其患处拔罐10 ～ 15 分钟。根据患者的具体病情，可为其针刺大椎穴，局部常规消毒后，用三棱针在大椎穴上进行 3 ～ 5 下的快速点刺，并在其针刺的部位上进行拔罐。为病情严重的患者加刺合谷穴，并在此处拔罐。观察组在对照组的基础上用口服、伤口外敷季德胜蛇药片治疗。取罐后，在拔罐处进行 20 ～ 30 分钟的灸疗。结果：观察组患者 1 次治疗的有效率与对照组患者相比无明显差异（$P > 0.05$）。观察组患者疼痛指数的评分明显低于对照组患者，二者相比差异具有显著性（$P < 0.05$）。[1]

六、甲状腺囊肿

【概说】

甲状腺囊肿是指甲状腺中出现的液体囊状物，呈圆形，质地光滑、柔软，可随吞咽上下移动。甲状腺囊肿多为良性且无明显症状，因此日常不易发现，需积极完善相关检查进行判断。甲状腺囊肿多由不良习惯、情绪异常、体内缺乏碘元素等因素导致。本病属于中医"积聚""瘿病""瘿瘤"的范畴。

【临床表现】

早期无任何不适，往往是在无意中发现颈前部肿物。当囊肿变大或囊肿内有出血的现象时，可造成压迫，相关症状如疼痛、吞咽困难、呼吸困难、声音沙哑等。病久者可能有甲状腺功能降低的症状，如胃纳减少、无力、轻度水肿等。

【刺血治疗】

三棱针刺血法

取穴部位：舌下静脉。

操作方法：局部常规消毒，以三棱针或注射针头快速点刺，出血 5 ～ 7 滴。

【文献摘录】

藏药结合舌下放血疗法治疗甲状腺囊肿的疗效评估。方法：将 90 例患者分为治疗组藏药结合舌下放血疗法治疗 60 例，对照组单纯藏药治疗 30 例。对照组：夏皎尔杰巴藏药进行治疗，1 个月为 1 个疗程。治疗组：辨证口服藏药的基础上，加以舌下放血治疗，患者可取立位或坐位，采用 5 mL 针管的针头，待舌下静脉充盈后迅速针刺放血。第 1 个疗程，1 周进行 1 次放血疗法；第 2 个疗程，15 天进行 1 次放血疗法；第 3 个疗程，1 个月进行 1 次放血疗法。1 个疗程为 1 个月。均治疗 3 个疗程，判断治疗前后囊肿大小，分析结果。结果：藏医证候疗效组间比较：治疗组有效率达 98.3%，无效率为

① 赵强 . 用刺血拔罐法联合蛇药治疗蜂蜇伤的疗效研究 [J]. 当代医药论丛，2015，13（20）：24–25.

1.7%；对照组有效率达 90%，无效率为 10%。经 χ^2 检验，组间差异有显著统计学意义（$P < 0.05$）。[1]

七、急性乳腺炎

【概说】

急性乳腺炎是乳腺的急性化脓性感染，最常见于哺乳期妇女，尤其是初产妇，常发生于产后 1 个月以内。临床特点是乳房有结块，红、肿、热、痛。严重者可伴有高热、寒战、乳房肿痛明显、有硬结、压痛，患侧腋下淋巴结肿大。本病属中医学"乳痈"的范畴。

【临床表现】

急性乳腺炎的症状多表现为乳房肿胀、疼痛、乳房硬结、发热等。乳房肿痛是急性乳腺炎的典型症状，多表现为不同程度的胀痛，可伴有乳汁排出不畅、有硬块，局部皮肤红肿、皮温升高，甚至还有骨节酸痛、胸闷、呕吐、恶心等症状。严重者可并发全身化脓性感染。

【刺血治疗】

1. 三棱针刺血加拔罐法

取穴部位：①阿是穴；②灵台、至阳。

操作方法：局部常规消毒，用三棱针疾刺 0.1 cm 深，呈"三点式"；再拔罐 10 分钟，出血 5 mL。

2. 火针刺血加拔罐法

取穴部位：阿是穴。

操作方法：局部皮肤常规消毒，将在酒精灯上烧红的盘龙火针，迅速刺入已选部位，针孔间隔 1 cm 左右，速刺、疾出；再拔火罐，留罐 10 分钟，出血 3 ～ 5 mL。

【文献摘录】

1. 刺络、拔罐治疗急性乳腺炎 76 例。其中，初产妇 53 例，经产妇 23 例。方法：取仰卧位，令患者暴露病变部位，在病变附近瘀阻较明显的静脉处常规消毒，用三棱针点刺，让瘀血自然流出，随即在刺处拔火罐，观察瘀血流出情况，一般出血量为 10 ～ 15 mL 为宜。同时配同侧曲泽穴或其周围瘀阻明显的静脉处刺络拔罐，出血量以 10 ～ 20 mL 为宜，隔 3 天治疗 1 次，治疗 2 次无效者，改用其他治疗方法。治疗 1 周后评价。结果：治愈 67 例，占 88.2%；有效 6 例，占 7.9%；无效 3 例，占 3.9%；有效率为 96.1%。[2]

① 傲见多杰 . 藏药结合舌下放血疗法治疗甲状腺囊肿的疗效评估 [J]. 中国民族医药杂志，2017（8）：18-19.
② 龚新彪 . 刺络、拔罐治疗急性乳腺炎 76 例 [J]. 河南中医，2006，26（2）：63.

2. 火针配合拔罐治疗气滞热壅型乳痈 43 例临床观察。其中，初产妇 36 例，经产妇 7 例。方法：先根据彩色多普勒超声检查定位，包括肿块大小、具体位置、距皮肤距离，用划线笔标记肿块，局部皮肤常规消毒，戴上手套绷紧肿块局部，将已消毒的盘龙火针在酒精灯上烧红，迅速刺入已选部位，针孔间隔 1 cm 左右，散刺范围在划定区域内，点刺深度根据肿块的深浅而定，速刺、疾出，不留针；再将已消毒的玻璃火罐留在点刺区域，留罐 10 分钟后起罐，局部消毒，外敷金黄散。治疗后第 3、第 7 天评估疗效。结果：43 例患者中，治愈 35 例，占 81.4%；好转 6 例，占 14.0%；无效 2 例，占 4.6%；总有效率为 95.4%。[①]

八、乳腺增生

【概说】

乳腺增生是指乳腺上皮和纤维组织增生，乳腺组织导管和乳小叶在结构上的退行性病变及进行性结缔组织的生长，是一种腺体组织既非炎症也非肿瘤的良性增生性状态。乳腺增生也称慢性囊性乳腺病或纤维囊性乳腺病。本病属于中医"乳癖"的范畴。

【临床表现】

患者常以乳房有肿块、乳房疼痛为主诉就诊，多为刺痛或灼痛，肿块可发生于单侧或双侧，常为多发性，呈结节状、片块状、条索状，形态不规则，大小不等，质韧而不硬，与周围组织无粘连，推之不移，但与周围组织分界并不清楚。还可伴有乳头溢液、胸闷不舒、心烦易怒、失眠多梦、疲乏无力等表现。

【刺血治疗】

1. 三棱针刺血法

取穴部位：①少泽；②足三里、曲泽。

操作方法：局部常规消毒，用三棱针或一次性注射器针头点刺，出血 5 ～ 10 滴。

2. 壮医刺血法

取穴部位：天宗、肩井及背部肝胆区反应点。

操作方法：局部常规消毒，用三棱针浅刺出血，加拔罐 10 分钟，出血 3 ～ 5 滴。

【文献摘录】

1. 少泽放血为主配合针刺治疗乳腺小叶增生临床观察。方法：共 30 例患者，用三棱针快速点刺少泽穴约 0.2 mm，配合上臂部内侧拍打手掌尺侧、小指挤压。穴位点刺处先流出黑色血液，继而变为鲜红色血液，再变为淋巴液，保持挤压状态直至没有液体流出。该过程大约持续 3 分钟。重者每周 1 次，轻、中者 2 周 1 次。配穴用毫针针刺，

① 刘颖，霍艳丹. 火针配合拔罐治疗气滞热壅型乳痈 43 例临床观察 [J]. 四川中医，2017，35（3）：180–181.

行提插捻转手法，虚补实泻，留针 30 分钟。结果：16 例临床痊愈，11 例好转，3 例无效，总有效率为 90.0%。[①]

2. 壮医刺血疗法配合腹针治疗乳腺小叶增生疗效观察。方法：将 90 例患者随机分为治疗组 52 例、对照组 48 例。治疗组取背部天宗、肩井及肝胆区反应点（暗红色、褐色斑点）、肝俞、脾俞、肾俞，取前胸部屋翳、膻中、乳根等穴位。先用皮肤消毒液消毒，用一次性刺血工具点刺选取的穴位或反应点，轻轻挤压针孔的周围，使其出血 3～5 滴，用消毒棉签涂擦，再在针刺出血的穴位上拔罐 2 分钟，然后用消毒棉签按压针孔。每 5 天治疗 1 次，月经期间暂停治疗，观察时间为 3 个月经周期。对照组用自拟中药方保乳消结汤治疗。两组疗程均为 3 个月经周期。结果：治疗组总有效率为 96.15%，对照组为 81.25%，治疗组明显高于对照组。[②]

九、急性阑尾炎

【概说】

急性阑尾炎是外科最常见的疾病之一，居各种急腹症发病之首。可发生于任何年龄，多见于青壮年，男性发病率高于女性。本病属于中医"肠痈"的范畴。

【临床表现】

主要症状有转移性腹痛、恶心呕吐、便秘或腹泻、发热及寒战。腹部检查时，可发现右下腹局限性触痛、腹壁强直、右下腹皮肤感觉过敏等症状。急性炎症期不及时治疗，可发展至阑尾坏死或穿孔。

【刺血治疗】

三棱针刺血加拔罐法

取穴部位：①府舍、腹结、阑尾穴；②大横、阿是穴、阑尾穴。

操作方法：任选一组穴位，局部常规消毒，用三棱针快速点刺，拔罐 10 分钟，出血 3～5 mL。

【文献摘录】

刺络拔罐法治疗急性阑尾炎 46 例临床观察。方法：选取主穴府舍（右）、腹结（右）、阑尾穴（双）；配穴大横（右）、阿是穴、阑尾穴（双）。恶心、呕吐加上脘；腹部反跳痛明显加天枢；体弱者加关元。常规消毒后，用三棱针快速点刺 5～10 下，立即拔以火罐，15 分钟后起罐；关元穴只拔罐不针刺；阑尾穴针刺得气后留针 30

① 江洁慈，劳沛良，邹燕齐，等 . 少泽放血为主配合针刺治疗乳腺小叶增生临床观察 [J]. 上海针灸杂志，2009，28（4）：203-204.

② 张婷婷，陈红 . 壮医刺血疗法配合腹针治疗乳腺小叶增生疗效观察 [J]. 广西中医药，2021，44（6）：32-33.

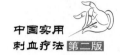
分钟，中间行捻针（泻法）1次。每天1次，7次为1个疗程。结果：46例中临床治愈28例，占60.9%；显效8例，占17.4%；好转7例，占15.2%；无效3例，占6.5%；有效率为93.5%。[①]

【典型案例】

患者，女，17岁，主诉：右下腹疼痛7小时。早饭后急走上学，到校后即觉上腹疼痛，阵发性加重，2小时后转至右下腹疼痛，呈持续性，伴恶心呕吐。血常规：白细胞计数为12 600，中性粒细胞比率为82%，淋巴细胞比率为18%，红细胞计数为3.9×10^6，血色素12.5 g，诊断：急性阑尾炎。按上述方法治疗3次后体征完全消失。4天后复查血常规：白细胞计数为7600，中性粒细胞比率为70%，淋巴细胞比率为28%，单核细胞比率为2%，红细胞计数为4.0×10^6，血色素12.9 g，痊愈。1个月后随访，患者无复发。[②]

十、胆囊炎

【概说】

胆囊炎是临床常见病，急性胆囊炎多因细菌感染、胆石梗阻、胆汁滞留而引起胆囊壁充血、肿胀、黏膜溃烂等病变，当急性炎症消退后，遗留的消化不良及胆囊轻微疼痛，即为慢性胆囊炎。本病属于中医"胆胀""胁痛"的范畴。

【临床表现】

多数患者发作前曾有胆囊疾病的表现。急性发作的典型过程表现为突发右上腹阵发性绞痛，常在饱餐、进油腻食物后或夜间发作。疼痛常放射至右肩部、肩胛部和背部，伴恶心、呕吐、厌食等。如病变发展，疼痛可转为持续性并阵发性加剧。

【刺血治疗】

三棱针刺血法

取穴部位：大敦、足窍阴。

操作方法：局部常规消毒，用三棱针点刺，出血量如黄豆大小。

【文献摘录】

足反射疗法、针刺、点刺放血治疗胆囊炎52例疗效观察。方法：肝胆火盛型：取穴右大敦、足窍阴；仰卧位，用无菌三棱针点刺出血，按压局部，令出血量至黄豆大即可。隔天1次，12次为1个疗程。肝气郁滞型：取右侧阳陵泉、阴陵泉、梁门；仰卧位，采用28号毫针，阳陵泉用提插泻法，阴陵泉用提插补法，以针感向上传导为佳，梁门直刺1.5寸，以针感传到右胁肋部。每天1次，12次为1个疗程。脾阳虚衰型：取

① 刘国升. 刺络拔罐法治疗急性阑尾炎46例临床观察 [J]. 中国针灸，1993，（6）：23–24.
② 刘国升. 刺络拔罐法治疗急性阑尾炎46例临床观察 [J]. 中国针灸，1993（6）：23–24.

足反射区肾上腺、肝、胆、脾、胃等,每次 10 ～ 15 分钟,每天 1 次,平补平泻法,12 次为 1 个疗程。结果:肝胆火盛型 26 例患者中痊愈 11 例,有效 14 例,无效 1 例,有效率为 96.15%;肝气郁滞型 15 例患者中痊愈 7 例,有效 8 例,无效 0 例,有效率为 100%;脾阳虚衰型 11 例患者中痊愈 4 例,有效 7 例,无效 0 例,有效率为 100%。[1]

【典型案例】

患者,女,31 岁,右胁肋部灼热疼痛,溲黄赤,大便秘结,舌苔黄厚腻,脉弦数。针刺取穴:大敦、足窍阴,点刺放血。取卧位,找准穴位局部消毒,用无菌三棱针局部放血,挤压局部出血量如黄豆大小。隔天 1 次,12 次为 1 个疗程。足疗取穴:肾上腺、肝、胆、十二指肠反射区,每次按摩 10 ～ 15 分钟,每次 3 ～ 5 穴,泻法,12 次为 1 疗程。治疗 3 次后,临床症状减轻,二便接近正常;12 次治疗后症状消失,临床治愈,随访半年无复发。[2]

十一、痔

【概说】

直肠下端黏膜下和肛管皮肤下扩大、曲张的静脉团称为痔,多见于成年人。其中,位于齿状线以下,为肛管皮肤所覆盖者称为外痔;位于齿状线以上,为直肠黏膜所覆盖者称为内痔;齿线上下均有而相连通者,称为混合痔。本病主要是痔静脉回流发生障碍而引起的,如怀孕、便秘、腹泻、久坐等。

【临床表现】

内痔的主要临床表现是便血和脱出,可并发血栓、嵌顿、绞窄及排便困难;外痔主要症状为肛门不适、潮湿不洁、瘙痒、疼痛和出血,不同类型的外痔可有不同症状,多数患者常无症状,仅觉肛门坠胀或有异物感,当有血栓形成及皮下血肿时有剧痛;混合痔具有内痔和外痔各自的特点。

【刺血治疗】

1. 三棱针刺血法

取穴部位:龈交穴。

操作方法:暴露龈交穴,以三棱针横刺法刺入,针尖向外挑刺,血流尽即可。

2. 刺血加拔罐法

取穴部位:腰部痔疮点。

---

[1] 佟文富,黄志敏.足反射疗法、针刺、点刺放血治疗胆囊炎 52 例疗效观察 [J]. 双足与保健,2005(4):10–11.

[2] 佟文富,黄志敏.足反射疗法、针刺、点刺放血治疗胆囊炎 52 例疗效观察 [J]. 双足与保健,2005,(4):10–11.

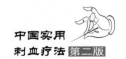

操作方法：局部常规消毒，用注射针头点破痔疮点，在进针点拔罐，出血停止后起罐。

【文献摘录】

1.针刺联合刺血治疗痔疮44例。方法：将88例患者随机分为治疗组和对照组，各44例。治疗组给予针刺治疗，取长强、大肠俞（双）、承山（双）、百会穴针刺，以上穴位除百会穴平补平泻外，其他诸穴均用泻法，留针30分钟，在此期间行针3次。再让患者仰卧、垫高颈部，暴露龈交穴，右手持消毒三棱针，针体与患者上唇呈平衡水平状态，用针尖前1/2的一侧平面部轻轻按压穴位，然后用横刺法迅速刺入穴位，针尖向外挑刺，用消毒棉球压迫止血。60%的痔疮患者在龈交穴处或下方有一芝麻粒状大小不等的粉白色赘生物，如有此物者，可用三棱针直接挑刺赘生物，效果尤佳。针刺每天1次，刺血隔天1次，以针刺次数统计疗程。对照组给予常规用药。两组均以10次为1个疗程，1个疗程后判定疗效。结果：治疗组有效率95.45%，对照组77.27%，差别有统计学意义（$P < 0.05$）。[1]

2.针刺配合刺血拔罐疗法治疗痔疮。方法：先选取长强、承山（双）、二白（双）等穴，患者取俯卧位，毫针直刺，施以泻法，以局部出现酸麻胀感为度。针刺得气后，留针30分钟。再让患者取俯卧位，在第7胸椎两侧至腰骶部范围内寻找痔疮点，其状为红色丘疹，一个或数个不等，每次选1～2个痔疮点。选好痔疮点后，常规消毒，用一次性无菌注射针头轻轻点破痔疮点，进针要轻而快速，进针深度为2～10 mm，每个进针点采用闪火法拔罐，等出血停止后出罐。针刺治疗每天1次，7天为1个疗程；刺血拔罐治疗每周1次。共治疗3个疗程。结果：治愈5例，显效10例，有效4例，未愈1例，总有效率为95%。[2]

【典型案例】

患者，女，37岁，患痔疮2年，发作频繁，大便带血且疼痛。取穴：在上嘴唇内侧或上龈交界处（龈交穴），可有一米粒大的疙瘩。用三棱针速刺放血数滴，隔天再放血1次，痊愈。[3]

十二、肾绞痛

【概说】

引发肾绞痛常见的疾病是泌尿系统结石，包括肾结石、输尿管结石，特别是输尿管结石堵塞，出现肾盂积水时，较容易见到肾绞痛的症状，表现为腰部剧烈疼痛，呈绞痛

① 贾一波，李玉会，薛爱荣.针刺联合刺血治疗痔疮44例 [J].中医研究，2016，29（8）：63-65.

② 莫素欣.针刺配合刺血拔罐疗法治疗痔疮 [J].中国民间疗法，2019，27（1）：30-31.

③ 高林高.三棱针放血验案二则 [J].中医外治杂志，2003，12（3）：53.

样，同时伴有上腹部不适。属于中医"腰痛""淋证（石淋、砂淋、血淋）"的范畴。

【临床表现】

急性肾绞痛的典型临床表现为腰部或上腹部疼痛，剧烈难忍，阵发性发作，同时有镜下血尿、恶心、呕吐，查体时患者肋脊角压痛明显。疼痛程度取决于患者的痛阈、感受力、梗阻近侧输尿管和肾盂压力变化的速度和程度等。输尿管蠕动、结石移动、间断性梗阻均可加重肾绞痛。疼痛最明显的地方往往是梗阻发生的部位。结石在输尿管内向下移动仅引起间歇性梗阻。一旦病因解除，疼痛突然缓解。

【刺血治疗】

三棱针刺血加拔罐法

取穴部位：双侧肾俞、膀胱俞、小肠俞、大肠俞、关元俞。

操作方法：局部常规消毒，用三棱针点刺出血后拔罐，留罐 10 ～ 15 分钟，出血 3 ～ 5 mL。

【文献摘录】

背俞穴放血治疗肾绞痛。方法：共 30 例患者，其中 27 例有泌尿系结石。取双侧肾俞、膀胱俞、小肠俞、大肠俞、关元俞，常规消毒，用三棱针点刺 2 ～ 3 次，深 0.2 ～ 0.4 cm，随后用中号火罐以闪罐法拔罐，留罐 10 ～ 15 分钟，放血数毫升。结果：30 例患者经治疗后，显效者 19 例，占 63.33％；有效者 8 例，占 26.67％；无效者 3 例，占 10％；总有效率为 90％。[1]

十三、前列腺炎

【概说】

前列腺炎是指前列腺受致病菌感染和某些非感染性因素刺激而出现的一种以会阴、小腹坠胀、尿频、尿急、尿痛、排尿不适为主要表现的泌尿外科的常见疾病，多发于中青年。本病属于中医"白浊""精浊""劳淋"的范畴。

【临床表现】

Ⅰ型前列腺炎常发病突然，表现为寒战、发热、疲乏无力等全身症状，伴有会阴部和耻骨上疼痛，可有尿频、尿急和直肠刺激症状，甚至急性尿潴留。

Ⅱ型和Ⅲ型前列腺炎临床症状相似，多有疼痛和排尿异常等。不论哪一类型慢性前列腺炎都可表现为相似的临床症状，统称为前列腺炎综合征，包括盆骶疼痛、排尿异常和性功能障碍。盆骶疼痛表现极其复杂，疼痛一般位于耻骨上、腰骶部及会阴部，放射痛可表现为尿道、精索、睾丸、腹股沟、腹内侧部疼痛，向腹部放射酷似急腹症，沿尿

① 孙平，滕秀英.背俞穴放血治疗肾绞痛 [J].针灸临床杂志，2004，20（5）：52.

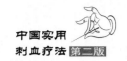

路放射酷似肾绞痛，往往导致误诊。排尿异常表现为尿频、尿急、尿痛、排尿不畅、尿线分叉、尿后沥滴、夜尿次数增多、尿后或大便时尿道流出乳白色分泌物等。偶尔并发性功能障碍，包括性欲减退、早泄、射精痛、勃起减弱及阳痿。

Ⅳ型前列腺炎无临床症状，仅在有关前列腺方面的检查时发现炎症证据。

【刺血治疗】

三棱针刺血加拔罐法

取穴部位：①三阴交；②至阴、次髎；③中极、关元、三阴交、阳陵泉。

操作方法：任选一组穴位，局部常规消毒，以三棱针点刺出血10滴，加拔罐10分钟，出血10～20 mL。

【文献摘录】

次髎、至阴穴刺血治疗慢性前列腺炎32例。方法：先取双足至阴穴，常规消毒后，用三棱针点刺放血10滴左右；后取次髎穴，常规消毒后，用三棱针点刺，加拔大号火罐，留罐10分钟，放血20 mL左右。每周1次，4次为1个疗程。结果：32例患者，1个疗程后治愈6例，2个疗程后治愈14例，3个疗程后治愈8例，其余4例为显效。总治愈率为87.5%，总有效率为100%。[1]

【典型案例】

患者，男，45岁，在外院诊断为慢性前列腺炎，经医院抗生素等药物治疗效果不佳。患者近5年来，尿频尿急、尿道灼热不适、会阴胀痛、久坐尤甚，大便干结、努责时尿道口滴白、口干苦、舌苔黄腻，脉弦数。肛门指检：前列腺肿胀、轻压痛。已全面检查排除其他疾病。诊断为慢性前列腺炎（湿热证）。选取中极、关元、三阴交、阳陵泉、秩边、太溪、合谷、外关穴，采用先刺络、后拔罐、刺拔兼施的方法，每1次选取4个穴位，一共治疗20天患者痊愈。交代其饮食生活注意后，随访6个月无复发。[2]

十四、血栓闭塞性脉管炎

【概说】

血栓闭塞性脉管炎是一种原因不明，以侵犯四肢中、小动静脉为主的全身性非化脓性血管炎性疾病，具有慢性、阶段性、周期性发作的特征。本病是一种自身免疫性疾病，多见于青壮年男性，也称Buerger病。本病属于中医"脱疽"的范畴。

【临床表现】

临床上将本病的发展过程分为3期。

① 周红军.次髎、至阴穴刺血治疗慢性前列腺炎32例[J].上海针灸杂志，2013，32（10）：871.

② 朱政衡，曾玉花.刺络放血拔罐法治疗慢性前列腺炎146例[J].云南中医中药杂志，2016，37（2）：49–50.

第Ⅰ期（局部缺血期）：表现为间歇性跛行，患肢麻木、发凉、酸胀、易疲劳、足背或胫后动脉搏动减弱或消失；

第Ⅱ期（营养障碍期）：疼痛转为持续性，夜间更剧，患肢动脉搏动消失，足部不出汗，皮肤干燥，呈潮红、紫红或苍黄色，小腿肌肉萎缩；

第Ⅲ期（坏死期）：除以上症状加重外，患肢趾端发黑、干瘪、坏疽，形成溃疡。如继发感染，可转为湿性溃烂，很难愈合，疼痛加剧。

【刺血治疗】

1. 三棱针刺血法

取穴部位：①委中、太冲、腰俞；②解溪、气端（十趾尖端）；③尺泽、曲池、十宣。

操作方法：任选一组穴位，局部常规消毒，三棱针点刺，出血 0.5～2 mL。指、趾出血 3～4 滴。

2. 藏医静脉放血法

取穴部位：患肢静脉处。

操作方法：绑扎患肢使静脉充盈，在距离绑绳三横指处用刀针刺血，病血放尽即可。

【文献摘录】

1. 针刺配合刺血治疗血栓闭塞性脉管炎 12 例。方法：针刺治疗上肢合谷透后溪、外关透内关、曲池透少海、针刺八邪；下肢针刺八风、解溪、风市、殷门、环跳、大肠俞、腰阳关；采用 L_1～L_5 夹脊、阳陵泉透阴陵泉、悬钟透三阴交穴。针刺以捻转进针，平补平泻法，当针刺到穴位 1.5 寸深度时，用捻转提插泻法，留针 30～40 分钟，隔 15 分钟捻针 1 次，每天 1 次，15 天为 1 个疗程。刺血疗法选用委中、太冲、腰俞、解溪、气端（十趾尖端）、尺泽、曲池、十宣（手十指尖端），每次选用 2～3 个穴位。上肢一定要选用十宣，下肢一定要用十趾端，每指、趾出血 3～4 滴。穴位放血于穴位明显的静脉部位，消毒后，三棱针点刺出血，每次出血 5～20 mL，如出血量太少，再拔火罐 5～10 分钟后起罐，刺血间隔 12～15 天 1 次。结果：本组 12 例中，经上法治疗 3 个疗程，痊愈 9 例，占 75.0%；显效 3 例，占 25%；有效率为 100%。[①]

2. 藏医静脉放血治疗脉管炎 30 例疗效观察。方法：首先口服藏药三果汤散，分离正血与坏血，用绳子绑扎肢体的一定部位，使脉管鼓起并固定，用左手拇指按住血管并略向下拉紧，使脉管平展不移动。右手拿刀针，与距离绑扎绳 3 横指处进刀。放血后观察血的质地、颜色、气味、泡沫混杂物及血的压力等以分辨病血和正常血液。掌握血

---

① 彭正龙 . 针刺配合刺血治疗血栓闭塞性脉管炎 12 例 [J]. 中国针灸，2002，22（S1）：120-121.

量，病血被放尽而正血刚要出来时，立即停止放血。结果：30 例患者中，痊愈 15 例，占 50%；好转 10 例，占 30%；无效 5 例，占 10%；总有效率为 90%。[①]

十五、下肢静脉曲张

【概说】

下肢静脉曲张指下肢大隐或小隐静脉系统处于过伸态，以蜿蜒、迂曲为主要病变的一类疾病。本病属于中医"筋瘤"的范畴。

【临床表现】

下肢浅静脉隆起、扩张、迂曲、状如蚯蚓，甚者成大团块。患肢可有沉重感、酸胀感，时有疼痛，久行或久站后症状加重，部分患者患肢小腿下段、足踝部或足背部肿胀，并可有压陷痕。病久者可出现皮肤营养性改变，包括皮肤萎缩、脱屑、色素沉着、皮肤和皮下组织硬结、湿疹和难治性溃疡，有时可并发血栓性静脉炎或急性淋巴管炎。

【刺血治疗】

1. 三棱针刺血法

取穴部位：静脉曲张明显处。

操作方法：局部常规消毒，用三棱针刺入，血液自然流出 30 ～ 100 mL。

2. 火针刺血法

取穴部位：静脉曲张明显处。

操作方法：置火针于酒精灯外焰，加热至通红，迅速刺入曲张的静脉，瘀血流尽即可。

【文献摘录】

针刺配合刺络放血治疗原发性下肢静脉曲张。方法：将 60 例患者随机分为治疗组和对照组，各 30 例。对照组患者起床后穿合适的有压力梯度的弹力袜。清晨下床前患肢位于水平位置时穿好，夜间睡前脱下，连续穿 1 个月。治疗组在足三里、三阴交穴用捻转补法，血海、阳陵泉、太冲穴采用平补平泻，留针 30 分钟。患者取坐位，用止血带捆扎患肢小腿上下两端，取静脉曲张明显处，常规消毒，用三棱针迅速准确刺入迂曲静脉，随即出针，即有黑色血液顺针孔流出，使血液自然流出，"血变而止"，待血止后用 75% 的酒精棉球擦拭针孔，消毒干棉球加压包扎针孔，嘱咐 3 天内不可洗澡，预防感染，5 ～ 7 天放血 1 次。结果：治疗组和对照组的症状、疗效总有效率分别是 96.7%、53.3%，差异有统计学意义（$P < 0.05$）。[②]

---

① 多吉才旦 . 藏医静脉放血治疗脉管炎 30 例疗效观察 [J]. 中国民族医药杂志，2014，20（10）：26.

② 秦君 . 针刺配合刺络放血治疗原发性下肢静脉曲张 [J]. 延安大学学报（医学科学版），2018，16（2）：81–82.

【典型案例】

患者，男，37 岁，右下肢静脉曲张近 8 年。症见右下肢小腿后内侧有蚯蚓状隆起弯曲的静脉，时觉憋困不适，遇冷或劳累则疼痛加剧，经人介绍前来求治。先用 75%的酒精棉球对下肢曲张病变处消毒，用贺氏中粗火针置于酒精灯上烧至红、白亮后，迅速准确地刺入病变血管，随即拔出，即见有紫黑色血液顺针孔流出，待血流尽或血色变红后用消毒干棉球将血渍擦净或按压针孔即可。1 周治疗 1 ～ 2 次。不可将针刺入过深，透皮即可。针入即觉胀痛不适感明显减轻，隆凸变小。如上法治疗 6 次，症状、体征基本消失。[①]

十六、下肢慢性溃疡

【概说】

下肢慢性溃疡又称小腿慢性溃疡，常为下肢静脉曲张的并发症。此外，外伤或某些特殊性感染，如结核、恶性肿瘤等，使下肢供血不足，亦可成为发生溃疡的因素。本病属于中医"臁疮"的范畴。

【临床表现】

下肢溃疡在临床上可分为三期。

第 I 期（局部缺血期）：病变肢体末端发凉、畏寒、麻木、轻度疼痛。患者行走一定距离足底或小腿肌肉酸胀、疼痛，被迫停止行走，休息 3 ～ 5 分钟疼痛缓解后即可行走，步行同等距离又发生疼痛，趾（指）部皮色苍白，皮肤温度低。末梢动脉搏动减弱或消失。

第 II 期（营养障碍期）：患肢发凉、畏寒、麻木、疼痛和间歇性跛行等，第 I 期症状加重，有静止痛，夜间疼痛剧烈，抱足而坐，终夜难眠。足部皮肤营养障碍，皮色苍白、潮红、紫红或青紫，足汗减少或无汗出，皮肤干燥脱屑、萎缩、弹性降低，汗毛脱落、稀疏，常有小腿肌肉萎缩。

第 III 期（坏疽期）：由于病变肢体严重缺血，肢端发生溃疡或坏疽，常从足趾开始，逐渐向上蔓延，坏疽呈干性或湿性，大多数局限在足趾或足部，也可累及足踝部或小腿，单独足背或足跟发生溃烂、坏疽合并感染，肢体溃烂，可有恶臭，出现疼痛或不痛，久治不愈。

【刺血治疗】

三棱针刺血法

取穴部位：创周瘀斑处。

---

① 何亮，李平 . 火针刺络放血治疗下肢静脉曲张 26 例 [J]. 上海针灸杂志，2009，28（12）：729.

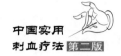

操作方法：局部常规消毒，用三棱针快速垂直啄刺，出血 2 ～ 5 mL。

【文献摘录】

点刺放血疗法治疗下肢慢性溃疡 30 例。方法：随机分为观察组 20 例，对照组 10 例。治疗组疮面周围皮肤常规消毒，用镊子酌量去掉疮口边缘白色锁口皮，用三棱针沿疮周瘀斑处快速垂直啄刺，刺法由内到外，由密到疏，针距 1 ～ 3 cm，以拔至见血如珠为度，每周点刺放血 2 次，连用数周，待疮周暗紫色瘀血斑转至红色止，点刺放血疗法毕，疮面覆盖生肌长皮纱条。对照组常规皮肤消毒后，覆盖生肌长皮纱条。二者均以甘草油清洁疮面，1 个月为 1 个疗程。结果：30 例患者中，有效者 29 例，占 97%；对照组 10 例，有效者 8 例，占 80%。[①]

十七、断指再植（术后）

【概念】

断指再植是将完全或不完全断离的指体，在光学显微镜的助视下，将断离的血管重新吻合，彻底清创，进行骨、神经、肌腱及皮肤的整复术，术后进行各方面的综合治疗，以恢复其一定功能的精细手术，其关键在于血管能否接通。

【临床表现】

断指接上指体后，指头通血变红润，如果指头缺血则是苍白。通血指头指体红润，出现按压指体变白、松手指体变红现象，为毛细血管充盈反应。如果指体 1 周后还是色泽红润、有温度、饱满、毛细血管反应较好，伤口没有明显感染，没有明显发黑、变干，则说明指体成活。

【刺血治疗】

三棱针刺血法

取穴部位：①指端；②指尖。

操作方法：任选一组穴位，局部常规消毒，以三棱针或无菌注射器针头点刺，放血 3 ～ 5 滴。若有血痂形成，用针将血痂剥除至血涌出即可。

【文献摘录】

1. 断指再植术运用小剂量肝素联合指端切口放血治疗手指末端离断患者的护理。方法：共 10 例患者。在臂丛麻醉下行断指再植术，术后给予抗炎、抗凝、止痛、消肿等治疗；同时实施患指端小切口放血疗法，术后 24 小时内每 30 分钟放血 1 次，以后逐渐延长放血间隔时间，一般放血时间不超过 1 周。方法：常规消毒患指，在吻合静脉血管的对侧纵行切开皮肤约 1 cm，深达皮下脂肪层，使血液缓慢流出。若有血痂形成，

---

① 杨爱华，杨晓丽，唐元庆，等 . 点刺放血疗法治疗下肢慢性溃疡 30 例 [J]. 内蒙古中医药，2003（3）：25.

可用无菌注射器针头将血痂剥除至血涌出；如果血液凝得较快，可用 0.9% 的生理盐水 250 mL+ 肝素钠 125 mg 混匀后，用无菌注射器抽取稀释后的肝素液直接滴在切口上，每次 1～2 mL，1 次 / 小时，以此方法代替静脉回流。用 0.9% 的生理盐水 500 mL+ 肝素钠 125 mg，24 小时维持静脉滴注，保证毛细血管的充盈度，一般连续使用 7 天。结果：10 例断指再植指全部成活。[1]

2.100 例放血疗法在手指指尖再植中的治疗体会。方法：共 100 例患者，112 指。在臂丛或指根阻滞麻醉下进行指尖再植，术后常规予以抗感染、抗痉挛、防凝治疗。之后每 15～30 分钟行侧切口或甲床放血、湿敷 1 次，一般 2～3 天后，放血、湿敷次数逐渐延长，至术后 4～5 天，伤口自然干燥，侧支循环建立完成，术后 1 周停"三抗"治疗，12 天拆线出院。结果：成活 107 指。[2]

第四节　骨伤科病

一、颈椎病

【概说】

颈椎病是指因颈椎椎间盘本身退变及其继发性改变，刺激或压迫邻近组织，并引起各种症状和体征。本病以中年人多见，主要病因是颈部组织结构的退变和慢性劳损，累及颈部肌肉、筋膜、骨关节和关节囊及椎间盘，病变影响到相应节段的颈脊髓、椎动脉、脊神经和交感神经等组织结构，周围软组织也出现充血和水肿等无菌性炎症表现，由此导致颈椎病。本病属于中医"痹证""项强""眩晕"的范畴。

【临床表现】

颈椎病按照病变部位、范围、累及组织结构及症状的不同，临床上将其分为：①神经根型颈椎病，肩颈背疼痛、枕部和后枕部酸痛，并沿着神经根分布向下放射到前臂和手指，重者如刀割样或针刺样痛；②脊髓型颈椎病，早期双侧或单侧下肢发紧、麻木、疼痛、僵硬发抖、无力、步态笨拙、踩棉感，以慢性进行性四肢瘫痪为特征；③椎动脉型颈椎病，经常头晕、头痛、颈后伸或侧弯时眩晕加重、视物不清、听力下降等为主要症状；④交感型颈椎病，容易与其他型颈椎病同时发生，常出现交感神经兴奋或抑制

---

① 韩琳琳 . 断指再植术运用小剂量肝素联合指端切口放血治疗手指末端离断患者的护理 [J]. 当代护士，2018，25（7）：67.

② 蒋国栋，周广良，袁新文，等 .100 例放血疗法在手指指尖再植中的治疗体会 [J]. 中国现代医生，2008，46（26）：137.

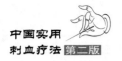

症状。

【刺血治疗】

1.三棱针刺血法

取穴部位：①大椎；②压痛点；③指尖。

操作方法：任选一组穴位，局部常规消毒，以三棱针点刺出血 5 ～ 7 滴。

2.梅花针刺血加拔罐法

取穴部位：①大椎、肺俞；②风门、肩中俞。

操作方法：任选一组穴位，局部常规消毒，以梅花针叩刺后，再拔罐，身体较壮实及局部寒、瘀较重者，可出血 5 ～ 10 mL。

3.火针刺血法

取穴部位：①颈部夹脊穴；②大椎。

操作方法：任选一组穴位，局部常规消毒，以火针局部点刺后，挤压针孔，使之出血数滴。

【文献摘录】

1.火针浅刺法配合刺血疗法治疗颈型颈椎病疗效观察。方法：将 60 例患者随机分为治疗组、对照组，各 30 例。治疗组用三棱针局部轻微点刺数下，造成轻度出血；用火罐吸附出血部位，帮助放血；再用火针轻刺风池、颈夹脊、肩井、大杼、阿是穴。每 3 天 1 次，3 次为 1 个疗程。对照组采用普通针刺，取颈夹脊、大椎、天柱、风池、悬钟、阿是穴若干，快速进针，取得酸麻胀等针感后留针 30 分钟，每天治疗 1 次，9 天为 1 个疗程，共治疗 1 个疗程。结果：对照组愈显率为 73.33%，治疗组愈显率为93.33%，两组愈显率比较差异有统计学意义（$P < 0.05$）。[1]

2.刺血拔罐法治疗神经根型颈椎病临床观察。方法：共 65 例患者。取斜方肌肌腹最高处，病变部位旁开 0.5 寸的颈夹脊穴。常规消毒，七星针叩刺颈夹脊穴及斜方肌肌腹部至皮肤出血，在斜方肌肌腹最高点处拔火罐，10 分钟后起罐，每 3 天 1 次，10 次为 1 个疗程，共 3 个疗程。结果：痊愈 26 例（40.0%），显效 17 例（26.2%），好转20 例（30.7%），无效 2 例（3.1%），总有效率达 96.9%。[2]

3.项七针联合刺血疗法治疗椎动脉型颈椎病临床观察。方法：将 127 例患者随机分为治疗组 43 例，项七针组 42 例，刺血组 42 例。治疗组予以项七针联合刺血疗法，取风池（双）、完骨（双）、天柱（双）、风府穴常规针刺，取太阳（双）、大椎穴常规消毒，用 12 号注射器针头迅速刺破穴区皮肤出血，隔天治疗 1 次，6 次为 1 个疗程；

① 李文坚，罗晓舟，刘佳昕，等.火针浅刺法配合刺血疗法治疗颈型颈椎病疗效观察 [J].世界中西医结合杂志，2018，13（1）：70–73.

② 丛国红，方昕.刺血拔罐法治疗神经根型颈椎病临床观察 [J].中国厂矿医学，2007，20（4）：420.

项七针组单纯采用项七针针刺治疗，取穴及操作同治疗组；刺血组，单纯采用太阳和大椎穴刺血治疗，取穴及操作同治疗组。3 组均治疗 2 个疗程，比较 3 组治疗后 3 个月颈性眩晕症状与功能评估量表（ESCV）评分、椎动脉［包括左椎动脉（LVA）、右椎动脉（RVA）］和基底动脉（BA）血流速度变化情况。结果：治疗组总有效率为 90.7%（39/43），项七针组总有效率为 76.2%（32/42），刺血组总有效率为 73.8%（31/42），治疗组与项七针组、刺血组总有效率比较差异均有统计学意义（$P < 0.05$）；治疗组疗效优于项七针组、刺血组；治疗组治疗后 3 个月 ESCV 评分均高于项七针组、刺血组同期（$P < 0.05$）；LVA、RVA 及 BA 血流速度均明显快于项七针组、刺血组同期（$P < 0.05$）。[1]

【典型案例】

患者，女，55 岁，颈肩疼痛，左上肢麻木、酸胀灼痛、持物无力、发抖，伴头晕、恶心。检查：颈部活动受限，颈项肌肉紧张，$C_5 \sim C_6$、$C_6 \sim C_7$ 椎旁压痛（+）。压顶试验、椎间孔挤压试验（+），左上肢感觉肌力减退。CT 示 $C_5 \sim C_6$、$C_6 \sim C_7$ 椎间盘突出，硬膜囊受压，椎间隙狭窄。诊断：脊髓型颈椎病。治疗：先用 TDP 治疗仪照射患者颈项 20 分钟；再拿揉患者肩井，按天宗，按拨揉颈项部及其两侧与颈肩，擦颈项部、颈肩部及上肢部，拿风池，揉肩中俞、曲池、合谷、阿是穴，擦颈项部，再让患者取仰卧位，医者一手托下颌部，另一手托枕部，拨伸颈，每天 1 次。最后在颈项部寻找压痛点，用消毒的三棱针点刺，加拔火罐，隔天 1 次。患者治疗 7 天后即觉症状明显减轻，经 3 周治疗，患者症状消失。随访 1 年无复发。[2]

二、落枕

【概说】

落枕是颈部肌肉因睡眠姿势不良或感受风寒而引起紧张、痉挛，产生颈部疼痛、功能活动受限的一种疾病，又称失枕。成人发病较多，男性多于女性，冬春两季多发。本病属于中医"失枕"的范畴。

【临床表现】

一般无外伤史，多为睡姿不良或感受风寒所致，属于急性发病。发病过程为睡前无任何症状，睡眠后一侧颈部出现疼痛、酸胀，可向上肢或肩背部放射，活动不利，活动时伤侧疼痛加剧，严重者使头部歪向病侧，颈部活动明显受限，患侧常有颈肌痉挛，胸锁乳突肌、斜方肌、大小菱形肌等处常有压痛，肌肉紧张处可触及肿块及条索状改变。

① 丁金磊，余方辉，邴兴红，等 . 项七针联合刺血疗法治疗椎动脉型颈椎病临床观察 [J]. 河北中医，2020，42（5）：751-755.

② 叶红 . 推拿配合 TDP 刺络拔罐治疗脊髓型颈椎病 51 例 [J]. 中医外治杂志，2002，11（2）：41.

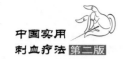

【刺血治疗】

1. 三棱针刺血法

取穴部位：①大椎、压痛点；②肩中俞。

操作方法：任选一组穴位，局部常规消毒，予以三棱针或一次性采血针点刺出血 5～10 次，挤出适量血液即可。

2. 梅花针刺血加拔罐法

取穴部位：①枕部条索状结节；②大椎、肩中俞。

操作方法：任选一组穴位，局部常规消毒，予梅花针叩刺出血，再拔罐，放血 3～5 mL，身体壮实者可放 5～10 mL。

【文献摘录】

飞腾八法针刺配合刺血拔罐治疗落枕 25 例。方法：将 50 例患者随机分为飞腾八法组（观察组）和辨证取穴组（对照组），各 25 例。观察组采用飞腾八法针法的即时开穴，以内关配公孙、外关配临泣、后溪配申脉、列缺配照海的八脉交会穴配穴。患者取坐位，颈局部疼痛挛聚部位不予以针刺治疗，针刺选取患者治疗时间所开的双侧四穴，用 1 寸针灸针行常规针刺手法，得气后令患者缓慢地前倾、后仰、左倾、右倾及顺时针和逆时针旋转颈部，再嘱患者缓慢活动颈部约 2 分钟，留针 15 分钟；后在颈部选取大椎、患侧的肩中俞或肩井刺血拔罐 10 分钟。对照组采用辨证取穴、局部取穴，常规针刺 20 分钟后在患侧颈部拔罐。治疗 3 次观察疗效。结果：观察组有效率为 96%，对照组为 84%，观察组优于对照组（$P < 0.05$）。[1]

【典型案例】

患者，女，33 岁。主诉：颈项右侧项疼痛 7 天。患者自述加班至 22 点，次日晨起自觉右侧颈项部牵拉酸痛、活动不利，迁延 1 周未愈，现恶风，无寒战发热，二便正常，舌淡红、苔薄白、脉浮紧。查体：颈部外观无异常，右侧斜方肌触之僵硬、压痛明显，头颈转侧受限；X 线检查未见异常。诊断：落枕。推拿治疗 15 分钟，在右肩井穴附近压痛点处刺络拔罐 10 分钟，起罐后患者自觉疼痛减轻；以桂枝 15 g，葛根 30 g，白芍 20 g，威灵仙 15 g，姜黄 15 g，桑枝 15 g，羌活 15 g，秦艽 10 g，鸡血藤 30 g，炙甘草 10 g，水煎后服用，每服 150 mL，2 次 / 天，2 天后痊愈。[2]

① 李华，文蕾，刘红延 . 飞腾八法针刺配合刺血拔罐治疗落枕 25 例 [J]. 中国中医药，2015，13（12）：73–74.

② 孙冬阳，何威 . 桂枝加葛根汤配合推拿刺络放血治疗落枕 36 例 [J]. 中国临床研究，2016，8（14）：105–106.

三、肩周炎

【概说】

肩周炎是以肩关节初起周围疼痛、活动受限，久则肌肉萎缩、关节僵凝为主要症状的病证。女性多于男性。本病属于中医"肩凝症""漏肩风"的范畴。

【临床表现】

本病多数无明显外伤史、发病缓慢，早期仅感肩部酸痛，日久疼痛加重，疼痛性质表现为钝痛、刀割样痛，阴天或疲劳后症状加重，甚则影响睡眠，可向前臂或手、颈、背部放射。中期肩关节外展、外旋、后伸功能受限，如不能穿衣、梳头等。因外伤诱发者，疼痛较重，肩关节功能迟迟不能恢复，临床检查时肩部压痛广泛，但以肩峰下滑囊、结节间沟、喙突等处为著，肩周软组织间发生广泛性粘连，病程超过3个月，肩三角肌、冈上肌萎缩。此病的病程可达数月至2年。

【刺血治疗】

1. 三棱针刺血法

取穴部位：①尺泽；②曲泽。

操作方法：任选一组穴位，局部常规消毒，以三棱针斜刺出血，时间不超过10分钟，色变即止。

2. 梅花针刺血加拔罐法

取穴部位：①肩周压痛点、天宗；②肩周浅表怒张静脉；③肩髃。

操作方法：任选一组穴位，局部常规消毒，用梅花针局部叩刺5～7次，以局部渗血为度，再拔罐，放血3～5 mL，体质壮实者可放血10 mL。

【文献摘录】

1. 刺血加辨经刃针刺治疗肩周炎56例。方法：先取穴尺泽、曲泽或浅表怒张静脉，三棱针斜刺，也可以用9号针头刺入，放血时间不超过10分钟，色变即止。再找到痛性结节，以刃针快速刺入，患者有胀感、医者针下有松动感即出针。针刺3天1次，6次为1个疗程，共治疗3个疗程。刺血1周1次，共治疗6次。结果：56例患者中治愈46例，占82.14%；显效7例，占12.5%；有效3例，占5.36%；总有效率达100%。[①]

2. 针刺配合刺血拔罐治疗肩周炎疗效分析。方法：将42例患者随机分为对照组及治疗组，各21例。两组均用针刺治疗。取肩贞、肩髎、足三里、肩髃、阿是穴等，隔10分钟行针1次，留针30分钟，每天1次。随后在患侧寻找压痛点，消毒，用三棱针快速在痛点处点刺，有微出血为度，用闪火法在刺血部位拔火罐，留罐10～15分钟后

---

① 崔润强. 刺血加辨经刃针刺治疗肩周炎56例[J]. 湖南中医杂志，2015，31（5）：90-91.

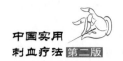
起罐。两组均每天 1 次，治疗 10 次休息 2 天，共治疗 20 次。结果：治疗组总有效率为 90.5%，高于对照组的 61.9%（$P < 0.05$）。[①]

四、肱骨外上髁炎

【概说】

肱骨外上髁炎是以肘外侧疼痛、提物及前臂扭转时疼痛加重为主要症状的病证，疼痛有时向前臂放射。因网球运动员常见此病，故又称"网球肘"，此外，还多见于家庭主妇、打字员、电脑操作员等。本病属于中医"肘痨"的范畴。

【临床表现】

患者多无明确外伤史，绝大多数是中年人。表现为肘外侧疼痛、酸重无力，疼痛逐渐加重，如做提重物、拧毛巾甚至扫地等动作时均感疼痛加重。疼痛可向上臂及前臂放射，劳累或阴雨天加重，静息时疼痛不显。肱骨外上髁、环状韧带或肱桡关节间隙处有明显压痛，肘关节不肿、不红，局部可微热，病程长者可有局部轻度肌肉萎缩。

【刺血治疗】

1. 针刀刺血法

取穴部位：①阿是穴、曲池；②孔最。

操作方法：任选一组穴位，局部常规消毒，以针刀剥离后，挤出少量血液即可。

2. 壮医刺血法

取穴部位：阿是穴。

操作方法：先在针刺部位揉捏推按，使局部充血后消毒，以三棱针点刺出血，挤压针孔后出血 3 ～ 5 滴。

【文献摘录】

1. 经筋刺血法配合运动疗法治疗肱骨外上髁炎 40 例。方法：将 80 例患者随机分为治疗组和对照组，各 40 例。治疗组以右肘部疼痛为例，坐位，肘关节屈曲 90°，侧放在桌面上。以压痛最敏感点及条索状硬节为主，可配合曲池，予以针刀剥离，再配合前臂的运动，形成相互拮抗的力量，局部酸胀消失后，出针刀，在筋结处挤出少量血液；对照组取阿是穴、曲池、天井、尺泽、少海、小海，常规针刺。两组均隔天 1 次，3 次 / 周，周日休息 1 次，共治疗 3 周。结果：治疗组的有效率为 92.5%，显愈率为 82.5%，对照组的有效率为 82.5%，显愈率为 65.0%，2 组疗效差异有统计学意义（$P < 0.05$）；2 组均能降低 VAS 疼痛积分及改善 Mayo 肘关节功能，但治疗组 VAS 疼痛积分及 Mayo

---

① 纪梦钏 . 针刺配合刺血拔罐治疗肩周炎疗效分析 [J]. 实用中医药杂志，2018，34（12）：1509–1510.

164

肘关节功能改善情况较对照组明显（$P < 0.01$）。[①]

2.壮医刺血疗法治疗肱骨外上髁炎20例临床观察。方法：选取60例患者，随机分为对照组1、对照组2、治疗组。对照组1给予中药热敷，10天1个疗程。对照组2给予布洛芬缓释胶囊治疗，10天1个疗程。治疗组患者选择适宜体位，取阿是穴，采用直接点刺法，先在针刺部位揉捏推按，使局部充血，然后右手持针对准已消毒过的穴位迅速刺入。刺入后立即出针，轻轻挤压针孔周围，使出血3～5滴即可，每3天1次，3次1个疗程，治疗1个疗程。结果：三组的前臂伸肌紧张试验、Mills征治疗后均比治疗前明显改善（$P < 0.05$）；前臂伸肌紧张试验治疗组与对照组1、对照组2疗效接近（$P > 0.05$）；Mills征治疗组效果优于对照组1（$P < 0.05$），与对照组2疗效相当（$P > 0.05$）；治疗组的总有效率为85%，综合疗效高于对照组1（$P < 0.05$）。[②]

五、腰椎间盘突出症

【概说】

腰椎间盘突出症是指由各种原因造成纤维环破裂、髓核突出、刺激或压迫神经产生的以腰痛及下肢放射痛为主要表现的病证。本病是临床最常见的腰腿痛疾病之一，男性多于女性。近年来呈上升趋势，发病年龄向两极发展，中老年人及青少年也越来越多。本病属于中医"腰痛""痹证"的范畴。

【临床表现】

多数患者有诱发因素，如负重、受凉或长期固定姿势。表现为先有腰痛或腰酸，后出现坐骨神经痛；也有患者先出现下肢放射痛或同时出现腰腿痛。大多数患者后期常表现为下肢放射痛重于腰痛，而少数患者始终只有腿痛。下肢放射痛主要是坐骨神经痛，少数是股神经痛，具体由椎间盘突出的节段决定。腰痛伴下肢放射痛，可因咳嗽、打喷嚏、伸懒腰等症状加重。体位异常，前屈或后伸受限，直腿抬高试验阳性，或伴发腰部或下肢的感觉异常，如麻木、发凉、灼热等，严重者可出现马尾神经卡压症状，如大小便失禁。部分病程持续时间较长的患者会出现下肢肌力减退、肌肉萎缩等。

【刺血治疗】

1.三棱针刺血法

取穴部位：①大肠俞、关元俞；②委中；③阿是穴、十七椎。

操作方法：任选一组穴位，局部常规消毒，以三棱针点刺出血5～10滴。

---

① 黄嘉岚，陈雄，聂斌.经筋刺血法配合运动疗法治疗肱骨外上髁炎40例[J].成都中医药大学学报，2017，40（1）：44–47.

② 曾翠琼，陈永红.壮医刺血疗法治疗肱骨外上髁炎20例临床观察[J].中国民族民间医药，2019，28（16）：91–93.

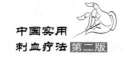

2. 梅花针刺血加拔罐法

取穴部位：①肾俞、关元俞；②腰部浅表静脉；③承山、委中。

操作方法：任选一组穴位，局部常规消毒，以梅花针叩刺后，加拔火罐，放血 3 ～ 5 mL，体质壮实者可放血 5 ～ 10 mL。

【文献摘录】

1. 刺血拔罐配合中药治疗血瘀型腰椎间盘突出症 60 例的临床研究。方法：将患者随机分为治疗组、对照组各 30 例。治疗组取自拟穴腰突穴、髂上穴，加阳陵泉、委中等，采用三棱针点刺，后加拔火罐每穴放血 3 ～ 5 mL，1 次 /3 天，12 天为 1 个疗程。再配合自制中药胶囊，每次服用 4 粒，3 次 / 天，12 天为 1 疗程。对照组以阿是穴、大肠俞、委中、膈俞，常规针刺。1 次 / 天，12 次为 1 个疗程。两组患者均连续治疗 2 个疗程。结果：治疗组总有效率为 90.0%，对照组为 73.3%。两组疗效比较，差异有统计学意义（$P < 0.05$）。[1]

2. 分段刮痧配合刺血拔罐治疗腰椎间盘突出症的临床观察。方法：将 61 例腰椎间盘突出症患者随机分为对照组 30 例，治疗组 31 例。对照组取相应病变腰椎夹脊穴、阿是穴、腰阳关、肾俞、秩边、环跳、委中、承扶、风市、昆仑、悬钟、太溪、足三里、三阴交等。常规针刺，留针 30 分钟。每日 1 次。治疗组先采用分段刮痧，取督脉从第 7 ～ 8 胸椎开始至骶椎循行部分，足太阳膀胱经循行路线，腰椎夹脊穴、环跳、秩边、委中、悬钟、昆仑等刮痧，以患者自然反应为主，不必要求出痧。再取相应病变腰椎夹脊穴或阿是穴周围显现的静脉血管，常规消毒后用三棱针点刺，深度为 0.2 ～ 0.5 cm，用闪火法拔罐，留罐 5 ～ 10 分钟，隔天 1 次。2 组均 10 天为 1 个疗程，治疗 1 个疗程。结果：治疗组总有效率（93.5%）优于对照组（73.3%）；治疗组疼痛评分优于对照组，差异均具有统计学意义（$P < 0.05$）。[2]

【典型案例】

患者，男，35 岁。主诉：左侧腰部伴左下肢疼痛 1 周。1 周前无明显诱因出现左侧腰痛，向左下肢放射，咳嗽时疼痛加重，于某医院摄 CT 提示 L_4/L_5 椎间盘向左后方突出，予针灸、牵引、按摩等治疗后症状仍未缓解，特来就诊。症见左侧腰痛难忍，后伸时加重，并向左下肢放射。体格检查：脊柱向右侧弯，L_4/L_5 椎间隙左侧压痛并向左下肢放射；舌淡，苔薄白，脉弦滑。用 7 号注射针头在印堂、水沟、听宫及面针穴股、膝、胫、足等部位刺血，血自然流止，血止后嘱患者活动腰腿部，当即感觉疼痛明显减轻，腰腿活动范围明显增大。每天 1 次，8 次后腰腿部疼痛完全消失，活动自如。6 个月未

① 王乐荣，于志强 . 刺血拔罐配合中药治疗血瘀型腰椎间盘突出症 60 例的临床研究 [J]. 世界中西医结合杂志，2015，10（9）：1252–1255.

② 钟光玉 . 分段刮痧配合刺血拔罐治疗腰椎间盘突出症的临床观察 [J]. 中国民间疗法，2019，27（2）：53.

复发，能正常工作。[①]

六、腰椎椎管狭窄症

【概说】

腰椎椎管狭窄症是指由于腰椎退行性变导致的椎管、椎间管容积减少，压迫神经、血管等，引起臀部或下肢疼痛、无力、间歇性跛行，伴或不伴有腰痛症状的临床综合征。本病发病缓慢，病程较长，多发于 40 岁以上的中老年人，男性多于女性。本病属于中医"腰痛"的范畴。

【临床表现】

本病主要表现为腰痛、腿痛和马尾及神经根的神经源性间歇性跛行。下腰痛伴单侧或双侧臀部、大腿外侧胀痛、感觉异常或下肢无力，行走或站立、腰椎后伸时症状加重。马尾神经源性间歇性跛行为腰椎椎管狭窄症的典型症状，表现为行走或锻炼后出现单侧或双侧下肢麻木、沉重、疼痛和无力，越走症状越重，被迫休息，下蹲后症状很快缓解，继续行走则又出现同样症状。主诉多而体征少，弯腰正常，直腿抬高基本正常，少数患者继而影响大小便，甚至造成下肢不完全性截瘫或性功能障碍等。

【刺血治疗】

1.三棱针刺血法

取穴部位：①腰阳关、委中；②腘窝浅表静脉丛；③阿是穴。

操作方法：任选一组穴位，局部常规消毒，三棱针点刺 3～5 次，每处放血 5～7 滴。

2.皮肤针刺血加拔罐法

取穴部位：①秩边、腰阳关；②腘窝浅表静脉丛；③十七椎。

操作方法：任选一组穴位，局部常规消毒，以皮肤针叩刺 5～7 次，加拔火罐，放血 3～5 mL，身体强壮者可放血 5～10 mL。

【文献摘录】

夹脊穴电针结合刺血治疗退行性腰椎管狭窄症的临床效果。方法：将 90 例患者随机分为对照组和观察组，各 45 例。对照组患者取俯卧位，即疼痛最明显部位对应的夹脊穴处直刺，平补平泻，后加电针，30 分钟 / 次，1 次 / 天，持续治疗 12 天。观察组夹脊穴电针操作同上，再采用一次性 6 号针头迅速在腰阳关、肾俞、委中、阿是穴向下垂直刺 3～5 下，深 1.5～2.0 cm，再进行拔罐，5 分钟后起罐，1 次 /3 天，共治疗 4 次（12 天）。结果：观察组的治疗总有效率为 95.56%，高于对照组的 80.00%

---

① 张玉和.面部刺血的临床应用[J].中国针灸，2011，31（7）：639–640.

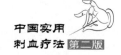

（$P < 0.05$）。[1]

七、腰背肌筋膜炎

【概说】

腰背肌筋膜炎，又称"腰肌劳损"，是指腰骶部肌肉、筋膜等软组织的慢性损伤，致腰部持续性疼痛，病程缠绵。本病多发生在青壮年，男性多于女性。本病属于中医"腰痛""痹证"的范畴。

【临床表现】

腰背或腰骶部胀痛、钝痛，腰部酸胀无力感常因劳累后明显加重，休息时减轻，遇阴雨天、风寒及潮湿症状明显加重，多不能久坐、久立，不能坚持弯腰工作，常频繁更换原有姿势。部分患者出现一侧或两侧竖脊肌僵硬，且具有压痛感，而且比较广泛，部位多在竖脊肌、腰骶部棘突旁或棘突间、腰椎横突等。患者感觉及活动功能无明显影响。

【刺血治疗】

1. 三棱针刺血法

取穴部位：①脾俞、肾俞；②肝俞、三焦俞。

操作方法：任选一组穴位，局部常规消毒，以三棱针局部点刺，出血5～7滴。

2. 梅花针刺血加拔罐法

取穴部位：①三焦俞、关元俞；②委中、阿是穴。

操作方法：任选一组穴位，局部常规消毒，以梅花针叩刺后，再拔罐，放血3～5 mL，身体壮实者可放血5～10 mL。

【文献摘录】

密集型刺血拔罐治疗腰肌筋膜劳损110例。方法：患者取俯卧位。术者在患者腰背部仔细查找压痛点，局部常规消毒后取26号40 mm的钢针数根，首先在痛点中心直刺1针，深达痛处。接着以第1针为中心，在其周围隔2 mm刺入1针，直至覆盖全部痛点。针后用拇、示指捏住针柄，做与肌纤维走行方向垂直的摇动手法5次。接着将针全部拔出，取一大小适中的玻璃火罐，用闪火法将火罐吸拔于针刺部位，留罐5分钟，待吸出3～5 mL血液即可起罐，每3天针1次，3次为1个疗程。结果：经1个疗程治愈者57例，2个疗程治愈者31例，显效15例，好转7例。[2]

——————

① 谢瑜，齐琳婧，苏同生．夹脊穴电针结合刺血治疗退行性腰椎管狭窄症的临床效果 [J]．临床医学研究与实践，2019，4（32）：134–135.

② 解良柱，包狄．密集型刺血拔罐治疗腰肌筋膜劳损110例 [J]．中国民间疗法，2003，11（1）：15.

【典型案例】

患者，女，40 岁，因感受风寒后腰背部酸痛难忍 4 个月来诊。体格检查：肩胛间区压痛明显，可触及 1 ～ 1.5 cm 大小的条索状结节，下后锯肌和腰髂肋肌附着点压痛明显，髂嵴后缘处触及 0.5 ～ 1 cm 大小的结节。几个压痛点末梢神经卡压征均为（+），腰背伸抗阻试验（+）。诊断：腰背肌筋膜炎。治疗：肩胛间区至十二肋后上缘处、髂嵴后缘处用梅花针轻叩，以大号拔罐拔吸 15 分钟，隔天 1 次。5 次治疗后患者腰背部疼痛消失。肩胛间区、十二肋后上缘、髂嵴后缘处压痛及末梢神经卡压征（－），腰背伸抗阻试验（－），背肌牵拉试验（－），随访 2 年无复发。[①]

八、第三腰椎横突综合征

【概说】

第三腰椎横突综合征是以第三腰椎横突明显压痛为特征的慢性腰痛，临床又称"腰三横突周围炎"或"腰三横突滑囊炎"，本病男性多于女性，多见于青壮年。本病属于中医"腰痛""痹证"的范畴。

【临床表现】

腰部一侧或两侧疼痛，程度不一，以慢性间歇性疼痛、酸胀部位广泛、乏力为主。劳累后、晨起或弯腰直起时疼痛较重，活动后痛减，疼痛可向臀部、大腿外侧或膝外侧放射，偶尔牵扯至小腹或腹股沟，局部压痛或有条索状结节，直腿抬高试验无放射痛，无神经根受累征。X 线检查可见第三腰椎横突过长或左右不对称，实验室检查无异常。

【刺血治疗】

1. 三棱针刺血法

取穴部位：①阿是穴；②委中。

操作方法：任选一组穴位，局部常规消毒，以三棱针点刺出血 5 ～ 10 滴。

2. 梅花针刺血加拔罐法

取穴部位：①局部筋结处；②气海俞。

操作方法：任选一组穴位，梅花针叩刺 5 ～ 7 次，以皮肤潮红渗血为度，再拔罐，出血 3 ～ 5 mL。

【文献摘录】

1. 阴络放血联合温针灸治疗第 3 腰椎横突综合征的疗效观察。方法：将 80 例患者分为 2 组，各 40 例。治疗组治疗第 1 天时进行阴络放血，用 7 号注射针头刺入委中穴（腘静脉处），深度约 3 cm，可见针口处有紫黯暗紫色黏稠血液流出，出血量控制在

---

① 杨晓贵 . 梅花针刺血联合拔罐疗法治疗肌筋膜炎 125 例的疗效观察 [J]. 贵阳中医学院学报，2011，33（4）：120–121.

3～5 mL；放血治疗后取腰部膀胱经气海俞、大肠俞、肾俞进行温针灸，每次2壮，治疗时间约40分钟；再取委中穴、承山穴进行针刺。对照组仅选用相同的穴位进行温针灸及针刺治疗。2组均6天为1个疗程。结果：治疗组的 VAS 和 ODI 评分明显好于对照组，均有显著差异（$P < 0.05$）。[①]

2. 针刀配合刺血治疗第三腰椎横突综合征62例。方法：患者俯卧于床上，在患者志室穴下一横指、骶棘肌外侧缘、第三腰椎横突尖部触有局限性压痛点。找到横突尖后向内侧移动1 cm即为小针刀进针点。穴位严格消毒，铺洞巾，刀口线与人体纵轴平行，当小针刀接触骨面后，用横行剥离法，然后转换针柄方向，使针刀沿横突尖边缘行铲剥切割数刀，后退针刀至横突骨面，再横行剥离2次后出针，用消毒纱布敷压针孔，胶布固定。术后以第三腰椎为中心，手法斜扳左右各1次，并在委中穴瘀曲血管上用三棱针点刺数针，拔火罐令出血10～30 mL。1次治疗不愈者5天后做第2次治疗，一般最多3次而愈或显效。对治疗范围较大的患者，可局部注射泼尼松龙，维生素 B_{12}，以抗炎、防止粘连。结果：62例患者中，经治3次，痊愈58例，显效4例。[②]

【典型案例】

患者，男，20岁，因搬重物引起右侧腰部疼痛5天来诊。体格检查：腰部挺直疼痛，腰屈伸及转侧活动受限，L_3 横突部位压痛明显，可摸到硬结，诊为第三腰椎横突综合征。常规消毒后用三棱针在 L_3 横突压痛最明显处点刺放血，在刺血处及腰部周围组织均拔罐，第1次拔出黑色血液，随着拔罐次数的增加，血色逐渐变红，连续治疗4次，腰部疼痛消失，活动自如。[③]

九、梨状肌综合征

【概说】

梨状肌综合征是指由于梨状肌变异或损伤，刺激或压迫坐骨神经，而引起的一侧臀腿部疼痛为主要症状的病证。本病属于中医"痹证"的范畴。

【临床表现】

患者常表现为一侧臀部酸胀、疼痛、沉重，自觉患肢稍短，行走轻度跛行，时而放射大腿后侧及小腿外侧，皮肤感觉减退。严重者臀部呈刀割样或烧灼样疼痛，腹压增高时疼痛加重，双下肢不能伸直，日久患肢肌肉可出现萎缩、肌力下降，梨状肌部位压痛、放射痛，局部可触及条索状隆起，髋内旋、内收受限并加重疼痛。

① 陈奕雄，陈为坚. 阴络放血联合温针灸治疗第3腰椎横突综合征的疗效观察 [J]. 中医临床研究，2019，11（12）：116-117.
② 蒋贵东，王海莉. 针刀配合刺血治疗第三腰椎横突综合征62例 [J]. 科学之友，2007（4）：170.
③ 白琼，林桂峰. 刺血拔罐治疗第三腰椎横突综合征28例 [J]. 中国民间疗法，2007，15（8）：13.

【刺血治疗】

1. 三棱针刺血法

取穴部位：①秩边、环跳；②阿是穴。

操作方法：任选一组穴位，局部常规消毒，以三棱针点刺，放血 5 ～ 7 滴。

2. 皮肤针刺血加拔罐法

取穴部位：①秩边、阿是穴；②腘窝浅表静脉丛。

操作方法：任选一组穴位，局部常规消毒，以皮肤针叩刺 3 ～ 5 次，再拔罐，放血 3 ～ 5 mL，身体壮实者可放血 5 ～ 10 mL。

【文献摘录】

1. 刺络放血结合电针治疗梨状肌综合征疗效观察。方法：将 60 例患者随机分为 2 组，各 30 例。方法：对照组选患侧阿是穴、环跳、秩边、阳陵泉、委中穴，皮肤常规消毒，针入腧穴得气后，平补平泻，电针施以连续波，留针 30 分钟。1 次 / 天，5 次 / 疗程，第 1、第 2 个疗程结束后休息 2 天，共治疗 3 个疗程。治疗组在完成以上治疗后，另在阿是穴皮肤消毒，用梅花针叩刺，以皮肤微微出血为宜，而后用火罐吸附于穴区，留罐 5 分钟后取罐，放血在每个疗程第 1、第 3、第 5 天使用，共治疗 3 个疗程。结果：对照组总有效率为 86.7%，治疗组为 96.7%，有明显差异且具有统计学意义（$P < 0.05$）。[1]

2. 刺络放血疗法联合布洛芬内服及中药外敷治疗梨状肌综合征临床研究。将 114 例患者随机分为 2 组，各 57 例。方法：对照组给予布洛芬缓释胶囊口服，中药外敷（附子、地龙、独活、鸡血藤、大黄、赤芍等药粉碎置入布药袋，加热对患处熏蒸）。观察组在对照组的基础上，对痛点行常规消毒，以三棱针直刺，同时在患者痛点的深部散刺，注意避开坐骨神经干，出针将针孔摇大并拔火罐，6 分钟后起罐，每周 1 次。2 组患者均连续治疗 4 周。结果：对照组总有效率为 80.70%，观察组为 94.74%，2 组比较差异有统计学意义（$P < 0.05$）。[2]

十、臀上皮神经炎

【概说】

臀上皮神经炎是因为臀上皮神经损伤而造成的严重腰臀部疼痛，也可称为臀上皮神经损伤。本病属于中医"痹证"的范畴。

① 黄志斌，杜革术. 刺络放血结合电针治疗梨状肌综合征疗效观察 [J]. 中医药临床杂志，2020，32（6）：1136-1138.

② 陈玉琼. 刺络放血疗法联合布洛芬内服及中药外敷治疗梨状肌综合征临床研究 [J]. 新中医，2020，52（14）：113-115.

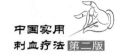
【临床表现】

主要表现为患侧腰臀部疼痛，呈刺痛，如撕裂样，大腿后侧可有放射痛，但疼痛多不过膝关节。急性期疼痛较剧烈，弯腰受限，起坐困难，由坐位改站立位时需攀扶他人或物体，患者常述疼痛部位较深，区域模糊，没有明显的分布界限，查体可在髂嵴中点直下 3～4 cm 处触及条索样硬物，压痛明显，时有麻胀感，这是臀上皮神经炎的出口处，是诊断此病的依据之一。

【刺血方法】

1. 三棱针刺血加拔罐法

取穴部位：①三焦俞、阿是穴；②局部条索状结节。

操作方法：任选一组穴位，局部常规消毒，以三棱针点刺 5～7 次后加拔火罐，放血 5～10 mL。

2. 皮肤针刺血加拔罐法

取穴部位：①气海俞、关元俞；②阿是穴。

操作方法：任选一组穴位，局部常规消毒，以梅花针局部叩刺 3～5 次后加拔火罐，放血 5～10 mL。

【文献摘录】

针刺加叩刺拔罐治疗臀上皮神经炎疗效观察。方法：将 155 例患者随机分为治疗组 80 例和对照组 75 例。治疗组用针刺加叩刺拔罐法治疗。患者取侧卧位，医者用右手拇指在患侧髂嵴最高点内侧 2～3 cm 处仔细用力按压，有明显胀麻痛感处即为痛反应点。常规皮肤消毒后，中心直刺一针，以明显酸胀感为宜。然后在其周围距中点约 1 cm 处斜刺，针尖指向中心，以 TDP 照射，留针 30 分钟。出针后，再以针刺中点为圆心，半径 2 cm 的区域内以皮肤针叩刺，力量稍重，待局部有明显出血点时拔罐，留罐 2～3 分钟，待罐内出血约 2 mL 时移罐，擦拭患部血渍。对照组针刺方法同上，但不采用叩刺拔罐法。2 组均每周治疗 2 次，10 次为 1 个疗程，共治疗 2 个疗程。结果：治疗组总有效率为 93.8%，对照组为 90.7%，2 组差异有统计学意义（$P < 0.005$）。[①]

十一、急性腰扭伤

【概说】

急性腰扭伤系指腰部肌肉、筋膜、韧带及关节突关节的急性损伤，多为突然遭受间接外力所致。俗称闪腰、岔气。多发于青壮年和体力劳动者，若处理不及时或治疗不当，可使症状长期迁延，形成慢性腰痛。本病属于中医"腰痛"的范畴。

---

① 芮兴国. 针刺加叩刺拔罐治疗臀上皮神经炎疗效观察 [J]. 上海针灸杂志，2010，29（8）：515–516.

【临床表现】

有明确的外伤史，腰痛剧烈，活动受限，体位变动困难。部分患者受伤时腰部有电击感、组织撕裂感或响声；或伴有一侧或两侧的臀部及大腿放射痛；部分患者不能指出明确的疼痛部位。检查时腰部肌肉紧张，大多数患者均有明显而固定的压痛点，严重者可出现腰椎生理性弯曲消失或功能性侧弯。

【刺血治疗】

1. 三棱针刺血法

取穴部位：①龈交；②委中、阿是穴。

操作方法：任选一组穴位，局部常规消毒，三棱针点刺，出血3～5滴。

2. 皮肤针刺血加拔罐法

取穴部位：①腘窝浅表静脉丛；②阿是穴。

操作方法：任选一组穴位，局部常规消毒，用皮肤针叩刺或一次性采血针点刺，以渗血为度，再拔罐，放血3～5 mL。

【文献摘录】

1. 委中放血治疗急性腰肌扭伤100例。方法：取双侧委中穴，常规消毒皮肤，用三棱针快速直刺委中穴5 mm，放血5～10 mL。再用消毒棉球按压片刻，同时嘱患者平卧静息30分钟即可。治疗后，注意保暖，避风寒72小时。结果：本组100例患者中放血1次痊愈76例，有效22例，无效2例，治愈率为76.00%，有效率达98.00%。其中无效2例间隔1日行第2次放血治疗后，疼痛明显减轻。[1]

2. 三联疗法治疗急性腰扭伤62例疗效观察。方法：患者俯卧，取患侧阿是穴（腰部压痛最显著处）及委中穴，常规消毒穴位，用三棱针点刺出血后，立即用闪火法在出血处拔罐，留罐15～20分钟。取双侧经外奇穴腰痛穴，共4个穴位，行提插捻转手法强刺激，留针30分钟并嘱患者弯腰下蹲及转腰。内服中华跌打丸。以刺血拔罐1次，针刺1次，内服中华跌打丸5天为1个疗程。结果：治愈51例，有效7例，无效4例，总有效率为93.5%。[2]

【典型案例】

患者，女，45岁，因"搬运货物致腰部疼痛、活动受限1天"就诊。患者腰部前屈、后伸明显受限，翻身、转侧困难，可引起腰部疼痛加剧。腰部右侧肌紧张、局部压痛明显，以右侧L_2～L_5椎旁为甚，右侧的臀中肌可扪及条索状硬块、局部压痛明显。右侧委中穴附近静脉明显迂曲、增粗且凸起于皮肤表面。腰椎CR提示腰椎生理性弯曲正常，腰椎退行性改变。考虑为急性腰扭伤。予三棱针于右侧委中穴附近迂曲的静脉刺

① 黄乃好，汪克明.委中放血治疗急性腰肌扭伤100例[J].中医外治杂志，2006，15（4）：15.

② 尹学永，汪福东，赵文毅，等.三联疗法治疗急性腰扭伤62例疗效观察[J].山西中医，2007，23（5）：51.

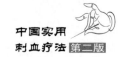

血，流出黑血近70 mL，治疗结束后感觉腰部疼痛明显减轻，腰部活动明显改善。继续治疗4天后，腰部疼痛消失、功能恢复正常。[①]

十二、股骨头坏死

【概说】

股骨头坏死又称股骨头缺血性坏死或股骨头无菌性坏死，指股骨头血供受损或中断，导致骨髓成分及骨细胞死亡及随后的组织修复，继而导致股骨头结构改变及塌陷，引起患者髋关节疼痛及功能障碍的疾病，是造成青壮年髋关节残疾的常见疾病之一。股骨头坏死目前分为创伤性和非创伤性两类，属于中医"骨蚀"的范畴。

【临床表现】

股骨头坏死的早期症状不典型，主要以疼痛为主，表现为髋部或腹股沟区疼痛或酸痛，间歇发作，逐渐加重。典型表现为腹股沟区疼痛，可放射至同侧臀部或膝关节，逐渐发展为行走困难，髋关节活动受限、僵硬或痛性跛行。若股骨头塌陷，可伴下肢短缩畸形、骨盆代偿性倾斜、被迫拄拐行走等。

【刺血方法】

1. 三棱针刺血加拔罐法

取穴部位：①居髎、阿是穴；②环跳、髀关。

操作方法：任选一组穴位，局部常规消毒，以三棱针或一次性采血针点刺后加拔火罐，放血10～20 mL。

2. 皮肤针刺血加拔罐法

取穴部位：①秩边、居髎；②阿是穴。

操作方法：任选一组穴位，局部常规消毒，以皮肤针叩刺后，加拔火罐，放血10～20 mL。

【文献摘录】

火针及放血疗法治疗股骨头坏死髋关节疼痛286例。方法：火针取主穴阿是穴、髀关、居髎、府舍等，并随证加减，选用中粗火针，消毒后点燃酒精灯或95%的酒精棉球，将针尖、针体伸入外焰，将针自针体向针尖逐渐烧红，针烧至通红时迅速准确地刺入穴位或部位，并敏捷地将针拔出，用消毒棉球用力按压针孔。根据治疗穴位皮肤软组织深浅及病变疼痛深浅，选择深刺或浅刺，也可以叩刺、行补泻手法或留针。放血选取髋关节周围3～5穴，消毒同上，用右手持针，迅速准确地分多次刺入穴位，使局部出血，新病、实证、热证、体质较强者出血量在10～50 mL，反之则为1～5 mL。结果：

① 张君.三棱针委中刺血配合腰部功能锻炼治疗急性腰扭伤临床观察[J].实用中医药杂志，2018，34（2）：253.

治愈 63 例，显效 89 例，有效 111 例，无效 23 例；总有效率为 91.9%。[①]

【典型案例】

患者，女，45 岁，3 年前右腿膝关节疼痛难忍，后疼痛逐渐加重，行走困难、跛行，经外院诊断为股骨头坏死。先后在不同医院治疗，均建议手术置换，服用内服药物效果均不明显，但因患者惧怕手术，邀余诊治。患者面色㿠白，畏寒肢冷，右腿冰冷疼痛，遇寒冷或夜晚加重，冬季较夏季疼痛严重，而腹股沟中点压痛明显，舌淡胖，脉沉迟无力。证属寒凝血瘀、阳虚血亏。方用散寒活血健骨汤加减。处方：炙黄芪 50 g，当归 15 g，杜仲 15 g，白芍 20 g，桑寄生 15 g，续断 15 g，骨碎补 12 g，制附片 10 g（先）等。6 剂，水煎分服，1 剂 / 日。同时行刮痧放血拔罐灸法：先于腹股沟中点部位涂上红花油，施行刮痧疗法，待痧出后，用七星针叩刺，然后立即拔罐 20 分钟，起罐后即刻在本部位施灸 3 ～ 5 壮。每周治疗 1 次。二诊：10 月 12 日，经服用上药，右腿疼痛略有好转，但一直睡眠不好，守原方加生龙牡各 30 g（先），继服 6 剂。再施以刺络放血灸法。三诊：10 月 20 日，两次内服中药后，腿痛明显好转，略有隐隐作痛，舌脉如常。炙黄芪 50 g，当归 15 g，杜仲 15 g，白芍 20 g，桑寄生 15 g，续断 15 g，骨碎补 12 g 等，10 剂共研为粉末，8 g/ 次，3 次 / 天，冲服。四诊：2016 年 7 月 18 日，述已将上药全部冲服，嘱患者查 X 线，报告称与上次比较，股骨头再无变化，个别部位骨小梁在形成，同时精神饱满，面色红润，腿痛再未发作，只是久行后双腿酸痛，余无不适，让患者服用右归丸以善后，不得过于负重，后于 2016 年年底随访，一切正常，生活自理。[②]

十三、强直性脊柱炎

【概说】

强直性脊柱炎是一种慢性进行性自身免疫疾病，目前病因不明，以中轴关节慢性炎症为主要表现，主要侵犯骶髂关节、脊柱旁软组织及外周关节等，严重者可发生脊柱畸形和关节强直，也可累及内脏及其他组织。本病属于中医"大偻""痹证"的范畴。

【临床表现】

本病发病隐匿，多发生在青壮年，男性多见。全身表现轻微，少数重症者有发热、疲倦、消瘦、贫血或其他器官受累。跖筋膜炎、跟腱炎和其他部位的肌腱末端病在本病中常见。可见腰背部或骶髂部疼痛和发僵，半夜痛醒，翻身困难，晨起或久坐起立时

① 张欣凯，张鑫杰. 火针及放血疗法治疗股骨头坏死髋关节疼痛 286 例 [J]. 实用中医药杂志，2018，34（1）：112-113.

② 赵中玮，童亚芳，宋华平，等. 散寒活血法联合刮痧放血拔罐灸治疗早中期股骨头骨坏死的临床研究 [J]. 内蒙古中医药，2020，39（1）：102-103.

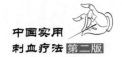
腰部发僵明显，但活动后减轻，因腰部扭转、咳嗽等加重。随病情进展由腰椎向胸颈部脊椎发展，关节强直甚至畸形。少数关节或单关节及下肢大关节炎为本病外周关节炎的特征。

【刺血治疗】

1. 三棱针刺血法

取穴部位：①肝俞、肾俞；②病变部位的华佗夹脊穴。

操作方法：任选一组穴位，局部常规消毒，以三棱针点刺挤出 5～7 滴血。

2. 皮肤针刺血加拔罐法

取穴部位：①委中、肝俞；②关元俞、督脉上的穴；③阿是穴。

操作方法：任选一组穴位，局部常规消毒，以梅花针或七星针叩刺，再拔罐，放血 3～5 mL，体质壮实者可放血 5～10 mL。

【文献摘录】

督脉刺络放血疗法治疗强直性脊柱炎 50 例。方法：选大椎、身柱、陶道、灵台、至阳、筋缩、腰阳关、命门、悬枢、脊中、脊柱关节阿是穴，采用梅花针重叩后拔火罐，吸尽瘀血，每次选取 2～4 个穴位，每周 2 次，8 次为 1 个疗程，2 个疗程后休息 1 周接下个疗程，共 4 个疗程。结果：临床痊愈 20 例，显效 15 例，有效 11 例，无效 4 例，总有效率达 92.0%。[①]

十四、增生性脊柱炎

【概说】

增生性脊柱炎又称肥大性脊柱炎，是由于年龄和诸多因素引起的以脊椎关节软骨退变、椎体骨质增生为主的骨关节炎。多见于老年人，常用腰部活动的重体力劳动者及运动员发病较早。本病属于中医学"骨痹"的范畴。

【临床表现】

本病早期一般无临床症状，少数患者可出现慢性腰背痛、活动发僵等，晚期随着病情的发展、骨刺形成，可以产生以下腰痛为主的一系列症状，主要表现为钝痛，劳累或阴天时加重，晨起腰部僵硬；累及到颈椎、胸椎及骶髂关节等部位会出现局部疼痛、活动受限等症状。

【刺血治疗】

1. 三棱针刺血法

取穴部位：①大椎、肺俞；②督脉穴；③华佗夹脊穴。

① 陈海鹏，刘志坤，刘池，等. 督脉刺络放血疗法治疗强直性脊柱炎 50 例 [J]. 中国中医骨伤科杂志，2008（2）：42.

操作方法：任选一组穴位，局部常规消毒，以三棱针局部点刺放血 5 ～ 10 滴。

2.皮肤针刺血法加拔罐法

取穴部位：①阿是穴；②肾俞、委中；③肺俞、脾俞。

操作方法：任选一组穴位，局部常规消毒，用皮肤针局部叩刺 5 ～ 7 次，以局部渗血为度。

【文献摘录】

挑刺、拔罐、放血、姜片贴敷治疗增生性脊柱炎。方法：其中治疗组 226 例，对照组 150 例。治疗组选择椎体骨质增生处、压痛点、棘突间（督脉穴）或其旁开 0.5 ～ 1.0 寸处（华佗夹脊穴），常规消毒后用 2% 的利多卡因局部麻醉，用挑刺针先挑破皮肤，再向深处挑断皮肤下筋膜、肌纤维，于针眼处加拔火罐，放血约 3 mL，后外敷生姜片，用无菌纱布包扎、固定。7 ～ 10 天为 1 次，3 次为 1 个疗程。对照组单用口服抗骨质增生药、针灸推拿或磁疗一种方法。结果：治疗组总有效率为 97%，对照组总有效率为 89.4%。治疗组疗效优于对照组（ P < 0.01）。[①]

十五、膝关节骨性关节炎

【概说】

膝关节骨性关节炎是一种多发于中老年人的常见慢性骨性关节病，以骨关节软骨退变及软骨下骨硬化为特征。以关节疼痛、变形和活动受限为主要表现，从而引起功能障碍，是老年人致残及生活质量下降的主要原因。本病属于中医"痹证""膝痹"的范畴。

【临床表现】

膝骨关节病的发病年龄多在 50 岁以上，起病缓慢，呈渐进性。表现为膝关节疼痛、肿胀、畸形、行动不利、活动功能障碍，上下楼梯或下蹲时症状加重，出现"绞锁"症状，经常打软腿，关节僵硬。查体会发现关节摩擦音，触之捻发感，关节骨性突起和肥大，后期可出现关节畸形、半脱位及肌肉萎缩，出现无力症状。

【刺血治疗】

1.三棱针刺血法

取穴部位：①内、外膝眼；②阿是穴。

操作方法：任选一组穴位，局部常规消毒，以三棱针点刺出血 5 ～ 7 滴。

2.刺血加拔罐法

取穴部位：①血海、委中；②委中、阿是穴；③局部浅表静脉丛。

操作方法：任选一组穴位，局部常规消毒，以皮肤针叩刺或者三棱针点刺后，拔罐

---

① 田昭军，徐菊梅，李国庆.挑刺、拔罐、放血、姜片贴敷治疗增生性脊柱炎 [J].山东医药，2002，42（30）：41–42.

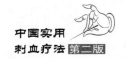

放血 3 ~ 5 mL，体质强壮者可放血 5 ~ 10 mL。

【文献摘录】

1. 针刺放血拔罐治疗膝关节炎 85 例。方法：患者随机分为对照组单纯针刺 21 例，治疗组针刺放血拔罐 64 例。对照组取血海、犊鼻、阿是穴为主穴，配膝眼、三阴交、阳陵泉、梁丘、绝骨穴，随证加减，针刺 20 ~ 30 分钟，上穴交替使用，1 次 / 天，10 次为 1 疗程。治疗组针刺取穴、时间及手法同对照组，同时加血海、犊鼻、阿是穴三棱针点刺出血，放血 5 ~ 8 mL/ 次，1 次 / 天，拔罐 5 分钟。10 次为 1 个疗程。结果：治疗 30 天，随访 3 个月，治疗组总有效率为 100%，对照组为 80.95%，治疗组疗效优于对照组（$P < 0.01$）。[①]

2. 火针结合放血法治疗老年性膝关节炎 60 例临床观察。将 110 例患者随机分为治疗组 60 例，对照组 50 例。方法：治疗组取穴：梁丘、血海、内外膝眼、膝阳关、阿是穴。患者取仰卧位或坐在靠背椅上，常规消毒后，将火针置于酒精灯上烧红后，快速刺入患膝关节上述穴位皮肤约 0.1 cm，快刺快出，再在酒精灯上烧红后快速刺入，如此反复操作，然后以小口径火罐加拔于火针针刺部位，留罐 5 ~ 10 分钟，吸出血液数毫升，隔日 1 次或每周 3 次，2 周为 1 个疗程。对照组患膝关节皮肤常规消毒后，以毫针针刺血海、梁丘、犊鼻、膝阳关穴，平补平泻手法，留针 30 分钟，每天 1 次，2 周为 1 个疗程。结果：2 个疗程后比较总有效率，治疗组 88.33%，对照组为 60.00%，治疗组疗效优于对照组（$P < 0.01$）。[②]

十六、膝关节创伤性滑膜炎

【概说】

膝关节创伤性滑膜炎是指膝关节损伤后引起的滑膜水肿、渗出和关节腔积液，以关节疼痛和积血、积液为主要表现的疾病。滑膜病变如不及时有效地处理，滑膜则会发生功能障碍，影响关节活动而成为慢性滑膜炎，逐渐变成骨性关节炎，多见于肥胖女性。本病属于中医"痹证""膝痹"的范畴。

【临床表现】

分为急慢性滑膜炎。急性滑膜炎有明显外伤史，伤后膝关节肿胀、疼痛，呈膨胀性胀痛或隐痛，尤以膝伸直及屈曲时胀痛难忍，活动不利、跛行，压痛点不定。慢性滑膜炎表现为膝关节肿胀、胀满不适，下蹲困难，上下楼梯疼痛，劳累后加重，久病后股四头肌萎缩、滑囊壁增厚、摸之有韧厚感，关节不稳、活动受限。

① 金成日，张明波．针刺放血拔罐治疗膝关节炎 85 例 [J]. 实用中医内科杂志，2011，25（12）：88–89.

② 高广忠．火针结合放血法治疗老年性膝关节炎 60 例临床观察 [J]. 江苏中医药，2011，43（2）：73.

【刺血治疗】

1. 三棱针刺血法

取穴部位：①膝周浅表静脉丛；②阿是穴。

操作方法：任选一组穴位，局部常规消毒，以三棱针局部点刺 3 ～ 5 下，血流自然停止即可。

2. 皮肤针刺血加拔罐法

取穴部位：①委中、阿是穴；②阿是穴、膝周浅表静脉丛。

操作方法：任选一组穴位，局部常规消毒，以皮肤针局部叩刺 5 ～ 7 下，再加拔火罐，放血 5 ～ 10 mL，体质壮实者可放血 10 ～ 20 mL。

【文献摘录】

刺血疗法在治疗膝关节滑膜炎中的特色中医护理。方法：共 83 例患者。将膝关节周围明显充血暴露的小静脉丛常规消毒，持一次性注射器针头点刺，多有黑紫色静脉瘀血急速流出，甚至喷涌而出；若关节周围没有明显瘀阻的静脉，就直接针对红肿的膝关节，选其疼痛病灶正中点及其周围 6 ～ 9 个点，直刺 2 ～ 3 mm，均缓慢刺入，急速摇大针孔出针，不闭针孔任瘀血自然流出；待出血自然停止后再拔火罐重新帮助出血，以出血 10 ～ 20 mL 为度。后悬灸，并予以自制药外敷，急性期 3 ～ 5 天操作 1 次，平稳后 7 ～ 10 天操作 1 次。结果：治愈 44 例，有效 33 例，无效 6 例，总有效率为 93%。[1]

十七、膝关节侧副韧带损伤

【概说】

膝关节侧副韧带包括内侧副韧带和外侧副韧带，其损伤多为内、外侧副韧带慢性积劳性损伤，是一种中老年人常见疾病，有发病率高、治愈率低、容易复发的特点。本病属于中医"筋伤""膝痹"的范畴。

【临床表现】

患者多有小腿急骤外展或内收的外伤史，表现为膝关节内侧或外侧副韧带处肿胀疼痛、皮下瘀斑，膝居轻度屈曲位，主动、被动活动均受限。内侧副韧带损伤时，压痛点在股骨内上髁；外侧副韧带损伤时，压痛点在腓骨头或股骨外上髁。

【刺血治疗】

1. 三棱针刺血法

取穴部位：①委中、阿是穴；②膝周局部浅表静脉丛。

操作方法：任选一组穴位，局部常规消毒，用三棱针点刺 3 ～ 5 次，出血 10 余滴

① 罗春梅. 刺血疗法在治疗膝关节滑膜炎中的特色中医护理 [J]. 中外女性健康研究，2016，7：130，132.

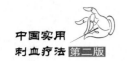

即可。

2. 刺血加拔罐法

取穴部位：①血海、委中；②阿是穴；③膝周局部浅表静脉丛。

操作方法：任选一组穴位，局部常规消毒，用三棱针局部点刺 5 ～ 7 次后，再拔罐，出血 3 ～ 5 mL，体质壮实者可放血 10 ～ 20 mL。

【文献摘录】

刺络放血治疗膝关节内、外副韧带慢性积劳性损伤的疗效分析。方法：共 60 例侧副韧带损伤患者，内、外侧副韧带损伤各 30 例。在患膝内、外侧副韧带压痛最明显处用龙胆紫做好标记，消毒，取三棱针在龙胆紫标记处点刺，或在标记点附近经脉上青紫怒张的血络处点刺表浅静脉，让血顺势流出。视压痛最明显处范围大小决定点刺针数，以 5 ～ 10 针为宜。当暗紫色瘀血流尽后拔火罐，以出尽针孔附近积血并减轻针孔刺痛，出血量一般控制在 10 ～ 20 mL 之间。每周刺血治疗 1 次，2 次间隔时间为 5 ～ 7 天。治疗 3 次为 1 个疗程，2 个疗程后进行疗效统计。结果：内侧副韧带损伤总有效率为 96.7%，外侧副韧带损伤总有效率为 66.7%，与外侧损伤组比较 $P < 0.05$。[①]

十八、踝关节扭伤

【概说】

踝部扭伤是指踝关节受到过度牵拉或扭曲而导致关节周围的韧带、筋膜等组织损伤。可发生于任何年龄，以青壮年多见，是日常生活中易发生的关节损伤之一。本病属于中医学"筋痹"的范畴。

【临床表现】

患者有明确外伤史，伤后踝部疼痛、活动功能障碍，损伤轻者仅局部肿胀，较重时整个踝关节均肿胀，并有明显的皮下积瘀，皮肤呈青紫色，跛行步态，不能负重，活动时加重，局部压痛明显，被动活动时疼痛加重。

【刺血治疗】

1. 三棱针刺血法

取穴部位：①申脉、丘墟；②照海、内踝尖。

操作方法：任选一组穴位，常规局部消毒，以三棱针点刺放血 8 ～ 10 滴。

2. 皮肤针刺血加拔罐法

取穴部位：①阿是穴；②丘墟；③踝周浅表静脉丛。

操作方法：任选一组穴位，局部常规消毒后，以皮肤针叩刺后，再拔罐放血 3 ～

———————
① 诸国庆 . 刺络放血治疗膝关节内、外副韧带慢性积劳性损伤的疗效分析 [J]. 中国中医药科技，2011，18（2）：166–167.

5 mL，体质壮实者 5 ～ 10 mL。

【文献摘录】

陈旧性踝关节扭伤温针灸配合刺血疗法治疗疗效分析。方法：将 60 例患者随机分为 2 组，各 30 例。对照组予以温针灸联合超短波治疗，按照患者疼痛部位选取穴位，若腓骨头前方疼痛，选择对侧阳池穴，若腓骨头后下方疼痛，选择对侧腕骨穴，若踝关节内侧疼痛，选取对侧鱼际穴，嘱患者同时进行踝关节的活动，留针约 30 分钟后出针；再进行局部温针治疗，取阳陵泉、丘墟、昆仑、照海、悬钟、阿是穴等，根据患者病情选择穴位，得气后于针柄插上艾条，点燃施灸，1 壮 / 次，1 次 / 天，5 次为 1 个疗程，共治疗 3 个疗程；超短波治疗：将电极对置放在患者踝关节内外侧，治疗 20 分钟，治疗次数、疗程与温针疗法相同。研究组温针治疗与对照组相同，再于患者踝关节疼痛严重处或瘀斑静脉处采用 7 号注射针头进行点刺，后用小号玻璃罐拔罐 5 分钟，每周治疗 1 次，共治疗 3 次。结果：研究组总有效率为 96.67%，明显高于对照组的 73.33%，组间差异有统计学意义（ P < 0.05 ）。[①]

【典型案例】

患者，男，18 岁，因踝关节剧烈疼痛 3 小时就诊。患者职业为运动员，自述队友间打篮球时不慎踩在队友脚上，重心不稳摔倒，右脚踝外侧、足背部肿胀疼痛，难以行走，伤后即用冰块冷敷，3 小时未见缓解遂来就诊。查体：右侧脚踝、足背部均肿胀、疼痛、关节活动不能、皮下有出血瘀斑。X 线检查排除骨折、关节脱位等损伤，遂诊断为踝关节急性扭伤。皮肤患处常规消毒，以梅花针重叩刺肿胀处，拍打叩刺周围以出血 1 ～ 2 mL 为度，消毒棉球擦拭污血。患者当即疼痛缓解，踝关节可小幅度活动。后该患者在本科行针刺及中药外敷治疗，治疗 5 天后痊愈。[②]

十九、腕管综合征

【概说】

腕管综合征是指由于腕管内容积减少或压力增高，使正中神经在管内受压而形成的综合征。疼痛多在夜间、晨起或劳累后出现或加重，活动或甩手后症状可减轻。寒冷季节患指可有发冷、发绀等改变。本病在中医上属于"筋痹"的范畴。

【临床表现】

本病主要表现为腕以下正中神经支配区域的感觉、运动功能障碍。患者桡侧 3 个半手指麻木、刺痛或烧灼样痛、肿胀感。亦有患者自述疼痛向肘、肩部放射，患手握力减弱、拇指外展、对掌无力。病程长者大鱼际萎缩，出汗减少，皮肤干燥脱屑。

① 何青荣 . 陈旧性踝关节扭伤温针灸配合刺血疗法治疗疗效分析 [J]. 双足与保健，2019，24：64-65.

② 于楠楠，孙忠人 . 刺络放血法治疗急症验案举隅中国中医急症 [J].2016，25（1）：179.

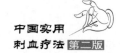
【刺血方法】

三棱针刺血法

取穴部位：①内关、十宣；②鱼际、阳溪、阿是穴；③少商、商阳、内关。

操作方法：局部常规消毒，任选一组穴位，以三棱针或一次性采血针局部点刺放血5～10滴。

【文献摘录】

注射器针头刺血划拨治疗腕管综合征疗效观察。方法：将40例患者随机分为注射器组及封闭组，每组20例。治疗组患者掌心向上，取腕横纹和桡侧腕屈肌的内侧缘交点作为进针点，常规消毒，选取5 mL注射器，以左手拇指尖按压在进针点的皮肤上，边直刺边注入利多卡因，操作中注意避开正中神经，当针下阻力变大时即达腕屈肌腱和腕横韧带交接处，纵向划拨腕屈肌腱和腕横韧带粘连的腱膜，以针下滞涩感消失为度，再以皮肤进针点为圆心，针尖向上旋转后迅速挑破，适度流血。对照组选取与治疗组相同的进针点，抽取1%的利多卡因2 mL加曲安奈德注射液1mg，注射用水2 mL，进针点刺入病变的腱鞘，注射药物。2组均1次/周，3次为1个疗程，治疗2个疗程。结果：治疗组总有效率为95%，对照组总有效率为65%，2组治疗后的疗效比较差异具有统计学意义（$P < 0.05$）。[1]

二十、跟痛症

【概说】

跟痛症是足跟部周围疼痛性疾病的总称，包括跟腱滑囊炎、跟腱止点撕裂伤等。但临床上常特指跖腱膜炎，即发生于跖腱膜在跟骨结节起始部的无菌性炎症，常伴有跟骨结节前缘的骨质增生。本病属于中医学"足跟痹"的范畴。

【临床表现】

起病缓慢，多为一侧发病，也可两侧同时发病，病史可达数月或数年，站立或行走时足跟跖侧面疼痛，程度轻重不一。症状重者，晨起或久坐起身开始行走时出现足跟剧烈疼痛，行走片刻后疼痛反而减轻，但行走或站立过久疼痛又加重，轻者可自愈。转为慢性者缓解与复发交替。局部无明显肿胀，足底跖腱膜处压痛。

【刺血治疗】

1.三棱针刺血法

取穴部位：①阿是穴；②足内侧静脉丛。

操作方法：任选一组穴位，局部常规消毒，三棱针点刺放血7～10滴。

① 唐宏智，唐流刚，范华英，等.注射器针头刺血划拨治疗腕管综合征疗效观察[J].成都中医药大学学报，2016，39（2）：46-47，51.

2.皮肤针刺血加拔罐法

取穴部位：足内侧静脉丛。

操作方法：局部常规消毒，皮肤针叩刺后，拔罐放血 2 ～ 3 mL。

【文献摘录】

1.钻孔滴血治疗顽固性跟痛症。方法：共 11 例患者。钻孔滴血：进针点是从内踝下端至足跟后下缘连线中点，跟部有压痛点的则以压痛点为进针点。局部麻醉药物为 1% 的普鲁卡因 5 mL，有压痛点的则在深处麻醉加入 1 mL 泼尼松龙。体表只有一个进针点，用骨圆针自进针点向跟骨呈放射状钻孔 3 ～ 5 个，拔出骨圆针任其出血 3 ～ 5 分钟，滴血 10 mL 左右。若滴血不足，则行拔罐吸血。结果：11 例患者中 8 例一次性治愈，另 3 例 3 天后复诊，局部麻醉后，用骨圆针于原针孔处再次拨弄，拔罐吸出血 15 mL 后，症状消失。[①]

2.哈医放血法结合针灸治疗足跟痛 30 例。方法：取患足跟部及周围压痛点 4 ～ 5 处，局部消毒，用无菌 12 号手术刀，快速直刺 2 ～ 3 mm 为宜，刺后立即在针刺处拔火罐，留罐 10 分钟。后配合针灸，取双侧鱼际、太溪，用 30 mm 毫针，针鱼际捻转泻法，让患者足跟部负重行走，留针 20 分钟后针双侧太溪处，有针感下行即可取针。以上治疗具体方法为针灸 5 次后，行哈医放血治疗 1 次，隔天再行针灸治疗 5 次，再行哈医放血，至此为 1 个疗程，一般 1 ～ 2 个疗程。结果：总有效率为 87%。[②]

【典型案例】

患者，男，62 岁。主诉：足跟疼痛 10 年，加重 1 周。10 年前无明显诱因出现足跟局部疼痛，遇劳加重，曾接受封闭、臭氧等多种治疗，效果不佳，近 1 周逐渐加重，为求系统治疗，遂来我科就诊。刻诊：患者精神佳，饮食、二便尚可，舌质暗，脉弦，足部皮肤黧黑。诊断：足跟痛（气滞血瘀）。取大钟、商丘、丘墟、阿是穴，平刺 30 分钟，行平补平泻法，留针 30 分钟，留针时嘱患者适当下地行走活动；出针后在足内踝下方附近点刺放血，然后将气罐迅速拔在刺血部位。治疗 1 次后患者反馈足跟疼痛明显减轻，治疗 3 次后患者自觉疼痛基本消失。[③]

二十一、软组织损伤

【概说】

软组织损伤是指软组织或骨骼肌肉受到直接或间接暴力或长期慢性劳损引起的一大类创伤综合征，通常轻微损伤可以自行愈合，严重的损伤可以导致休克、感染，甚至致

① 杨君良，钟海宁 . 钻孔滴血治疗顽固性跟痛症 [J]. 中国骨伤，1997，10（4）：39.

② 阿达勒别克，米华 . 哈医放血法结合针灸治疗足跟痛 30 例 [J]. 新疆中医药，2006，24（6）：29-30.

③ 李潇，杜美璐 . 针刺联合放血治疗足跟痛案 1 例 [J]. 中国民间疗法，2018，26（8）：62-63.

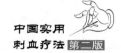

命。本病属于中医"筋伤"的范畴。

【临床表现】

主要表现为患处肿胀、疼痛，严重的可出现功能障碍或畸形。急性期表现为局部渗血、水肿、疼痛剧烈，晚期可能出现肌肉、肌腱的粘连，缺血性挛缩，关节周围炎，甚至引起关节僵直。

【刺血治疗】

1. 三棱针刺血法

取穴部位：①压痛点及其周围的阳性反应点；②局部条索硬结处。

操作方法：任选一组穴位，局部常规消毒，三棱针点刺 5 ~ 7 下，出血自止或挤压出血适量。

2. 皮肤针刺血加拔罐法

取穴部位：①阿是穴；②压痛点周围静脉丛。

操作方法：任选一组穴位，局部常规消毒，以皮肤针叩刺后，再拔罐，放血 3 ~ 5 mL，体质壮实者可放血 10 ~ 20 mL。

【文献摘录】

刺血并耳压治疗急性软组织损伤疗效观察。方法：将 623 例患者随机分为治疗组 320 例，对照组 303 例。治疗组选穴选取患侧阿是穴、肿胀部位周围小血络，常规消毒，以三棱针点刺，轻轻挤压针孔周围，使之出血 2 ~ 3 滴，隔天 1 次。再取耳穴神门、皮质下、交感，并根据损伤部位分别选取耳穴肩、肘、腕、腰、髋、膝、踝，常规王不留行压籽，每次按压耳穴 3 ~ 4 遍，每次 3 ~ 5 分钟，每天 1 次，两耳交替。对照组：选取患侧阿是穴、损伤部位周围穴位，采用毫针针刺，得气后留针 30 分钟，每天 1 次。结果：治疗组短期治愈率为 64.04%，有效率为 100%；对照组短期治愈率为 40.26%，有效率为 95.70%，两组比较，差异有显著性（$P < 0.01$）。[①]

二十二、肌纤维组织炎

【概说】

肌纤维组织炎又称肌筋膜炎、肌肉风湿病，是指由于外伤、劳损或经常遭受潮湿寒冷等原因，导致人体筋膜、肌肉、肌腱和韧带等软组织发生的一种非特异性炎症，常发生于颈项、肩背、腰臀等部位。本病属中医学"痹证"的范畴。

【临床表现】

主要表现为颈项部或腰背部的弥漫性疼痛、皮肤发凉或酸胀麻木、肌肉痉挛和活动

---

① 郁建红，王全权 . 刺血并耳压治疗急性软组织损伤疗效观察 [J]. 中国中医急症，2004，13（12）：812.

受限。疼痛特点是晨起或气候变化及受凉后症状加重，而活动和遇暖后疼痛减轻，长时间不活动或活动过度均可诱发疼痛，常反复发作，病情缠绵。局部可触及明显的激痛点或肌肉痉挛性痛性结节，用力压迫或捏挤受累肌肉可引发疼痛和放射感。

【刺血治疗】

1. 刺血加拔罐法

取穴部位：①压痛点、条索状结节；②华佗夹脊；③天宗、膈俞、居髎。

操作方法：任选一组穴位，局部常规消毒，以皮肤针叩刺或一次性采血针局部点刺后，再拔罐放血 3～5 mL，体质壮实者可放血 10～20 mL。

2. 水蛭吸血法

取穴部位：阿是穴。

操作方法：局部常规消毒，以无齿镊夹住医用水蛭尾部，在患处范围内按疼痛明显处寻找吸血点，待水蛭吸吮 1 小时后，以酒精擦拭吸盘口即自动脱落。

【文献摘录】

1. 刺络拔罐治疗背肌纤维织炎 256 例。方法：其中治疗组 256 例，对照组 98 例。治疗组选华佗夹脊穴、大椎、大杼、阿是穴等，常规消毒后，皮肤针以"一虚一实"中度弹刺手法至皮肤局部潮红充血，然后运用闪火法叩罐 4～5 只，留罐 10～15 分钟，隔天 1 次，7 次为 1 个疗程，疗程间休息 3 天。依据病情再行第 2 个疗程。对照组针刺，选穴同治疗组，留针 30 分钟，每天 1 次，10 次为 1 个疗程，休息 3 天再行第 2 个疗程。结果：治疗组和对照组治愈率分别为 92.2%、19.4%，两两比较有非常显著差异（$P < 0.01$）。[①]

2. 活体水蛭疗法治疗肌筋膜炎 30 例疗效观察。将 60 例患者随机分对照组和治疗组，各 30 例。方法：对照组口服给药双氯芬酸钠双释放肠溶胶囊，每天 1 次，7 天为 1 个疗程。治疗组：将患部皮肤用碘伏消毒后，用生理盐水洗净，以无齿镊夹住医用水蛭尾部，在患处范围内按疼痛明显处寻找吸血点，待水蛭吸吮 1 小时后，以酒精擦拭吸盘口即自动脱落，吸血点做消毒处理，每次治疗取压痛最明显的 4 个点，每个点用 1 条水蛭，共 4 条水蛭，每天 1 次，7 次为 1 个疗程。结果：对照组总有效率为 70%，低于治疗组的 83.33%（$P < 0.05$）。[②]

【典型医案】

患者，男，27 岁。主诉：感冒后背痛 10 天。就诊时左肩胛骨脊柱缘肌肉疼痛，头前屈时疼痛加重。查/体：左肩胛骨脊柱缘肌肉较右侧略显僵硬，能扪及条索状结节，

① 孙功福，汪宣利. 刺络拔罐治疗背肌纤维织炎 256 例 [J]. 安徽中医临床杂志，2001，13（3）：196.
② 潘韦情，梁子茂，周维海，等. 活体水蛭疗法治疗肌筋膜炎 30 例疗效观察 [J]. 中国民族民间医药，2020，29（15）：103-104，108.

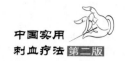

约 4 cm×1.5 cm，有波动感，中等硬度，压痛明显，舌淡苔白，脉弦紧。诊断：肌纤维织炎。中医辨证属寒湿凝滞，气滞血瘀。首先，在病变部位寻找压痛最明显点或条索状结节，常规消毒梅花针进行快速叩刺，叩刺面积约为 5 分硬币样大小，拔罐留罐 15 分钟，出血 4 mL 左右；然后，用红外线灯照射患部 30 分钟，6 次为 1 个疗程，红外线照射，每天 1 次，刺血拔罐隔天 1 次。1 个疗程后痊愈。[①]

第五节　妇产科病

一、功能失调性子宫出血

【概说】

功能失调性子宫出血简称功血，是指由神经内分泌失调引起，而不是由妊娠、子宫内膜肿瘤、感染或血液病等全身或女性生殖道器质性疾病引起。常发生于青春期或围绝经期，多为无排卵型功能失调性子宫出血。本病属于中医"崩中""漏下""崩漏"的范畴。

【临床表现】

无规律的子宫出血，血量时多时少或突然增多。闭经时间长者，出血量多，并可持续数月不止，周期短于 21 天，时流时止。生殖器检查正常或双侧卵巢对称性地轻度增大；基础体温为单相型。失血过多可引起贫血，严重者可出现头晕、心慌、气短、乏力、水肿、食欲不振等现象。

【刺血治疗】

三棱针刺血法

取穴部位：腰骶部督脉或周围部位小毛细血管或阳性点。

操作方法：局部常规消毒，以三棱针点刺，拔罐 5 分钟，出血 5～10 mL。

【文献摘录】

针刺结合刺络放血治疗血瘀型崩漏的临床研究。方法：将 60 例血瘀型崩漏（功能失调性子宫出血）患者随机分为治疗组与对照组，各 30 例。治疗组采取常规针刺结合腰骶部刺络拔罐放血，先取关元、三阴交、合谷、太冲穴，常规针刺，留针 25 分钟；后在腰骶部督脉或周围部位寻找如红色丝条状小毛细血管或红色丘疹样反应点或局部青色瘀斑等阳性点，每次择取 2～3 个点，局部皮肤常规消毒后，用三棱针挑刺出血，再

① 何劲松 . 刺血拔罐结合红外线照射治疗肌纤维织炎 124 例临床观察 [J]. 针灸临床杂志，1996，12（5/6）：60.

加拔火罐并留罐 5 分钟使其出瘀血 5 mL 左右。均为隔 2 天治疗 1 次，6 次为 1 个疗程，共治疗 1 个疗程。对照组仅采取同治疗组的单纯常规体针针刺治疗，治疗时间、次数及疗程同治疗组。结果：治疗组与对照组总有效率分别为 96.67%、83.33%，治疗组疗效明显优于对照组（$P < 0.05$）；止血疗效方面，治疗后治疗组与对照组总有效率分别为 86.67%、76.67%，两组差异具有统计学意义（$P < 0.05$）；两组治疗后中医证候积分及血红蛋白含量均较治疗前明显改善（P 均 < 0.05），且治疗组改善更显著（P 均 < 0.05）。[1]

二、痛经

【概说】

痛经是指妇女正值经期或行经前后出现的周期性下腹部疼痛或伴腰骶酸痛，影响正常工作和生活。分为原发性痛经和继发性痛经，现讨论原发性痛经，属中医"痛经""经行腹痛"的范畴。

【临床表现】

经期或行经前后下腹疼痛，为阵发性疼痛、痉挛性疼痛或胀痛，多伴下坠感，可放射至腰骶部及大腿内侧，痛甚可伴面色苍白、出冷汗、手足凉、恶心呕吐、昏厥等。

【刺血治疗】

1. 三棱针刺血法

取穴部位：①地机或附近部位静脉；②三阴交、大敦、太冲。

操作方法：局部常规消毒，三棱针点刺出血，血色由暗红转为鲜红色即可。

2. 火针刺血法

取穴部位：八髎穴周围及手掌鱼际部位瘀络。

操作方法：局部常规消毒，取一次性注射针头，用点燃的酒精棉球灼烧针头后点刺出血；骶尾部刺血后立即拔罐，留罐 5 ～ 8 分钟，出血 5 ～ 10 mL。

【文献摘录】

1. 重灸法配合刺血疗法治疗寒凝血瘀型痛经的临床观察。方法：将 60 例患者分为 2 组，各 30 例。对照组口服阿司匹林。治疗组将 4 根艾条点燃，排列悬挂于灸盒上，灸盒竖放于任脉上，热度以患者能耐受为度，每次灸 30 分钟，若有灸感，可适当延长灸疗时间。灸后用三棱针点刺地机穴或地机穴附近部位静脉显露处出血，双侧地机穴交替取用。每日 1 次，以月经来潮前 5 天进行治疗和月经结束后第 2 天起连续治疗 5 天，10 天为 1 个疗程，连续治疗 3 个疗程。结果：对照组治愈率为 23.3%，愈显率为 66.7%；

---

① 张丽丹，张鑫，庚珊，等. 针刺结合刺络放血治疗血瘀型崩漏的临床研究 [J]. 针灸临床杂志，2017，33（1）：7–10.

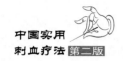

治疗组治愈率为 43.3%，愈显率为 93.3%。两组比较具有统计学意义（$P < 0.05$）。[①]

2. 针刺董氏奇穴配合火针刺络放血治疗气滞血瘀型原发性痛经临床观察。方法：将 96 例患者随机分为干预组及对照组，各 48 例。对照组在痛经发作时口服吲哚美辛肠溶片，用药持续时间至疼痛停止，治疗周期为 3 个月经周期。干预组：①针刺董氏奇穴：选门金、水曲、火主和大叉穴，常规消毒针刺部位后，患者握拳，医师指切快速进针，进针角度及深度根据患者体型决定。进针及拔针顺序：右脚掌水曲穴→右手掌火主穴→右脚掌门金穴→右手掌大叉→左侧（顺序同右侧），经捻转得气后留针 45 ～ 60 分钟。此次治疗方法开始于患者月经前的 3 ～ 5 天，每天治疗 1 次，4 个疗程为 8 天左右，坚持 3 ～ 4 个疗程。②火针刺血：在上述治疗基础之上，在患者八髎穴周围及手掌鱼际部位寻找瘀络，常规消毒后，取一次性 7 号注射针头，用止血钳夹起点燃的 95% 的酒精棉球灼烧针头后点刺出血。骶尾部刺血后立即拔罐，留罐时间 5 ～ 8 分钟，血量达到 5 ～ 10 mL 为宜；鱼际部位轻轻挤压出血。此次治疗方法开始于患者月经前的 4 天左右，2 天治疗 1 次，长期坚持，最短坚持 3 ～ 4 个疗程，一般每个疗程治疗 3 次左右。结果：干预组近期总有效率为 93.75% 优于对照组的 79.17%，差异有统计学意义（$P < 0.05$）；干预组远期总有效率为 95.83% 优于对照组的 47.91%，差异有统计学意义（$P < 0.05$）。[②]

【典型案例】

患者，女，23 岁，因小腹剧烈疼痛 1 小时就诊。现病史：患者 14 岁月经初潮，每次月经前 1 ～ 2 天及经期小腹疼痛，服用止痛药方可痛减，诊断为原发性痛经。本次月经期时值寒冬气温骤降，加之参加学校清雪劳动，未做好保暖导致腹痛加剧，双手捂腹，不能直立行走，经血点滴而下，经色紫黑有血凝块。查体：面色苍白，四肢冰冷，小腹疼痛拒按，舌暗有瘀斑、苔白，脉沉涩。常规消毒次髎、中髎、臀部阿是穴、三阴交、大敦及太冲，三棱针速刺如上穴位以出血为度，血色由暗红转鲜红色即可，消毒棉球加压止血。患者自觉小腹疼痛明显缓解，可直腰行走。后该患在本科行针刺及艾灸治疗 2 个月经周期，嘱其经期注意防寒保暖，莫贪凉，痛经未复发。[③]

三、经前期综合征

【概述】

经前期综合征是指反复在黄体期出现周期性以情感、行为和躯体障碍为特征的综合

① 阿努阿尔，雷正权 . 重灸法配合刺血疗法治疗寒凝血瘀型痛经的临床观察 [J]. 特色疗法中国民间疗法，2017，25（1）：28-29.

② 汤小敏，陈南萍，韦丽丽 . 针刺董氏奇穴配合火针刺络放血治疗气滞血瘀型原发性痛经临床观察 [J]. 中国中医药现代远程教育，2019，17（24）：73-76.

③ 于楠楠，孙忠人 . 刺络放血法治疗急症验案举隅中国中医急症 [J].2016，25（1）：179.

征。月经来潮后，症状自然消失。其发病率为 30% ～ 40%。本病属中医"月经前后诸证"的范畴。

【临床表现】

临床症状表现：①躯体症状：头痛、背痛、乳房胀痛、腹胀、全身痛、肢体水肿、体重增加、潮热、汗出、心慌、运动协调功能减退等。②精神症状：易怒、焦虑、紧张、抑郁、情绪不稳定、急躁、疲乏，以及饮食、睡眠、性欲改变等。③行为症状：注意力不集中、工作效率低、记忆力减退、神经质、易激动、健忘等。

【刺血治疗】

三棱针刺血法

取穴部位：①膻中、三阴交、太冲；②太溪、合谷。

操作方法：局部常规消毒，以三棱针点刺，出血 2 ～ 3 滴。

【文献摘录】

刺血法结合耳压治疗经前期综合征疗效观察。方法：其中治疗组 52 例，对照组 38 例。治疗组选膻中、三阴交、太冲、太溪、合谷穴，先在预定刺血部位上用左手拇、示指向刺血处推按，使血液积聚于刺血部位，常规消毒后，选择约 6 cm 的三棱针，对准已消毒的部位快速刺入 1 ～ 2 分深（膻中可提起皮肤斜刺），随即将针退出，轻轻挤压针孔周围，使之出血少许（2 ～ 3 滴）。双侧轮流取穴，隔天 1 次。再选耳穴神门、子宫、内分泌、内生殖器、肾，皮肤常规消毒，将粘有王不留行籽的胶布贴在耳穴上，用手指按压胶布，使耳穴部有胀、热、痛感。每次按压耳穴 3 ～ 4 遍，每次 3 ～ 5 分钟，1 天 1 次，两耳交替贴压。西药予甲羟孕酮、维生素 B 等口服。月经来潮前第 16 天治疗，10 天为 1 个疗程。对照组，单用上述西药治疗。始治时间及疗程同治疗组。结果：治疗组和对照组的总有效率分别为 86.5% 和 68.4%。经 χ^2 检验，有显著性差异（$P < 0.05$）。[①]

【典型案例】

患者，37 岁，1999 年 5 月初就诊。主诉：近 2 年来，每于月经前 5 天出现前头顶及双额胀痛刺痛，急躁易怒，两乳胀痛，胸胁满闷，腰及少腹痛，周期正常，月经量中等，血色暗紫挟黑色血块。纳可，眠多梦，二便调，舌质暗、苔薄黄，脉弦。诊断：经前期紧张综合征。中医辨证属肝郁气滞。按上述方法治疗后，第 1 个月经周期头痛症状明显减轻，第 2 个月经周期乳痛消失，经血中未见血块，治疗至第 3 个月经周期症状完全消失。随访 1 年无复发。[②]

---

① 王全权，陈海林.刺血法结合耳压治疗经前期综合征疗效观察 [J]. 辽宁中医杂志，2004，12（31）：1040-1041.

② 王全权，陈海林.刺血法结合耳压治疗经前期综合征疗效观察 [J]. 辽宁中医杂志，2004，12（31）：1040-1041.

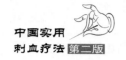

四、围绝经期综合征

【概述】

围绝经期综合征，是指妇女绝经前后出现性激素波动或减少所致的一系列躯体及神经精神症状，亦称为更年期综合征或更年期障碍。临床以出现月经改变、血管舒缩症状、神经精神症状、泌尿生殖道症状、心血管疾病、骨质疏松为特征，其发病率为82.73%。属于中医"经断前后诸证""绝经前后诸证"的范畴。

【临床表现】

本病主要表现：近期症状有月经紊乱、潮热、汗出、心悸、眩晕、失眠、耳鸣、注意力不集中、记忆力减退、情绪波动大等；远期症状有阴道干燥、性交困难、排尿困难、尿急、尿痛、骨质疏松等。由于雌激素水平降低，还会使阿尔茨海默病、冠心病发病率增高。

【刺血治疗】

1. 三棱针刺血法

取穴部位：耳尖。

操作方法：局部常规消毒，以三棱针点刺，放血5～10滴。

2. 梅花针刺血法

取穴部位：①心俞、脾俞；②肾俞、腰骶部、脐周。

操作方法：任选一组穴位，局部常规消毒，以梅花针叩刺，以皮肤充血为度。

【文献摘录】

耳尖放血加耳穴贴压治疗更年期综合征106例观察。方法：先将耳尖穴局部常规消毒，以左手固定耳郭，右手持消毒的三棱针，快速针刺耳尖穴，刺后用双手拇、示指挤压放血5～10滴，干棉球擦净即可，再行另一侧，隔天1次，10次为1个疗程。再取耳穴肾、内生殖器、内分泌、皮质下；情绪激动、失眠、心悸加耳穴神门、心、肝；潮热、多汗加耳穴交感、肺；轻度水肿加耳穴脾；记忆力减退加耳穴心、缘中。用酒精消毒耳郭，将0.5 cm大小的方形胶布中央放置一粒王不留行籽，而后将其贴于患者的一侧耳穴上，用手指按压使局部有明显胀热、痛感为宜，嘱患者每天自行按压4～5次，3天后可换贴另一侧耳穴。10次为1个疗程。结果：106例患者中，痊愈85例，占80.2%；好转21例，占19.8%；有效率为100%。[①]

———————

① 相永梅，釜威.耳尖放血加耳穴贴压治疗更年期综合征106例观察[J].中国针灸，2000（S1）：207.

五、盆腔炎

【概说】

盆腔炎即盆腔炎性疾病，指女性上生殖道的一组感染性疾病，主要包括子宫内膜炎、输卵管炎、输卵管卵巢脓肿、盆腔腹膜炎。炎症可局限于一个部位，也可以同时累及几个部位，最常见的是输卵管炎和输卵管卵巢炎。多发生在性活跃期。本病属中医"产后发热""妇人腹痛""癥瘕"的范畴。

【临床表现】

由于炎症累及的范围及程度不同，临床表现亦不同。起病时下腹疼痛，性交或活动后加重，伴发热。病情严重者可有高热、寒战、头痛、食欲不振，阴道分泌物增多，常呈脓性、秽臭。月经期发病可出现经量增多、经期延长。若有腹膜炎，可见恶心呕吐、腹胀、腹泻等消化系统症状；若有泌尿系统感染，则可有尿频、尿急、尿痛的症状。若有脓肿形成，下腹可有包块或局部压迫刺激症状。包块位于子宫前方可出现膀胱刺激症状，则有尿频、尿痛或排尿困难；包块位于子宫后方可有直肠受压刺激症状，则可见排便困难、腹泻或有里急后重感等。

【刺血治疗】

1. 三棱针刺血法

取穴部位：①大椎、肾俞；②第十七椎下、腰眼、委中。

操作方法：任选一组穴位，局部常规消毒，以三棱针点刺，出血 0.5 ～ 1 mL。

2. 梅花针刺血加拔罐法

取穴部位：①天枢；②子宫、八髎、阿是穴。

操作方法：局部常规穴位，以梅花针叩刺，局部潮红渗血为度，拔罐 10 分钟，出血 3 ～ 5 mL。

3. 火针刺血法

取穴部位：①关元、中极、水道；②归来、三阴交、次髎。

操作方法：任选一组穴位，局部常规穴位，选中粗火针，将针烧红至白亮迅速刺入，每穴出血 1 ～ 3 mL。

【文献摘录】

1. 壮医梅花针刺配合壮医敷贴疗法治疗慢性盆腔炎的临床研究。方法：将 60 例患者随机分为对照组和观察组，各 30 例。对照组给予妇科千金片口服，服药 2 周为 1 个疗程，间隔 5 天继续下个疗程，共治疗 3 个疗程；观察组在对照组治疗的基础上加用壮医梅花针刺配合壮医药物敷贴。操作步骤：先用梅花针叩刺壮医脐周四穴、下关元穴（壮医脐周四穴为脐窝上下左右各 1.5 寸处；下关元穴在脐下 3.5 寸处），叩刺强度为

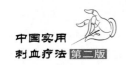

轻至中等强度，至患者局部皮肤潮红、稍微渗血，患者稍感疼痛即可。再用壮医药膏，直接贴敷在脐部。两组患者经期停止治疗。结果：对照组有效率为 63.33%，观察组有效率为 83.33%，两组比较差异有统计学意义（$P < 0.05$）。[①]

2. 火针辨证治疗慢性盆腔炎疗效观察。方法：将 180 例患者分为治疗组、对照组，各 90 例。治疗组取关元、中极、水道、归来、三阴交、次髎穴，先让患者取仰卧位，局部常规消毒后，选择中粗火针，将针烧红至白亮迅速刺入选定部位，只点刺不留针，腹部穴位刺 3 ~ 5 分，三阴交刺 2 ~ 3 分。然后再令患者取俯卧位，局部消毒后，火针点刺次髎，深度约 2 ~ 3 分。每穴出血 1 ~ 3 mL，针毕均用消毒干棉球按揉穴位。隔日 1 次，7 次为 1 疗程，间隔 3 天进行下个疗程，3 个疗程后评定疗效，经期停治。根据辨证配穴，属肾虚寒凝者，加针肾俞、加灸关元；湿热瘀阻者，加针阴陵泉、蠡沟；肝郁气滞者，加针肝俞、太冲；脾胃虚弱者，加针脾俞、足三里。对照组：服用妇科千金片，每天 3 次，2 周为 1 疗程，间隔 3 天后再进行下个疗程。两组痊愈病例 8 个月随访复发率比较。结果：治疗组痊愈率为 70.0%，对照组痊愈率为 37.8%，两组差异有显著性意义（$P < 0.01$）。[②]

六、妊娠剧吐

【概说】

妊娠早期孕妇出现持续的恶心、呕吐、不能进食，以致出现体液失衡及新陈代谢障碍，甚至危及生命，此称为妊娠剧吐，发生率为 0.5% ~ 2%。本病属中医"恶阻""阻病"的范畴。

【临床表现】

多见于年轻初孕妇，于停经 6 周左右出现，初为早孕反应，逐渐加重，继而呕吐频繁不能进食和饮水，呕吐物中有食物、胆汁或咖啡样物，或伴头晕、倦怠乏力等症状。甚至明显消瘦，精神萎靡，面色苍白，皮肤干燥，眼眶凹陷，脉搏加快，体温可轻度升高，严重者可见黄疸、昏迷等。

【刺血治疗】

三棱针刺血法

取穴部位：金津、玉液。

操作方法：局部常规消毒，以三棱针点刺穴位处静脉瘀血部位，出血 1 ~ 2 mL。

———————

① 杨美春，刘姣，江宁，等. 壮医梅花针针刺配合壮医敷贴疗法治疗慢性盆腔炎的临床研究 [J]. 辽宁中医杂志，2019，46（1）：136–138.

② 李和，李景芬. 火针辨证治疗慢性盆腔炎疗效观察 [J]. 中国针灸，2002，22（5）：295–296.

【文献摘录】

放血疗法及心理干预治疗妊娠恶阻 60 例。方法：医者坐于患者侧对面，令其正坐张口，舌卷向后上方，于舌下面舌系带两旁之静脉上取穴。左称金津，右称玉液。按针灸口腔消毒常规消毒后，先用无菌注射针头快速浅刺金津或玉液穴位处静脉瘀血部位，致静脉出血即可。及时吐出血液，待出血止，再次漱口。放血时注意进针不宜过深，创口不宜过大，以免损伤其他组织。划割血管时，宜划破即可，切不可割断血管；凝血机能较差或有自发性出血的患者，不宜针刺；一般放血量为 5 滴左右，2 天治疗 1 次。结果：60 例患者中治愈 38 例，显效 20 例，无效 2 例。治愈率为 63.3%，总有效率为96.7%。[1]

【典型案例】

患者，女，28 岁，自述停经 50 天，恶心呕吐，食入即吐 5 天。现症则精神委顿，头晕、乏力，嗅到油味即感恶心，体质明显消瘦。血常规（－）。采用上法放血 2 次及心理干预，诸症消失。[2]

七、产后尿潴留

【概说】

产后膀胱充盈而不能自行排尿或排尿困难者称为产后尿潴留。本病属中医学"产后小便不通""产后癃闭"的范畴。

【临床表现】

产妇新产后，尤以产后 6～8 小时后或产褥期，出现排尿困难、点滴而下，小腹胀急、坐卧不安甚或癃闭不通。

【刺血治疗】

三棱针刺血法

取穴部位：至阴。

操作方法：局部常规消毒，以三棱针点刺，出血 20 滴。

【文献摘录】

针灸配合至阴点刺放血治疗产后尿潴留。共 53 例患者，均在产后 8 小时尚不能正常排尿。方法：产后耗气型（产后小便潴留，疲乏无力，虚汗，烦闷，舌淡苔白，脉细无力）取穴足三里、三阴交、血海、关元、气海；肾虚失司型（产后小便潴留，疲乏无力，腰膝酸软，足跟疼痛，舌淡苔白，脉象沉迟）取穴肾俞、命门、志室、足三里、三阴交、血海。根据证型适当选择穴位。治疗留针 30 分钟，针刺完毕后，采用三棱针点

---

① ②　王晓灵 . 放血疗法及心理干预治疗妊娠恶阻 60 例 [J].2011，19（6）：26.

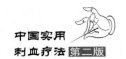

刺至阴穴，放血 20 滴左右。结果：本组痊愈 43 例，好转 10 例，有效率为 100%。[①]

【典型案例】

患者，女，28 岁，产后尿潴留 10 小时。诊见疲乏无力，虚汗烦闷，面色少华，给予针刺足三里、三阴交、血海、关元、气海，留针 30 分钟，针刺后至阴穴，点刺放血 20 滴。30 分钟后自行排尿。[②]

八、不孕症

【概说】

不孕症指夫妻未采取避孕措施且有规律性生活的情况下，女性至少 1 年未孕。其中原发不孕为从未受孕；继发不孕为曾经怀孕以后又不孕。在我国，不孕大约影响到 10% 的育龄夫妇。

【临床表现】

女性不孕可有月经周期紊乱、月经稀发、痛经、月经量少甚至闭经；阴道分泌物异常，下腹部疼痛；多毛、痤疮；乳汁分泌；短时间内体重变化快等。

【刺血治疗】

三棱针刺血法

取穴部位：①血海、膈俞、脾俞；②肾俞、肺俞、足三里；③丰隆，十七椎；④腰阳关、关元。

操作方法：任选一组穴位，局部常规消毒，以三棱针点刺，拔罐 10 分钟。

【文献摘录】

刺络拔罐联合氯米芬治疗肾虚痰瘀型不孕症的临床观察。方法：将 72 例患者随机分为治疗组、对照组，各 36 例。治疗组选双穴血海、膈俞、脾俞、肾俞、肺俞、足三里、丰隆；单穴十七椎、腰阳关、关元。充分消毒，根据患者舌象瘀与湿的不同程度及放血部位的不同，用无菌 1 mL 注射器针头分别采用浅刺、中刺和深刺所选部位，刺破皮肤，用拇指及示指挤压出血；在刺血部位拔罐 10 分钟，然后起罐。于月经（或黄体酮撤退出血）第 5 天开始治疗，1 周操作治疗 2 次，避开经期，治疗 3 个月经周期为 1 个疗程，观察 1 个疗程。同时予以氯米芬，共治疗 3 个月经周期。对照组：采用单纯氯米芬，用法同观察组。结合 BBT 及 B 超检查，若两组治疗过程中于月经第 22 ～ 24 天仍未监测到成熟卵泡，超过应行经天数 50 天则给予黄体酮撤退出血。结果：对照组妊娠 16 例，妊娠率 53.3%；对照组妊娠 7 例，妊娠率为 23.3%。两组比较，治疗组明显优于对照组（$P < 0.05$）。此外，治疗组的 BMI、BBT、排卵率、中医证候积分均比对

①② 张淑红 . 针灸配合至阴点刺放血治疗产后尿潴留 [J]. 现代中西医结合杂志，2009，18（31）：3801.

照组得到了显著改善（$P < 0.05$）。[①]

第六节　儿科病

一、小儿急性支气管炎

【概说】

急性支气管炎是支气管黏膜的急性炎症，常累气管，故又称为急性气管支气管炎。本病多继发于上呼吸道感染，或为麻疹、百日咳、伤寒等急性传染病的一种表现，是儿童时期常见的呼吸道疾病，婴幼儿时期发病较多、较重；冬春季发病较多，3 岁以下小儿多见。本病属于中医"外感咳嗽"的范畴。

【临床表现】

大多先有上呼吸道感染症状，2 ～ 3 天后咳嗽加重，呼吸道分泌物增多，痰由白色清稀渐转为黄色黏稠。多伴有发热，婴幼儿较重，可伴有呕吐、腹泻等消化道症状。

【刺血治疗】

三棱针刺血法

取穴部位：①少商（双）；②肛周紫红色静脉窦。

操作方法：任选一组穴位，局部常规消毒，以三棱针点刺，出血 5 ～ 8 滴即可。

【文献摘录】

推拿配合刺络放血治疗小儿急性支气管炎 267 例。方法：推拿揉一窝风、平肝、清肺、天突推向膻中。伴有发热者配清天河水、双侧少商刺络放血；伴有呕吐者配清胃经；有腹胀者配推小横纹。伴有发热者，每天治疗 2 次；不伴发热者，每天治疗 1 次。治疗 6 天后评定疗效。结果：267 例患者中，治愈 162 例，显效 56 例，有效 49 例，有效率为 100%。[②]

【典型案例】

患者，男，4 岁，发热、头痛伴咳嗽、无痰、乏力 6 天，经输液治疗 5 天，现咳嗽减轻，仍发热、头痛、乏力，体温 38.5 ℃，精神差，双肺呼吸音粗，未闻及干湿啰音。X 线示双肺纹理增粗，血常规提示白细胞 9.6×10^9/L，N 72%，L 28%。诊断为急性支气

---

① 盖文婷 . 刺络拔罐联合氯米芬治疗肾虚痰瘀型不孕症的临床观察 [D]. 哈尔滨：黑龙江中医药大学，2019：15–22.

② 张晓君，杨波，李波，等 . 推拿配合刺络放血治疗小儿急性支气管炎 267 例 [J]. 按摩与导引，2002，18（5）：54.

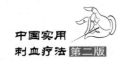

管炎。体检见肛周多处紫红色静脉窦，消毒后用三棱针刺破 3 处，挤出绿豆大小黑红色血块，后给予压迫止血。第 2 天复诊，体温降至 36.7 ℃，咳嗽消失，5 天后随访，病情未复发。①

二、小儿肺炎

【概说】

小儿肺炎是由不同病原体或其他因素导致的肺部炎症。一年四季均可发病，多见于冬春季。年龄越小，发病率越高，病情越重，是我国 5 岁以下儿童死亡的主要原因。本病属于中医"肺炎喘嗽"的范畴。

【临床表现】

按病情的轻重分轻症和重症。轻症主要以呼吸系统症状为主，主要表现为发热、咳嗽、气促；重症伴发循环系统、神经系统、消化系统受累及全身中毒症状明显，主要表现为呼吸道症状并伴发心肌炎、心包炎、烦躁不安、嗜睡、食欲不振、呕吐、中毒性肠麻痹等严重症状；如出现中心性发绀、严重呼吸窘迫、拒食或脱水征、意识障碍（嗜睡、昏迷、惊厥）之一表现者为极重度肺炎。

【刺血治疗】

三棱针刺血法

取穴部位：①四缝；②膻中、肺俞；③耳尖。

操作方法：任选一组穴位，局部常规消毒，以三棱针点刺，出血 0.5 ～ 2 mL 即可。

【文献摘录】

1. 四缝放血配合穴位按摩治疗小儿支气管肺炎的临床观察与护理。方法：将 75 例患者分为治疗组 39 例和对照组 36 例。对照组给予常规抗感染、抗病毒及对症治疗。治疗组在此基础上，快速针刺四缝穴，每穴位挤出血液 4 ～ 5 滴，用无菌棉球擦拭干净，再用无菌敷料包扎处理。急性期可每天刺血 1 次，连续治疗 3 天，双手交替进行。再辨证分型予以对应手法按摩。对照组给予常规抗感染治疗。两组均治疗 1 周后，观察疗效并记录病情变化及转归。结果：治疗组总有效率为 100%，对照组总有效率为 83.33%，两组比较差异显著（$P < 0.05$）。治疗组症状、体征、肺部啰音消散时间和总疗程均较对照组短，两组比较差异显著（$P < 0.05$）。②

2. 耳尖放血联合穴位贴敷在小儿肺炎喘嗽发热中的应用。方法：将 100 例患儿随机分为对照组和观察组，各 50 例。对照组给予常规抗菌散热对症治疗。观察组在常规对

① 张兰起 . 点刺放血法治疗小儿支气管炎高热不退 32 例 [J]. 中医外治杂志，2002，11（3）：15.

② 齐斌 . 四缝放血配合穴位按摩治疗小儿支气管肺炎的临床观察与护理 [J]. 中医临床研究，2017，9（9）：66-68.

症治疗基础上折耳向前，耳郭上方尖端处常规消毒，持注射针头快速点刺至出血 3 ～ 7 滴，3 天为 1 个疗程。入院做 1 次，体温正常后隔天再做 1 次，共 2 次；体温次日未降者，连做 3 次。取芥子、细辛、延胡索、麻黄、干姜、生甘遂共为细末加食醋调为软膏状，制成大小适宜的药饼贴敷于大椎、双肺俞、至阳、膻中穴位皮肤上 2 ～ 4 小时；7 天为 1 个疗程。结果：观察组显效总有效率为 100%，对照组总有效率为 88%，观察组总有效率明显高于对照组（$P < 0.05$），两组患儿治疗后体温均有不同程度的下降，观察组体温下降程度优于对照组（$P < 0.05$）。[①]

【典型案例】

患儿，女，3 岁，因咳嗽 1 天，发热半天前来就诊。患儿 1 天前受凉后出现打喷嚏、流涕、咳嗽，当晚体温升高最高达 39.3 ℃，家长给予复方锌布颗粒半包口服后体温渐降至 38 ℃左右，晨起 5 时体温又升至 39 ℃以上，未再服药。咳嗽以剧烈干咳为主，伴憋喘，喉中闻及哮鸣音，患儿急躁易怒、唇红、纳食差、腹胀、小便可，大便 1 天未行，舌红苔黄厚腻，胸部 DR 提示肺炎。制定滋阴降火，宣肺止咳的治则。取清肺、平肝、清心、清脾胃、清大小肠，取天河水、补肾阴、分阴阳、重分阴、合阴阳、清六腑、逆运内八卦、顺揉内劳宫、揉小指纹、分推胸阴阳、下推膻中、倒捏脊。推拿速度为 200 ～ 300 次 / 分，每次推拿 5 分钟。推拿后给予刺血，在膻中、肺俞穴分别找瘀络点刺放血，初起出血颜色较深至黑色，待颜色变为鲜红色为止。出血量约 2 mL，嘱忌食鱼虾、肉类、寒凉类食品。下午复诊时，患儿症状明显减轻，干咳，体温 38 ℃，第 2 天患儿无发热，余诸症减轻；第 5 天，晨起少量咳嗽 3 ～ 5 声，痰易咳出，无其他不适，舌淡苔薄白，患儿痊愈。[②]

三、小儿支气管哮喘

【概说】

支气管哮喘简称哮喘，是多种细胞（如嗜酸性粒细胞、肥大细胞、T 淋巴细胞、中性粒细胞及气道上皮细胞等）和细胞组分共同参与的气道慢性炎症性疾病。小儿哮喘多起始于 3 岁前，以春、秋、冬季及气候变化时节多见。本病属于中医"哮喘""哮证"的范畴。

【临床表现】

典型表现为咳嗽和喘息反复出现，并常于夜间或清晨加重。发作前可有流涕、打喷

---

① 杨海冰，邓丽娟，郭嘉敏.耳尖放血联合穴位贴敷在小儿肺炎喘嗽发热中的应用 [J].齐鲁护理杂志，2017，23（14）：91-93.

② 刘倩，王冰馨，郭吉亮.小儿推拿配合刺血治疗小儿热证肺炎喘嗽思路浅析 [J].妇儿百科，2021（6）：94.

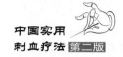

嚏和胸闷，发作时呼吸困难、呼气相延长伴有喘鸣声。严重病例呈端坐呼吸，恐惧不安，大汗淋漓，面色青灰。体格检查可见桶状胸、三凹征，肺部满布哮鸣音，严重者气道广泛堵塞，哮鸣音反可消失，称"闭锁肺"或"沉默肺"，是哮喘最危险的体征。儿童哮喘可无喘息症状，仅表现为反复和慢性咳嗽，称为咳嗽变异性哮喘，常在夜间和清晨发作，运动可加重咳嗽。部分患儿最终发展为典型哮喘。

【刺血治疗】

三棱针刺血法

取穴部位：耳尖、少商、四缝、定喘。

操作方法：局部常规消毒，以三棱针点刺，出血 3～5 滴。

【文献摘录】

刺络联合舒利迭吸入疗法防治小儿哮喘的疗效观察。方法：将 50 例患儿随机分为对照组和观察组，每组 25 例。对照组采用沙美特罗替卡松粉吸入剂治疗。观察组在对照组治疗的基础上，取四缝、少商穴以及耳尖，穴位消毒后，取一次性 24 号不锈钢 1.5 寸针，快速针刺，直或斜刺 0.1～0.3 mm，停留几秒，出针，按压针刺部位使其出血 3～5 滴，然后用棉球擦干局部血液，避免出血。间隔 1 天进行 1 次，周期 90 天。结果：观察组总有效率（94.47%）高于对照组（94.47%），2 组比较差异有统计学意义（$P < 0.05$）。[1]

【典型案例】

患者，男，7 岁。主诉：咳喘伴发热 3 天。患儿 3 天前因受凉后出现恶寒、发热、咳嗽伴喘息，至某儿童医院就诊，予青霉素、痰热清、甲泼尼龙静脉滴注治疗 3 天，热退，咳喘未见明显好转，遂至本院中医儿科就诊。诊见患儿咳嗽伴喘息，晨起和夜间加剧，有痰，痰黏难以咳出，无发热，大便干结，小便黄，胃纳一般，夜寐欠安。查体：神清，精神可，咽部充血，扁桃体无明显肿大，未见渗出，双肺呼吸音粗，可闻及明显哮鸣音及痰鸣音，舌质红、苔黄腻，脉细数。西医诊断：支气管哮喘急性发作；中医诊断：哮证，证属热性哮喘。治宜清肺涤痰，止咳平喘；方拟麻杏石甘汤为主方，配合针刺耳尖、少商、平喘点放血，每天 1 次，治疗 5 天为 1 个疗程。针刺放血第 2 天，患儿咳喘较前缓解，3 天后咳喘明显好转，第 5 天复诊时患儿基本不咳，无喘息，胃纳可，二便调，夜寐安。[2]

① 苟小军，刘华，姚俊丽.刺络联合舒利迭吸入疗法防治小儿哮喘的疗效观察 [J]. 世界中医药 2020，15（6）：861-868.

② 黄勋，陈黎，孔令万，等.放血疗法治疗儿科疾病医案 3 则 [J]. 新中医，2020，52（11）：224.

四、小儿腹泻

【概说】

小儿腹泻是一组由多病原、多因素引起的以大便次数增多和大便性状改变为特点的消化道综合征。一年四季均可发病，夏秋季节高发。6 个月～ 2 岁婴幼儿发病率高，是造成小儿营养不良、生长发育障碍和死亡的主要原因之一。中医称本病为"泄泻"。

【临床表现】

轻型腹泻主要表现为大便次数增多，多为黄色水样或蛋花样大便，含少量黏液或有血便，患儿食欲低下，伴呕吐甚至可吐咖啡色液体；重型腹泻除较重的胃肠道症状外，还可出现明显脱水（皮肤黏膜干燥，弹性差，眼窝、囟门凹陷，尿少、泪少等）、电解质紊乱（代谢性酸中毒，低钾、低钙、低镁血症）和全身中毒症状。

【刺血治疗】

三棱针刺血法

取穴部位：①四缝；②额旁二线头中尾三处；③少商。

操作方法：任选一组穴位，穴位常规消毒，以三棱针点刺，挤压流出 0.5 ～ 1 mL 血液。

【文献摘录】

1. 速刺配合推拿治疗小儿腹泻疗效观察。方法：分为治疗组 80 例和对照组 40 例。治疗组取少商、太白穴，常规消毒，用毫针进行点刺出血，待血色由暗红变为鲜红即可。每天 1 次治疗，并根据辨证分型配合小儿推拿予以治疗。对照组予以口服蒙脱石散剂治疗。结果：治疗组总有效率为 97.5%，对照组总有效率为 87.5%，两组比较差异具有统计学意义（$P < 0.05$）；治疗组治疗后止泻效果优于对照组（$P < 0.05$）。[①]

2. 推拿配合刺四缝治疗小儿湿热型腹泻的临床研究。方法：将 90 例患儿随机分为推拿组、刺四缝组、推拿加刺四缝组，各 30 例。推拿组用清大小肠、清板门、清补脾经、顺运内八卦、揉脐及龟尾并擦七节骨等手法，每日治疗 1 次，6 次为 1 疗程；刺四缝组取双侧四缝穴，消毒后用无菌采血针快速点刺患儿近侧指间关节横纹处，深约 1 mm，出针后挤压穴周，至挤出 0.5 ～ 1 mL 红色血液为止，双手交替，每隔 3 日治疗 1 次，2 次为 1 疗程；推拿配合刺四缝组同推拿组和刺四缝组。1 个疗程结束后，观察各组治疗后的安全性、有效性、症状体征综合评分及大便白细胞计数，并对各组的临床疗效进行对比分析。结果：推拿配合刺四缝组愈显率为 78.57%；推拿组愈显率为 25%；刺四缝组愈显率为 42.86%；三组愈显率比较，差别有统计学意义（$P < 0.05$）。[②]

① 陈立昌 . 速刺配合推拿治疗小儿腹泻疗效观察 [J]. 上海针灸杂志，2011，30（7）：447–449.

② 李朝霞 . 推拿配合刺四缝治疗小儿湿热型腹泻的临床研究 [D]. 济南：山东中医药大学，2010：1–40.

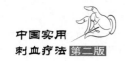

【典型案例】

患者，女，8个月，腹泻3天，1天可有10余次，有腥臭味。大便镜检：脂肪球（++）。诊断：小儿泄泻。取长强穴常规消毒，以小三棱针点刺出血少许，如不见出血可用手挤压出血，用消毒干棉球按压。1次治疗后，腹泻次数明显减少，3次痊愈。[①]

五、抽动障碍

【概说】

抽动障碍曾称多发性抽动症、小儿抽动秽语综合征，是一组起病于儿童和青少年时期的神经精神系统疾病，以突发快速、反复、无节奏地运动或发声抽动为特征。发病无季节性，以5～10岁多见，男多于女。本病属于中医"肝风""瘛疭""郁证"的范畴。

【临床表现】

临床主要表现：运动性抽动，常由眼、面部开始，表现为突然、快速、多变、难以控制、反复发生、无节律地抽动。可有眨眼、挤眉、噘嘴、做怪相或稍慢似有目的的动作行为，如冲动性触摸东西、弯腰、屈膝、猥亵动作等，情绪激动紧张加重；发声抽动可表现为清嗓、清鼻腔声等，或发出"咂舌""咔嗒""嘘"等，还可表现为重复、模仿、唠叨的语言等；发声抽动与运动抽动联合存在的 Tourette 综合征。其他如共鸣，模仿他人的语言、习惯等，或伴有行为紊乱，如躁动不安、难以摆脱的强迫行为、注意力不集中等。但患儿智力正常，体格及神经系统检查未见异常。

【刺血治疗】

1. 三棱针刺血法

取穴部位：①四缝穴、中冲；②商阳、关冲、少商、耳尖。

操作方法：任选一组穴位，局部常规消毒，以三棱针点刺挤出10滴即可。

2. 皮肤针刺血加拔罐法

取穴部位：①肝俞、心俞；②肾俞、膈俞。

操作方法：任选一组穴，常规消毒，以皮肤针叩刺，拔罐，放血5～10 mL即可。

【文献摘录】

1. 耳穴疗法配合眼针治疗小儿抽动-秽语综合征的临床观察。方法：将186例患者随机分为治疗组和对照组，各93例。治疗组局部常规消毒后，用一次性无菌刺血针快速浅刺肝阳穴并挤出血10滴即可；耳穴压豆压于肝、脑、神门穴等；选取彭静山教授的眼针疗法中双目的肝胆区、中焦区，将眼部穴位严格消毒后，用0.5寸的一次性无

---

① 单翠英，霍玉竹. 刺血疗法在儿科临床中的应用 [J]. 实用中医内科杂志，2002（2）：3.

菌针灸针快速、轻浅刺入穴位，稍加捻转即出针，不留针。以上治疗1次/3天，6次为1个疗程，两耳交替施术。对照组予西药盐酸硫必利片治疗，从小剂量开始口服，4周为1个疗程。结果：治疗组与对照组愈显率分别为92.5%、73.1%（$P < 0.05$），两组临床治愈率分别为72.0%、44.1%（$P < 0.01$），两组治疗前后评分比较经统计学处理，具有明显统计学差异（$P < 0.01$、$P < 0.05$）。[1]

2. 针灸刺络配合心理疗法治疗小儿抽动秽语综合征临床疗效观察。方法：共15例患者，用针灸加刺络放血加心理治疗。取四缝、中冲、关冲、少商、耳尖等穴，取采血笔，消毒后快速直刺，以出血2～3滴为宜；针灸取四神聪、百会、本神、神庭、四腹聪等并辨证配穴，再以适宜长度的毫针针刺四神聪、百会、风池、太冲、三阴交等，平补平泻，留针约40分钟，留针期间行针2次，心俞、肺俞、脾俞、肾俞得气后不留针，1次/天，10次为1个疗程，休息1天后继续，共2个疗程；予支持性心理治疗并给家长心理辅导，要求家长理解、宽容、鼓励、耐心，对患儿用行为治疗与认知行为疗法等。结果：15例患儿中，治愈者9例（60%），显效者3例（20%），好转者2例（13.33%），无效者1例（6.67%），总有效率为93%。[2]

六、过敏性紫癜

【概说】

过敏性紫癜又称亨－舒综合征，是一种以小血管炎为主要病变的全身性血管炎综合征。各年龄均可发病，常见于2～8岁的儿童，男孩多于女孩，以春秋两季多见。临床发病较急，常有上呼吸道感染史。本病属于中医"肌衄""紫斑"的范畴。

【临床表现】

主要表现：①皮肤紫癜，多为本病的首发症状，多见于下肢、臀部，呈对称分布，典型皮疹初为小型荨麻疹或紫红色斑丘疹，高出皮肤，压之不褪色，最终呈现棕褐色而消退；重症患儿大片融合成大疱伴出血性坏死，皮疹分批出现，新旧并存；一般4～6周消退，不留痕迹。②消化道症状，多以脐周或下腹部绞痛伴呕吐为主，少数有便血、呕血、肠套叠等。③关节症状，多发性、游走性、对称性大关节肿痛，以膝、踝受累多见。④肾脏症状，多在皮疹出现1个月、皮疹消退后或疾病静止期，出现紫癜性肾炎（血尿、蛋白尿和管型尿，伴水肿及高血压）、慢性肾炎甚至死于慢性肾衰竭。⑤其他表现，如颅内出血、惊厥、失语、心肌炎、心包炎、喉头水肿、哮喘等。

① 孙立新，李鹍.耳穴疗法配合眼针治疗小儿抽动－秽语综合征的临床观察[J].中医临床研究，2016，8（10）：20-22.

② 乔彩虹.针灸刺络配合心理疗法治疗小儿抽动秽语综合征临床疗效观察[J].吉林医学，2014，35（13）：2880-2881.

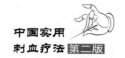

【刺血治疗】

1. 三棱针刺血法

取穴部位：制污（为董氏奇穴，位于大拇指背侧第一指节中央线）、四缝、耳背静脉阳性反应点。

操作方法：局部常规消毒，以三棱针点刺，每穴挤出少量血液即可。

2. 梅花针刺血加拔罐法

取穴部位：大椎、肺俞、血海。

操作方法：局部常规消毒，以梅花针叩刺，拔罐，放血 3 ～ 5 mL。

【文献摘录】

中西医结合治疗小儿过敏性紫癜 246 例疗效观察。方法：随机分为治疗组 126 例，对照组 120 例。对照组予五根汤加减。治疗组西医治疗加刺络放血治疗：氯雷他定、曲克芦丁、枸橼酸钙片、维生素 C 口服；取耳背静脉阳性反应点、大椎、肺俞、血海等，穴位常规消毒，用梅花针快、浅、轻地刺入穴位，使每穴出血 3 ～ 5 滴，后用无菌干棉球按压针孔即可。2 组均以治疗 1 周为 1 个疗程，4 个疗程后评价疗效。结果：治疗组临床治愈 63 例，有效 57 例，无效 6 例，总有效率为 95.2%；对照组临床治愈 56 例，有效 43 例，无效 21 例，总有效率为 82.5%；2 组总有效率比较差异有统计学意义（P < 0.05），治疗组临床疗效优于对照组。[①]

七、蛋白质 – 能量营养不良

【概说】

蛋白质 – 能量营养不良是由于各种原因导致的能量和（或）蛋白质缺乏的一种营养缺乏症。常见于 3 岁以下婴幼儿，其常伴多种微量元素缺乏，可能导致儿童生长障碍、抵抗力下降、智力发育迟缓等，对其成年后的健康和发展也可能产生长远不利影响。本病属于中医"疳证"的范畴。

【临床表现】

早期和轻度的营养不良临床表现为体重不增继而下降，皮下脂肪减少或消失，渐进性消瘦。重度营养不良除有轻度营养不良的表现之外，可有精神萎靡、反应差、体温偏低、无食欲、腹泻与便秘交替，较重者出现凹陷性水肿，并可伴有重要脏器功能损害。营养不良常见的并发症有营养性贫血、维生素及微量元素缺乏、感染、自发性低血糖等。

---

① 孙越英，李晓燕，丁红炜 . 中西医结合治疗小儿过敏性紫癜 246 例疗效观察 [J]，河北中医，2014，36（3）：392–393.

【刺血治疗】

三棱针刺血法

取穴部位：四缝。

操作方法：局部常规消毒，以三棱针点刺，挤尽黄白色透明样黏液，并见少量血液即可。

【文献摘录】

挑刺四缝穴治疗小儿中度营养不良 30 例的临床疗效观察。方法：将 51 例患儿随机分为观察组 30 例，对照组 21 例。对照组予以健康教育指导治疗，具体包括膳食、生活环境、心理方面的指导治疗。观察组在健康教育指导治疗的基础上，选用四缝穴局部常规消毒，用三棱针点刺约 1 分许，挤尽黄白色透明样黏液，并见少量血液即可。2 周刺血 1 次，3 次为 1 个疗程。结果：观察组总有效率为 66.67%，对照组总有效率为 42.86%。[①]

八、手足口病

【概说】

手足口病是由肠道病毒引起的急性传染病，其中以柯萨奇病毒 A 组 16 型和肠道病毒 71 型感染最常见，主要通过消化道、呼吸道和密切接触传播，一年四季都可发病，以夏秋季多见。多发生于学龄前儿童，尤其以 3 岁以下儿童发病率最高。本病属于中医"温病""瘟疫"的范畴。

【临床表现】

手足口病潜伏期多为 2 ~ 10 天，平均 3 ~ 5 天。根据临床表现分为普通病例和重症病例。①普通病例起病急，发热，口腔黏膜出现散在疱疹，手、足和臀部出现丘疹、疱疹，疱疹周围可有炎性红晕，疱内液体较少，可伴有咳嗽、流涕、食欲缺乏等症状；部分病例仅表现为皮疹或疱疹性咽峡炎，多在 1 周内痊愈，预后良好。②重症病例病情进展迅速，在发病 1 ~ 5 天出现脑膜炎、脑炎、脑脊髓炎、肺水肿、循环障碍等，极少数病例病情危重，可出现死亡，存活病例可留有后遗症。

【刺血治疗】

三棱针刺血法

取穴部位：耳尖、中冲。

操作方法：局部常规消毒，以三棱针点刺，出血 2 ~ 3 滴。

[①] 顾建萍 . 挑刺四缝穴治疗小儿中度营养不良 30 例的临床疗效观察 [D]. 贵阳：贵州中医药大学，2020：1–38.

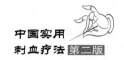

【文献摘录】

耳尖放血疗法佐治小儿手足口病临床研究。方法：将94例患儿随机分为对照组46例，治疗组48例。两组均服用蓝芩口服液、口服或静滴利巴韦林，并补充维生素C和B族，口腔溃疡疼痛明显者给予冰硼散涂于口腔内，手足皮肤丘疱疹部位外搽阿昔洛韦软膏。治疗组加耳尖放血法。揉搓耳郭，充血后常规消毒，手持消毒三棱针迅速点刺耳尖穴刺入1～2 mm，出血2～3滴，随即用干棉球擦拭并按压数分钟，双耳交替，每天1次，5天为1个疗程。结果：治疗组体温正常、皮疹消退、口腔溃疡好转时间均早于对照组（$P < 0.01$）；治疗组治愈率为87.5%，对照组为69.6%，两组比较差异有统计学意义（$P < 0.05$）。[①]

九、流行性腮腺炎

【概说】

流行性腮腺炎是由腮腺炎病毒引起的急性呼吸道传染病，以腮腺非化脓性炎症、腮腺区肿痛为临床特征，主要发生在儿童和青少年时期。腮腺炎病毒除侵犯腮腺外，尚能侵犯神经系统及各种腺体组织。本病潜伏期为8～30天，属于中医"痄腮""大头瘟"的范畴。

【临床表现】

部分病例有发热、头痛、乏力、食欲缺乏等前驱症状，发病1～2天后出现颧骨弓或耳部疼痛，随后出现唾液腺肿大，体温上升可达40℃。腮腺最常受累，通常一侧腮腺肿大后1～4天累及对侧。腮腺肿大是以耳垂为中心，向前、后、下发展，使下颌骨边缘不清、局部皮肤发亮、肿痛明显，进食酸性食物使唾液分泌时疼痛加剧。腮腺肿大2～3天达高峰，持续4～5天后逐渐消退。

【刺血治疗】

1. 三棱针刺血法

取穴部位：耳垂。

操作方法：局部常规消毒，以三棱针点刺，出血2～3滴。

2. 三棱针刺血加拔罐法

取穴部位：腮腺肿大部位上、中、下直线上三点。

操作方法：局部常规消毒，以三棱针点刺，拔罐，留罐5分钟，出血2～3 mL。

【文献摘录】

1. 耳垂放血治疗痄腮。共84例患者。方法：常规消毒耳垂部皮肤，固定耳垂后，

---

① 崔岩.耳尖放血疗法佐治小儿手足口病临床研究[J].实用中医药杂志，2014，30（6）：480–481.

用三棱针迅速浅刺耳垂 2～3 mm 即退针，使针刺部位出血 2～3 滴，每天 1 次。结果：47 例于 3 天内痊愈，腮腺肿胀消退，伴随症状消失；33 例，在 4～6 天内痊愈；4 例无效，总有效率为 96.3%。[①]

2. 针罐合用治疗腮腺炎 78 例。方法：腮肿局部常规消毒后，用三棱针在腮肿区域上、中、下直线上点刺 3 次并拔罐，将血水从小针孔排入罐中，每次留罐 5 分钟，连拔 3 次，每天 1 次；若腮腺肿胀区域较大，则换大的火罐操作。体温在 38～39 ℃者取耳轮上、中、下 3 点，用三棱针点刺放血降温。结果：本组 78 例患儿全部治愈。其中 1 次治愈 46 例，占 58.97%；2 次治愈 24 例，占 30.77%；3 次治愈 8 例，占 10.26%。[②]

【典型案例】

患者，男，小学生。症见发热，腮腺肿胀压痛，食欲不振；血常规检查除淋巴细胞略偏高外，余无异常。经用耳垂放血疗法治疗 3 次后，发热肿胀基本消退，再经 1 次治疗而痊愈。[③]

十、疱疹性咽峡炎

【概说】

疱疹性咽峡炎多为肠道病毒感染导致的咽峡部炎症性疾病。常见病原体为柯萨奇病毒、肠道病毒 71 型。传染性较强，主要以呼吸道或粪–口途径传播。小儿多见，大部分预后良好。本病属于中医"喉痹""口疮"的范畴。

【临床表现】

常骤起发热，多为低热或中热，还可见咽痛、口腔疼痛、咳嗽。病损分布于口腔后部，软腭、悬雍垂等处，为丛集成簇的小水疱，溃破形成溃疡，损害很少发于口腔前部，牙龈不受损害。伴有厌食、呕吐、腹泻等症状。

【刺血治疗】

三棱针刺血法

取穴部位：①中冲、商阳；②少商、耳尖。

操作方法：任选一组穴位，局部常规消毒，以三棱针点刺，出血 4～6 滴。

【文献摘录】

耳尖、少商放血治疗小儿疱疹性咽峡炎临床观察。方法：将 80 例患儿随机分为治疗组和对照组，各 40 例。对照组用利巴韦林喷雾剂喷患处，体温超过 38.5 ℃时用退热药对症治疗，合并细菌感染的用阿莫西林克拉维酸钾治疗。治疗组在此基础上加放血

①③　赵春雨. 耳垂放血治疗痄腮 [J]. 中国民间疗法，2002，10（1）：18.

②　谭玉波，于方英. 针罐合用治疗腮腺炎 78 例 [J]. 实用中医药杂志，1999，15（7）：30-31.

治疗，第 1 天取双少商，第 3 天取双耳尖，各以 6 号针头放血 1 次，使各穴位出血十数滴。5 天为 1 个疗程。结果：3 天后治疗组总有效率为 77.5%，高于对照组的 55.0%；5 天后治疗组总有效率为 97.5%，高于对照组的 92.5%，治疗组在 3、5 天后疗效方面均明显优于对照组（$P < 0.05$）。[①]

十一、小儿发热

【概说】

发热是由于各种原因使机体产热和散热失衡导致的体温升高，分为感染性发热和非感染性发热。婴幼儿期以感染性发热为主，尤以上呼吸道感染、肺炎、败血症、肠道感染最为多见，是小儿临床最常见的症状。发热是保护性反应，但持续高热也会对患儿造成损害，甚至是死亡，所以要适当降温，保护患儿。

【临床表现】

体温超过正常范围（36.0 ～ 37.0 ℃）称为发热，通常采用腋下测 5 分钟确定体温，当体温达 37.4 ℃，全身情况良好，则不认为是病态；当腋温在 37.5 ～ 38 ℃为低热；38.0 ～ 38.9 ℃为中度发热；39.0 ～ 41 ℃为高热；> 41 ℃为超高热。患儿 < 3 个月且体温 > 38 ℃，或患儿 3 ～ 6 个月且体温 > 39 ℃时，可作为严重细菌感染的高危因素之一；患儿 > 3 个月时发热，且外周血白细胞明显增高，提示严重细菌感染；患儿 < 6 个月时发热，严重疾病的相关症状主要为嗜睡、活动减少、面色苍白、喂养困难、尿量减少和胆汁样呕吐。

【刺血治疗】

三棱针刺血法

取穴部位：①少商、商阳、关冲；②大椎；③耳背络脉、耳尖。

操作方法：任选一组穴位，局部穴位常规消毒，用三棱针迅速点刺穴位，并立即出针。挤出 3 ～ 5 滴血，按压穴位止血即可。

【文献摘录】

刺血疗法治疗小儿外感发热 50 例。方法：取少商、商阳穴，先按摩局部穴位，再行常规消毒，用一次性采血针迅速点刺穴位，并立即出针。挤出 3 ～ 5 滴血，按压穴位止血即可。一般放血 1 ～ 2 次。结果：治愈 23 例，显效 18 例，有效 4 例，无效 5 例，总有效率为 90%。[②]

【典型案例】

患者，男，3 岁，发热 2 天，伴鼻塞流浊涕，微咳，体温 39.6 ℃，曾服用泰诺林利

① 黄彩燕 . 耳尖、少商放血治疗小儿疱疹性咽峡炎临床观察 [J]. 光明中医，2021，36（6）：955-957.
② 郭亚丽，洪佳璇，詹建华 . 刺血疗法治疗小儿外感发热 50 例 [J]. 浙江中医杂志，2016，51（12）：923.

巴韦林及清开灵颗粒等药物治疗，体温未有明显下降。就诊时，患儿发热伴鼻塞、流浊涕、干咳、纳呆、大便干、小便黄，无恶心、呕吐，体温 39.2 ℃，神疲，舌红苔黄，脉数，咽部充血，心肺听诊无异常，腹软、无压痛、未触及包块，肠鸣音正常。血常规：白细胞 4.5×10^9/L；N 45%；L 55%。诊断：外感发热（风热型）。治疗方法：予以点刺左侧少商、商阳、关冲，耳尖穴放血治疗 1 次，约 2 小时后体温下降至 38.1 ℃，8小时后恢复正常，48 小时内体温再无反复。[①]

十二、小儿惊风

【概说】

小儿惊风为中医病证，是小儿时期常见的一种以抽搐、神昏为特征的病证，分为急、慢惊风。任何季节均可发生，以 1～5 岁小儿多见，年龄越小，发病率越高。如发病次数少、持续时间短，一般预后较好，但反复发作、抽搐持续时间长者，预后不佳。

【临床表现】

急惊风来势急骤，临床以高热伴抽搐、昏迷为特征，多为高热惊厥、颅内感染性疾病及全身感染性疾病、全身其他脏器严重感染引起的中毒性脑病等；慢惊风来势缓慢，抽搐无力，时作时止，反复难愈，常伴昏迷、瘫痪等，多见于水电解质紊乱、代谢性疾病、中毒及各种原因引起的脑缺氧等疾病。

【刺血治疗】

1.三棱针刺血法

取穴部位：十宣。

操作方法：任选一组穴位，局部常规消毒，用三棱针点刺，使其出血如豌豆粒大小即可。

2.三棱针刺血加拔罐法

取穴部位：大椎。

操作方法：局部常规消毒，以三棱针点刺，拔罐，留罐 10 分钟。

【文献摘录】

1.十宣刺血治疗小儿惊厥。方法：将 23 例患儿分为治疗组 11 例，对照组 12 例。治疗组用三棱针点刺十宣放血治疗；严重者，留针人中穴。对照组用针刺人中、合谷穴，并予物理降温、镇静药物治疗。结果：治疗组 11 例患者均在 6 分钟内症状缓解，且无反复，患儿苏醒快，疗效好；对照组 12 例患者惊厥性症状在 10 分钟内缓解者 7例，超过 10 分钟缓解者 5 例。[②]

---

① 井夫杰，张静．穴位刺血治疗小儿风热型外感发热 90 例 [J]．针灸临床杂志，2013，29（1）：46-47.
② 朱丽亚，康晖．十宣刺血治疗小儿惊厥 [J]．中国民间疗法，1999，9（23）：159-160.

2. 小儿急惊风急高热的中医急救治疗方法探讨。方法：先以动作缓慢、用力均匀的走罐法来回施治于背部膀胱经至出痧即可；高热患儿至中度出痧即可，不宜过度出痧。再将大椎穴局部常规消毒，用三棱针点刺 5～6 针使其出血，并以中号玻璃火罐吸拔其上 10 分钟后取下，拭去血迹并消毒即可。[①]

【典型案例】

患者，男，5 岁，由家长抱来急诊。颈部及四肢对称性抽搐，眼球上翻固定，呼吸紧迫，面唇及手指发绀，牙关紧闭，全身灼热，立即针刺十宣挤血，水沟、印堂、合谷、太冲均用泻法，患者即醒，抽搐停止。[②]

十三、小儿夜啼

【概说】

小儿夜啼为中医病证，是指小儿白天能安静入睡，入夜则啼哭不安，时哭时止，或每夜定时啼哭，甚至通宵达旦的一种病证。多见于新生儿和 6 个月以下的婴儿。

【临床表现】

主要表现为入夜反复啼哭不止，但白天如常。

【刺血治疗】

三棱针刺血法

取穴部位：①中冲；②四缝。

操作方法：任选一组穴位，常规消毒，以三棱针点刺，出血 3～5 滴即可。

【文献摘录】

点刺中冲穴放血治疗小儿夜啼症 35 例。方法：取双侧中冲穴，穴位常规消毒，用三棱针点刺约 1 分许，出血 3～5 滴即可。一般 1 次治疗即有效，若效果欠佳，第 2 天可再针 1 次，在婴儿啼哭时针刺效果更佳。结果：本组 35 例，1 次治愈 28 例，2 次治愈 6 例，3 次治愈 1 例；总有效率为 100%。[③]

【典型案例】

患者，男，11 个月余。家长代诉：患儿 3 周前不慎从坐椅上跌下，受惊而致夜间啼哭不止，有时甚至通宵达旦。曾去医院检查，无外伤骨折，体温、二便、饮食均正常。未服用任何药物，诊见面赤唇红，口中热气，指纹青紫，溲黄便秘，辨为惊恐伤肾、心神不安所致。治宜清心镇静安神。取中冲穴，按三棱针刺血法点刺放血 1 次后，当夜即

① 李建，樊惠兰 . 小儿急惊风急高热的中医急救治疗方法探讨 [J]. 中国临床医生，2012，40（7）：11-13.

② 王升敏 . 针刺治疗小儿惊厥 50 例 [J]. 上海针灸杂志，2010，29（2）：93.

③ 唐中生，李霞 . 点刺中冲穴放血治疗小儿夜啼症 35 例 [J]. 贵阳中医学院学报，2007，29（2）：48.

停止啼哭，安静入睡，观察 2 周后未见复发。[①]

第七节　五官科病

一、睑腺炎

【概说】

睑腺炎是细菌侵入眼睑腺体而致的急性化脓性炎症，因有麦粒样疖肿，故又称"麦粒肿"。若是眼睑睫毛毛囊或其附属皮脂腺或变态汗腺感染，称为"外睑腺炎"或"外麦粒肿"；若是睑板腺感染，则称为"内睑腺炎"或"内麦粒肿"。本病上、下眼睑均可发生，以上睑多见。本病属中医"针眼"的范畴。

【临床表现】

初起眼睑微痒不适，继则眼睑焮热疼痛，脓成溃破后诸症减轻；病情严重者，可伴有发热恶寒等症。外睑腺炎初起在近睑缘处皮肤微红微肿，继之红肿加重而成局限性硬结，形似麦粒，压痛明显。部分患者同侧耳前可扪及肿大的淋巴结并有压痛。内睑腺炎肿胀较局限，病变处有硬结，触压则痛，结膜面局限充血，2～4 天后可出现脓点，向结膜囊内溃破后炎症逐渐消退。

【刺血治疗】

1. 三棱针刺血法

取穴部位：①耳尖、太阳、攒竹；②关冲、少泽。

操作方法：任选一组穴位，局部常规消毒，三棱针点刺，每穴出血 3～5 滴。

2. 梅花针刺血加拔罐法

取穴部位：大椎。

操作方法：局部常规消毒，用梅花针叩刺微出血，再拔罐 5～10 分钟，以出血 3 mL 为度。

【文献摘录】

1. 刺络放血治疗睑腺炎 30 例。方法：将患者 60 例（72 只眼）随机分为治疗组及对照组，各 30 例（36 只眼）。治疗组于耳尖静脉处常规消毒，右手持三棱针，迅速刺入 0.3 cm 左右立即出针，轻轻按压针孔周围，出血数滴后以消毒干棉球按压针孔，隔天 1 次；关冲、少泽穴常规消毒后用三棱针点刺，出血 2～3 滴。若病变处近内眦用攒

① 唐中生，李霞.点刺中冲穴放血治疗小儿夜啼症 35 例 [J].贵阳中医学院学报，2007，29（2）：48.

竹穴，近外眦则用太阳穴，常规消毒后提起局部皮肤，以三棱针快速点刺至出血 2 ～ 3 滴；若便秘加商阳穴，若咽痛加少商穴，均隔天 1 次，共治疗 3 次。对照组给予局部滴氯霉素滴眼液或红霉素眼膏涂抹眼睑。结果：治疗组总有效率为 100%；对照组总有效率为 77.8%。治疗组总有效率高于对照组，差异具有统计学意义（$P < 0.05$）。[①]

2. 睑腺炎针刺放血疗法的临床效果评价。共 32 例患者，其中上睑腺炎 19 例，下睑腺炎 13 例。方法：上睑腺炎患者选取肩胛区反应点，在背部肩胛区足太阳膀胱经的循行区域发现如米粒大小的小红点，稍高起于皮肤，使用三棱针点刺或挑刺红点出血。下睑腺炎患者选取足中趾趾腹，用三棱针点刺，一般在靠近趾甲处点刺出血。针刺出血的原则是"血变而止"。结果：24 小时疼痛减轻，满意率为 65.62%；1 周内治愈及好转总有效率为 96.87%。[②]

【典型案例】

患者，女，58 岁，2 日前右眼有异物感并伴有痒痛不适，无恶寒发热，无胸闷胸痛，无腹痛腹泻。查体见右侧下眼睑有绿豆样大小硬结，稍有红肿，舌红苔少，脉滑数。诊断为睑腺炎，辨证属足阳明胃经病变。治疗予一次性采血针点刺右侧厉兑、足中趾趾尖放血，每处 3 ～ 5 滴。点刺放血治疗后即觉眼部痒痛等不适消失大半，第 2 天右眼诸症消失，恢复正常。[③]

二、睑板腺囊肿

【概说】

睑板腺囊肿是睑板腺的慢性肉芽肿性炎症，又称"霰粒肿"。本病以上睑多见，多单个发生，亦可新旧数个交替存在。一般病程长、发展缓慢，多见于青壮年。本病属中医"胞生痰核"的范畴。

【临床表现】

睑内肿核小者，无明显自觉症状；肿核较大者，眼睑可有重坠感；肿核于睑内溃破而生肉芽肿者，可有异物样摩擦感。眼睑皮下可触及大小不一的圆形肿核，按之不痛，与皮肤不粘连，睑结膜面有局限圆形病灶，呈紫红色或灰蓝色；若囊肿自行溃破，排出胶样内容物后，可在睑内形成肉芽肿；若继发感染，其表现与内睑腺炎相同。

【刺血治疗】

三棱针刺血法

取穴部位：①四缝、太阳、厉兑；②耳尖、耳背。

---

① 穆立新. 刺络放血治疗麦粒肿 30 例 [J]. 中国实用医药，2019，14（15）：134–135.
② 洪作权，睑腺炎针刺放血疗法的临床效果评价 [J]. 全科口腔医学电子杂志，2020，7（3）：127.
③ 高雨虹. 点刺放血验案三则 [J]. 实用中医药杂志 2020，36（11）：1506.

操作方法：任选一组穴位，局部常规消毒，以三棱针或毫针点刺，每穴出血3～5滴。

【文献摘录】

1.穴位刺血治疗小儿睑板腺囊肿30例。方法：取双侧耳尖、四缝、太阳、厉兑穴，常规消毒后，用一次性采血针以稳准轻快的手法点刺，按上述4穴的顺序点刺放血，每穴挤出5滴血，再用消毒干棉签紧压止血。隔日治疗1次，8次为1疗程。结果：经1个疗程治疗，痊愈16例，占53.3%；好转14例，占46.7%；总有效率为100%。[①]

2.刺血疗法治疗霰粒肿84例的疗效。方法：取双耳尖、双中冲穴。先用手挤压耳尖、中冲穴，使穴位局部充血。常规消毒后，用1寸毫针点刺出血，每穴放血4～5滴。然后嘱患者用蒸汽熏患眼，每天3～4次，每15分钟，5次为一疗程。结果：84例患者中，治愈40例；显效24例，无效20例。[②]

三、干眼症

【概说】

干眼症又称干眼、角结膜干燥症，多为双眼发病，是由泪膜稳态失衡引发的眼表损害及不适症状，可伴有眼表炎性反应、组织损伤及神经异常，造成眼部多种不适症状和（或）视功能障碍。本病属于中医"白涩病""干涩昏花症"的范畴。

【临床表现】

常见临床表现包括眼睛干涩、容易疲倦、眼痒、异物感、痛灼热感、分泌物黏稠、怕风、畏光、对外界刺激很敏感；有时眼睛太干，基本泪液不足，反而刺激反射性泪液分泌，造成常常流泪；较严重者眼睛会红肿、充血、角质化、角膜上皮破皮而有丝状物黏附，这种损伤日久则可造成角结膜病变，并会影响视力。

【刺血治疗】

三棱针刺血加拔罐法

取穴部位：耳尖、耳穴眼、攒竹。

操作方法：局部常规消毒，以三棱针或一次性无菌注射针头点刺，出血5～10滴；攒竹穴拔罐2～3分钟，出血5～10 mL。

【文献摘录】

艾灸足三里穴结合刺络放血治疗干眼症临床疗效观察。方法：将66例患者随机分成治疗组、对照组，各33例。治疗组先取双侧足三里穴，将艾条一端点燃，对准穴位，距皮肤约2 cm进行熏灸，以患者局部有温热感而无灼痛为宜，每穴15分钟，至皮

---

① 许璕，井夫杰.穴位刺血治疗小儿霰粒肿30例[J].中国针灸，2014，34（12）：1214.

② 吕锦春，刺血疗法治疗霰粒肿84例的疗效[J].浙江实用医学，1998，3（5）：53.

肤潮红为度。再取双耳尖、眼耳、攒竹穴。耳尖、眼耳操作方法：医者左手拇、示指提捏穴位，选择穴区的小血管，右手用一次性无菌注射针快速刺入皮肤，每穴2针，用无菌棉签挤出流血，以血流净为度。攒竹穴用同样方法点刺穴位，用一次性小号抽气火罐拔上，2～3分钟取下。以上治疗每天3次，治疗2周。对照组用人工泪液玻璃酸钠滴眼液点患眼，治疗2周。结果：治疗组总有效率为86.7%；对照组总有效率为65.5%。治疗组泪膜破裂时间增加、基础泪液分泌增加、角膜荧光素染色减少均较对照组更明显（P均 < 0.05）。[①]

四、急性细菌性结膜炎

【概说】

急性细菌性结膜炎是细菌感染所致，又称急性卡他性结膜炎，俗称红眼病。多见于春秋季节，可散发，也可流行于集体场所，潜伏期短，发病急，双眼同时或相隔1～2天发病，病程多在3周内。本病属中医"暴风客热"的范畴。

【临床表现】

发病初有干涩、异物感，继而自觉流泪、灼热、刺痛、异物感加重。由于分泌物多，常使晨起睁眼困难。分泌物过多时可有暂时性视物模糊或虹视。眼睑肿胀，结膜充血，以穹隆部和睑结膜最为显著。分泌物先为黏液性，后呈脓性。若为肺炎双球菌、Koch-Weeks杆菌引起的严重结膜病，结膜表面可覆盖一层假膜，可发生结膜下出血斑点。

【刺血治疗】

三棱针刺血法

取穴部位：①攒竹、太阳；②耳尖。

操作方法：任选一组穴位，局部常规消毒，以三棱针点刺，每穴出血3～5滴。

【文献摘录】

耳尖放血治疗急性细菌性结膜炎46例。方法：患者取坐位，先按揉自己耳郭，使耳郭充血，然后对耳尖消毒，用三棱针以稳、准、轻快的方法点刺耳尖穴，深度在1 mm左右，挤出3～6滴血，用消毒棉球压迫针孔，每天1次，每次取一侧耳穴，双耳交替，3次为1个疗程。结果：46例患者治疗后，痊愈42例，好转4例。其中1次治愈18例，2次治愈20例，3次治愈4例。[②]

① 夏鸿清，张艳丽. 艾灸足三里穴结合刺络放血治疗干眼症临床疗效观察 [J]. 中国民间疗法，2014，22（4）：73.

② 张大舜. 耳尖放血治疗急性卡他性结膜炎46例 [J]. 云南中医中药杂志，2010，31（4）：46.

【典型案例】

患者，男，27 岁，双眼烧灼感伴畏光 3 天。患者 3 天前自觉双眼痛痒、畏光，未就诊，后症状明显加重。现症见双侧睑结膜及球结膜充血明显，并有黏性分泌物，右眼较多，诊断为急性结膜炎。治疗方法：取穴双侧攒竹、太阳、耳尖。局部常规消毒，以三棱针于每穴迅速点刺 3 ～ 4 点，后用手指轻轻挤压针孔周围，使出血 3 ～ 5 滴，然后用消毒棉球按压针孔，每天 1 次。治疗 1 次后，第 2 天患者晨起后即觉充血明显消退，分泌物显著减少，畏光及疼痛明显减轻。后又治疗 3 次，症状消失。①

五、流行性出血性结膜炎

【概说】

流行性出血性结膜炎是一种暴发流行的自限性的急性结膜炎，特点是发病急、传染性强、刺激症状重、结膜滤泡、结膜下出血、角膜损害及耳前淋巴结肿大。本病属中医"天行赤眼"的范畴。

【临床表现】

潜伏期短，大部分患者在 24 ～ 48 小时发病，多同时侵犯双眼，也可先后发病。有明显眼红、畏光、流泪、异物感、分泌物和剧烈眼痛等，眼睑及结膜充血水肿，球结膜点状或片状出血，睑结膜有滤泡，耳前淋巴结肿大，角膜上皮有一过性、细小点状的上皮性角膜炎。

【刺血治疗】

三棱针刺血法

取穴部位：①耳穴眼区；②耳尖。

操作方法：任选一组穴位，局部常规消毒，以三棱针点刺，每穴出血 10 ～ 20 滴。

【文献摘录】

耳尖放血疗法治疗流行性出血性结膜炎 110 例临床观察。方法：将 160 患者例随机分为治疗组 110 例，对照组 50 例。治疗组常规消毒，以左手拇、示指从内外两侧捏住耳尖皮肤，以右手持 4.5 号无菌注射针头快速刺入皮下 1 ～ 2 mm，出针后，用手挤压针刺点周围耳郭，挤血 20 ～ 30 滴，用消毒棉球轻压片刻止血。患眼局部配合抗病毒眼药水治疗，滴用阿昔洛韦、重组人干扰素 α1b 滴眼液。病情重者隔天再行放血治疗。对照组局部用阿昔洛韦及重组人干扰素 α1b 滴眼液等点眼，每天 4 次。结果：全部病例均经治疗后痊愈。但在疗程方面，治疗组 110 例患者的治疗天数为（7±2）天，对照组 50

---

① 何建伟，纪靖.点刺放血治疗急性卡他性结膜炎 [J]. 天津中医，2001，18（3）：43.

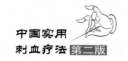

例患者的治疗天数为（12±2）天，治疗组短于对照组。[①]

【典型案例】

患者，女，11岁，双眼磨痛、流泪、羞明1天。检查示双眼睑、球结膜充血（++）、水肿（++），睑肿胀（++），诊断为结膜炎。耳穴治疗：在耳穴治疗部位常规消毒，然后挤压耳背静脉放血6～10滴；耳穴眼区用梅花针点刺出血。以上均用单侧耳穴治疗，1次/天，双耳交替施治，并在患眼局部用冷毛巾湿敷，早、中、晚各1次，30分钟/次。次日复诊，自述症状显著减轻，双眼结膜充血（±）、水肿（+），睑肿胀（±），复治1次，第3天告愈。[②]

六、原发性青光眼

【概说】

原发性青光眼是一类发病机制尚未完全明确的青光眼。因眼压升高时前房角可开放或关闭，故又分为开角型青光眼和闭角型青光眼。开角型青光眼属中医"青风内障"范畴；闭角型青光眼属中医"绿风内障"的范畴。

【临床表现】

原发性开角型青光眼发病较为隐蔽，进展相当缓慢，一般为双眼发病，可有先后轻重之分。多数人早期自觉症状不明显或无自觉症状。少数人可因眼部过度疲劳或失眠后眼压升高出现眼胀、头痛、视物模糊或虹视。随着病情进展，眼胀、头痛等自觉症状可以加重，晚期可见视野缩小、视力减退或失明。

原发性闭角型青光眼：急性闭角型青光眼患者可突发剧烈头痛、眼痛、畏光、流泪、虹视、视力严重减退、视野缺损，还可伴有恶心、呕吐等全身症状。有时检查还可见眼球浑浊、充血、瞳孔形状异常等表现。慢性闭角型青光眼自觉症状，也可能偶尔出现雾视、眼胀等不适，多数患者是通过常规眼科检查或因病程晚期出现视野缺损而被发现，患者后期常有视盘萎缩的表现。

【刺血治疗】

三棱针刺血法

取穴部位：①内迎香；②耳尖。

操作方法：任选一组穴位，局部常规消毒，以三棱针点刺，每穴出血3～5滴。

【文献摘录】

内迎香穴点刺放血对原发性开角型青光眼患者眼压的影响。方法：将96例患者

① 王丽明，叶静，张广庆．耳尖放血疗法治疗流行性出血性结膜炎110例临床观察[J]．新中医，2003，35（6）：44.

② 裴良才，崔玉今．耳穴刺血疗法治疗流行性出血性结膜炎100例[J]．中国针灸，1996，7（22）：26.

（166 只患眼）随机分为观察组 44 例、对照组 52 例。观察组取内迎香穴。医者先用左手拇指按住患者患眼侧（或眼压较高侧）鼻部梨状窝边缘，然后右手持消毒小号三棱针，从患眼侧鼻孔靠近鼻中隔缓缓进针，至鼻骨后方内迎香穴下，刺入鼻黏膜内约 1.5 mm，稍停针，然后将针柄轻缓稍向下压，针尖始终保持在鼻黏膜内，待针体与鼻背平行时，向上刺进 1 mm，不留针。针退出后，令患者头下低，任鼻中血外溢，至血不滴时，令患者按住未针刺的鼻孔，向外擤出瘀血块，然后用枪状镊将消毒干棉球送到鼻道内填塞，1 小时后取出棉球。对照组采用 0.5% 噻吗心安滴眼液滴眼。观察两组患者治疗前后眼压的变化。结果：观察组治疗前、后眼压分别为（29.81 ± 3.49）mmHg、（23.18 ± 3.61）mmHg；对照组分别为（29.94 ± 3.64）mmHg、（23.88 ± 3.96）mmHg，两组治疗前后差异均有统计学意义（$P < 0.01$）。[①]

七、电光性眼炎

【概说】

电光性眼炎又称紫外线辐射性角膜结膜炎，是常见的一种辐射病及眼科急症，多发生在电焊操作及产生紫外线辐射的场所，短期内虽不会对人体造成巨大伤害，但反复发作会导致患者出现胬肉、结膜炎、慢性眼睑炎或角膜病变，影响视力。本病属于中医"暴发火眼"的范畴。

【临床表现】

眼睑红肿，结膜充血水肿，有剧烈的异物感和疼痛，怕光、流泪和睁不开眼，发病期间会有视物模糊的情况。

【刺血治疗】

三棱针刺血法

取穴部位：①攒竹、鱼腰、瞳子髎、四白；②耳尖、耳穴眼区。

操作方法：任选一组穴位，局部常规消毒，以三棱针点刺，每穴出血 3 ～ 5 滴。

【文献摘录】

三棱针放血治疗电光性眼炎 60 例。患者均为厂矿电焊工和旁观者，病程多在 5 小时以内。方法：主穴取攒竹、鱼腰、四白、瞳子髎，配穴取商阳、厉兑、足窍阴、至阴，均取双侧，用三棱针点刺，每穴挤出 3 ～ 5 滴血液，每天治疗 1 ～ 2 次。结果：60 例中，1 次治愈者 48 例，占 80.0%，2 次均治愈。[②]

① 霍勤，申琪，张邓民. 内迎香穴点刺放血对原发性开角型青光眼患者眼压的影响 [J]. 中国针灸，2009，29（8）：629-630.

② 尚军，孟舒华. 三棱针放血治疗电光性眼炎 60 例 [J]. 中国针灸，2006，71（1）：71-72.

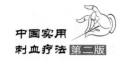

【典型案例】

患者，男，25 岁，因前 1 天下午参与电焊工作，约 12 小时后，于凌晨 4 时许发病。主诉：双眼干涩疼痛、畏光流泪 5 小时。查体：体温、脉搏、血压正常，双侧眼睑皮肤潮红，双眼流泪，球结膜充血、水肿，角膜透明度下降，无脓性分泌物，舌红苔薄黄，脉细数。诊断：电光性眼炎（实热证）。采用双侧耳尖放血疗法，即刻双眼干涩疼痛症状减轻，嘱休息静养，注意眼部卫生。未予眼睛局部用药。次日上午随访，患者症状、体征消失。[①]

八、中耳炎

【概说】

中耳炎是累及中耳（包括咽鼓管、鼓室、鼓窦及乳突气房）全部或部分结构的炎性病变，好发于儿童，可分为非化脓性及化脓性两大类。化脓性者有急性和慢性之分，非化脓性者包括分泌性中耳炎、气压损伤性中耳炎等。特异性炎症太少见，如结核性中耳炎等。本病属于中医"脓耳""耳疳"的范畴。

【临床表现】

急性化脓性中耳炎初期可表现为耳闷胀感，随即出现明显的耳部疼痛，继之发展为严重的耳深部刺痛或跳痛，可放射至同侧头部或牙列，吞咽或咳嗽时耳痛加重，常伴不同程度的体温升高、全身不适、食欲减退等全身症状。

慢性化脓性中耳炎，单纯型表现为耳内间歇性流脓，量多少不等，上呼吸道感染时发作或流脓增多。脓液性质为黏液脓，一般不臭。静止期流脓停止。骨疡型表现为耳内长期持续流脓，脓液黏稠，可为血性，常有臭味。

分泌性中耳炎表现为耳痛、耳内闷胀堵塞感、听力减退、间歇性或持续性耳鸣。

【刺血治疗】

三棱针刺血法

取穴部位：①肩颈部、耳部、颞部；②听宫、翳风、阳陵泉、肩井；③足少阳胆经、足厥阴肝经。

操作方法：任选一组穴位，局部常规消毒，三棱针点刺，血色由黑变红后自行停止出血。

【文献摘录】

放血疗法配合中药治疗急性中耳炎的体会。方法：施术部位常规消毒，选择三棱针、注射器针头或静脉输液针，在肩颈部、耳部、颞部、听宫、翳风、阳陵泉、肩井、

① 姜德全，张斌，刘学洪．耳尖放血治疗部队基层电光性眼炎应用举隅 [J]．按摩与康复医学，2019，10（5）：52-53.

足少阳胆经、足厥阴肝经附近选择显露的皮静脉或浮络进行放血。出血过程一般先出黑血或深红色血，然后血色逐渐由黑变红，最后自行停止出血。晕针轻者，休息片刻，服用热糖水自行恢复，晕针较重者请外科医生协助处理。配合常用方防风通圣丸、大柴胡汤、小柴胡汤、龙胆泻肝汤等服用。结果：放血疗法与中药汤剂相结合，方证相符，故收效甚速。①

【典型案例】

患者，男性，39 岁。患者因"右耳部疼痛 3 天"就诊，既往亦曾出现过类似症状，于当地人民医院确诊为中耳炎。刻诊：患者诉右耳内搏动性跳痛，伴耳鸣、发热、头痛、目眩、口苦、纳差，小便黄，大便正常，舌质红、苔薄黄，脉弦数。诊断：急性中耳炎。辨证属邪郁少阳证。治以放血疗法配合中药。放血选翳风、听宫、阳陵泉。操作：在上述穴位附近选择显露的皮静脉，局部消毒后，用针灸针刺破皮静脉放血，并用酒精棉球擦拭针刺处 1～2 次，以增加出血量，待血液自行停止流出为止。方用小柴胡汤加减，水煎服，每天 1 剂。2014 年 1 月 18 日二诊，患者诉上次放血治疗后右耳部疼痛已明显减轻，服药 3 剂后，除仍有轻微发热、口苦外，余症已消，遂续服中药，未尽剂而诸症告愈。随访至今，未见复发。②

九、内耳眩晕

【概说】

内耳眩晕又称梅尼埃病，是因膜迷路积水导致的内耳疾病，表现为反复发作的旋转性眩晕、波动性耳聋、耳鸣或耳胀满感，属耳源性眩晕之一，多发于青壮年，女性多于男性。本病属中医"眩晕""眩冒""头眩""头风眩"等范畴。

【临床表现】

典型症状为"四联症"，即发作性眩晕、波动性与渐进性耳聋、耳鸣、耳胀满感。发作期有强弱不等的自发性水平型或水平旋转型眼球震颤。早期眼震快相向患侧，以后可转向健侧，恢复期又朝向患侧，间歇期多为正常。同时，还可以表现出平衡失调征。

【刺血治疗】

三棱针刺血法

取穴部位：①太阳、头维（双）；②印堂、前顶、大椎；③耳尖。

操作方法：任选一组穴位，常规消毒，三棱针点刺，出血 3～5 滴，体质良好者出血 10 余滴。

---

①② 黄和涛 . 放血疗法配合中药治疗急性中耳炎的体会 [J]. 中国中医急症，2014，24（8）：1487–1488.

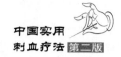
【文献摘录】

中医药联合刺络、针刺疗法，治疗耳源性眩晕。方法：将耳源性眩晕风痰阻络型患者 80 例随机分成对照组、观察组各 40 例。对照组接受西药治疗，治疗天数为 14 天。观察组行中医综合疗法。包括中药方剂自拟菖蒲定眩散加减方联合针刺、刺络放血治疗。刺血选择太阳、头维（双）、印堂、前顶、大椎等穴，同时选择在浅表静脉血管分布区如耳背静脉、肘静脉等，任选 2～3 个穴位，用三棱针点刺，出血 3～5 滴，体质良好而伴有头晕症状严重者出血 10 余滴，3 天治疗 1 次，10 天为 1 个疗程；再联合自拟菖蒲定眩散加减方内服及针刺穴位配合治疗。结果：治疗总有效率分别为观察组 95.0%，对照组 72.5%，差异显著。[①]

【典型案例】

患者，女，49 岁，患梅尼埃病 10 年，不定期发作。主因突发眩晕，伴恶心、耳鸣急诊入院。刻诊：持续性眩晕，伴耳鸣、听力减退、间断恶心，无发热、呕吐，无口周及四肢麻木。经神经内科及耳鼻喉科会诊，诊断为梅尼埃病。予脱水、抗眩晕等治疗，3 小时后症状未见明显好转，遂请笔者会诊。刻诊：急性病容，闭目平躺，头晕目眩，睁眼、活动、坐起时加重，双侧耳内有胀满感，舌淡苔白，脉滑。中医诊断：眩晕。证属水湿郁阻型，为水湿郁阻耳脉、清阳不升、浊阴不降、清窍不利所致。治宜祛水湿，通耳脉，升清阳，止眩晕。急取双侧关冲、百会刺络放血，共出血约 5 mL。约 5 分钟后眩晕、耳鸣、恶心、耳内胀满感均消失，可以睁眼及取坐位。唯双侧太阳穴处胀闷不适，遂刺双侧太阳穴放血，出血量约 3 mL。3 分钟后，症状均消失，痊愈出院。予苓桂术甘汤加附子调理善后，温阳利水祛湿以巩固疗效。服用 7 剂，随访 6 个月未复发。[②]

十、突发性耳聋

【概说】

突发性耳聋或称特发性突发性聋，简称突发性聋或突聋，是指短时间内迅速发生的原因不明的感音神经性聋，属于耳科急症。多发生于单耳，两耳发病率无明显差别，双耳同时发病少见；以 40～60 岁成年人发病率为高；春秋季节易发病。属于中医"耳聋""暴聋"的范畴。

【临床表现】

临床表现为单侧听力下降，可伴有耳鸣、眩晕、听觉过敏、幻听及听觉失认，部分伴有头痛、低热或上呼吸道感染症状。

① 梁希仁，曾朝科 . 中医药联合刺络、针刺疗法，治疗耳源性眩晕 [J]. 东方养生，2021（11）：92-93.
② 马培锋 . 刺血疗法治疗梅尼埃病急性发作 1 例 [J]. 河北中医，2007（11）：1015.

【刺血治疗】

1. 三棱针刺血法

取穴部位：耳尖穴。

操作方法：局部常规消毒，以三棱针或一次性采血针点刺，挤出血5～10滴。

2. 三棱针刺血加拔罐法

取穴部位：太冲、关冲、肝俞（双）、胆俞（双）。

操作方法：局部常规消毒，用三棱针点刺出血后，肝俞（双）、胆俞（双）拔罐，留罐5～10分钟，出血3～5 mL。

【文献摘录】

1. 深刺耳前2穴结合耳尖刺血治疗突发性耳聋临床观察。方法：将64例患者随机分为治疗组和对照组，各32例。治疗组取患侧耳尖穴常规消毒，用一次性采血针点刺放血15～20滴，每疗程放血2～3次。再取患侧听宫、听会，并随证加减穴位，常规电针治疗。对照组取患侧听宫、听会、双侧风池、翳风、百会、合谷等，常规电针治疗。两组均每天治疗1次，10次为1个疗程，治疗2个疗程后判定疗效。结果：两组治疗后0.25～4.0 kHz各频率听力损失均有所减轻，治疗后，治疗组各频率听力损失比较均显著小于对照组（$P < 0.05$或$P < 0.01$）。两组治疗后比较，差异有统计学意义（$P < 0.05$或$P < 0.01$）。治疗组总有效率为90.13%，高于对照组的78.13%（$P < 0.05$）。[1]

2. 刺血拔罐法治疗肝火上扰型突发性耳聋30例。方法：将60例患者分为治疗组和对照组，各30例。对照组使用静脉滴注复方丹参注射液，肌内注射维生素 B_1、维生素 B_2，口服盐酸氟桂利嗪。治疗组在西药对照组基础上选取双侧肝俞、胆俞穴，穴位常规消毒，用三棱针点刺出血，然后进行拔火罐，10分钟后起罐；同时用三棱针点刺双侧太冲、关冲穴，各挤出血液3～5滴，隔日1次。2组均10天为1个疗程，疗程间休息2天，连续治疗2个疗程。结果：治疗组临床总有效率为86.7%；对照组临床总有效率为66.7%；治疗组显著高于对照组（$P < 0.05$）。[2]

【典型案例】

患者，男，46岁，因家事暴怒致聋，就诊于我院五官科，治疗3天未效，转入我科。患者双目白睛充血，脉象弦劲，大便干结。取穴：百会、商阳、大敦。应用三棱针速刺放血疗法，百会穴逆经脉循行方向斜刺，每穴放血若干，至血色由暗紫变鲜红为

---

① 侯志鹏，包永欣，相永梅.深刺耳前2穴结合耳尖刺血治疗突发性耳聋临床观察[J].中国中医急症，2017，26（8）：1460-1462.

② 赵国栋，安立.刺血拔罐法治疗肝火上扰型突发性耳聋30例[J].中医临床研究，2018，10（22）：25-26.

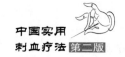

止。第 2 天再放血 1 次，每穴放血数十滴，病愈。[①]

十一、鼻炎

【概说】

鼻炎即鼻腔炎性疾病，是病毒、细菌、变应原、各种理化因子及某些全身性疾病引起的鼻腔黏膜炎症。临床分为急性鼻炎、慢性鼻炎、过敏性鼻炎等。主要病理改变是鼻腔黏膜充血、肿胀、渗出、增生、萎缩或坏死等。本病属于中医"鼻渊""鼻窒"等的范畴。

【临床表现】

急性鼻炎表现为鼻塞、多涕，由清晰渐转为黏液脓性，高峰期转为脓性，恢复期又转为黏液性；鼻内及鼻咽部干燥灼热感，喷嚏，伴有微恶寒或发热、周身不适等症。

慢性单纯性鼻炎表现为间歇性、交替性鼻塞，静息、卧床或受凉后加重，活动后减轻；时有鼻涕，常为黏液性或黏脓性；鼻塞时嗅觉减退明显，通畅时嗅觉好转，鼻塞重时讲话呈闭塞性鼻音，或有头部昏沉胀痛。慢性肥厚性鼻炎的鼻塞呈持续性并渐进性加重，可引起头昏、头痛等症，鼻涕黏稠，嗅觉减退，有较重的闭塞性鼻音，或伴有耳鸣、听力下降。

变态反应性鼻炎以阵发性发作鼻痒、喷嚏频作、大量清水样涕、鼻塞为典型表现。

【刺血治疗】

1. 三棱针刺血法

取穴部位：下鼻甲。

操作方法：局部常规消毒，三棱针点刺，出血 3 ～ 5 滴。

2. 刺血加拔罐法

取穴部位：督脉、足太阳膀胱经背俞穴。

操作方法：局部常规消毒，梅花针叩刺穴位至皮肤微出血为度，拔罐 10 分钟左右。

3. 梅花针刺血法

取穴部位：①印堂、迎香；②曲池、列缺。

操作方法：任选一组穴位，局部常规消毒，梅花针叩刺穴位至皮肤微出血为度。

【文献摘录】

1. 刺络放血联合针刺治疗肺经蕴热型慢性鼻炎临床研究。方法：将 96 例患者随机分为对照组、治疗组，各 48 例。对照组给予口服鼻渊通窍颗粒治疗。治疗组给予口服鼻渊通窍颗粒联合下鼻甲刺络放血、针刺内迎香穴治疗。针刺常规消毒，取穴内迎香，

① 高林高 . 三棱针放血验案二则 [J]. 中医外治杂志，2003，12（3）：53.

当鼻部产生酸困肿胀感即表明已刺入内迎香穴，每次留针 30 分钟左右。下鼻甲刺络放血治疗：鼻腔常规消毒，三棱针对准下鼻甲快速点刺 1 ～ 2 下，深度达骨质为佳，出血 3 ～ 5 滴后用无菌干棉球压迫针孔 5 分钟左右，直到不出血为止，同法对另一侧鼻腔进行治疗，每周治疗 1 次，4 周为 1 疗程。结果：治疗组总有效率为 93.75%，高于对照组的 75%；与治疗前比较，2 组的症状量化评分、生活质量测量量表（SF–36）均提高（$P < 0.05$），鼻呼出气一氧化氮浓度均下降（$P < 0.05$）；与对照组比较，治疗组的症状量化评分、生活质量测量量表（SF–36）均较高（$P < 0.05$），鼻呼出气一氧化氮浓度较低（$P < 0.05$）。[①]

2. 鼻内窥镜下鼻腔刺血络治疗变应性鼻炎临床观察。方法：将 57 例患者随机分为 A、B、C 三组，各 19 例。A 组采用鼻内窥镜下鼻腔刺血络治疗，用 0.5% 的盐酸丁卡因棉片放置到鼻丘、内迎香处黏膜表面进行麻醉，然后，在 0° 鼻内窥镜直视下，以扁桃体针作为刺血络工具，快速点刺鼻丘、内迎香穴处鼻黏膜，刺入深度以扁桃体针尖能触及深部骨质为度，让黏膜刺入点自行出血，若黏膜出血不能自行停止，则填入干棉片压迫刺血区止血，出血停止之后，取出鼻腔内棉片，于 0° 鼻内窥镜下确认刺血区无活动性出血，结束治疗，治疗 2 次 / 周；B 组采用丙酸氟替卡松鼻喷雾剂喷鼻治疗；C 组采用鼻内窥镜下鼻腔刺血络联合丙酸氟替卡松鼻喷雾剂喷鼻治疗。三组病例均于治疗 2 周后进行疗效评估。结果：三组病例治疗后临床症状及体征均有改善，其中 C 组病例临床疗效优于 A、B 组（$P < 0.01$）。[②]

【典型案例】

患者，男，25 岁。主诉：鼻塞、多涕伴头痛、头昏、记忆力减退等症状。查体：面红，舌苔黄腻，鼻腔内多黄涕，鼻甲肥大充血状，鼻旁窦 X 线片示正常。西医诊断：肥大性鼻炎；中医诊断：鼻渊。治疗：取三棱针点刺患者肥大鼻甲，放血 5 ～ 10 mL，然后涂马应龙眼膏，针刺印堂、迎香、合谷，得气后留针 30 分钟，治疗 1 次即告显著减轻，3 次告愈，3 个月后电话随访，未见复发。[③]

十二、鼻窦炎

【概说】

鼻窦炎是指鼻窦黏膜的感染性炎症性疾病，按照症状体征的发生和持续时间可分为

① 孙昭兰，张凤英，孙琳琳，等 . 刺络放血联合针刺治疗肺经蕴热型慢性鼻炎临床研究 [J]. 现代中医药，2022，42（3）：114–118.

② 邓华，肖家翔 . 鼻内窥镜下鼻腔刺血络治疗变应性鼻炎临床观察 [J]. 现代诊断与治疗，2013，24（4）：788.

③ 王远华 . 刺血配合针刺治疗慢性鼻炎 30 例 [J]. 中国民间疗法，2014，22（11）：37.

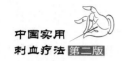

急性鼻窦炎和慢性鼻窦炎两大类。急性鼻窦炎多继发于上呼吸道感染或急性鼻炎；慢性鼻窦炎多为鼻窦急性炎症未彻底治愈，反复发作迁延所致。本病属于中医"鼻渊"的范畴。

【临床表现】

急性鼻窦炎局部症状多为持续性鼻塞、鼻腔内大量脓性或黏脓性鼻涕、头痛或局部疼痛，可出现恶寒、发热、食欲减退、便秘、周身不适，小儿还可以发生呕吐、腹泻、咳嗽等消化道和呼吸道症状。

慢性鼻窦炎多脓涕，呈黏脓性或脓性，黄绿或灰绿色，可出现鼻塞、头痛、嗅觉障碍，全身症状轻重不等，多数患者无症状，较常见的为头昏、倦怠、精神不振、失眠、记忆减退、注意力不集中等，尤以青年学生最为明显。

【刺血治疗】

1. 三棱针刺血法

取穴部位：①耳尖；②上星、通天。

操作方法：任选一组穴位，局部常规消毒，三棱针点刺，出血2～3滴。

2. 蒙医刺血法

取穴部位：①头部前额脉；②鼻尖。

操作方法：局部常规消毒，用放血器切开放血适量。

【文献摘录】

1. 穴位透刺加刺络放血治疗慢性鼻窦炎54例。方法：主穴取迎香、攒竹、睛明，配穴取上星、通天、风池、合谷、太冲，常规消毒，毫针由迎香缓慢平刺到睛明、攒竹透睛明，用平补平泻手法捻转直至针感局部酸胀，呼吸通畅，余穴位采用平补平泻法；最后在上星、通天点刺放血，每穴1～2滴，其中放血隔日1次。结果：治愈24例，占44.4%；显效18例，占33.3%；有效9例，占16.7%；无效3例，占5.6%；总有效率为94.4%。[①]

2. 蒙医放血疗法结合口服蒙药治疗慢性鼻窦炎。方法：共80例患者。取头部前额脉常规消毒，用放血器切开脉道放血，以泄出病血病气为宜。配合口服蒙药敖朝入乎巴，温开水送服，10天为1疗程。结果：治愈65例，占81.25%；好转12例，占15%；无效3例，占3.75%，总有效率为96.25%。[②]

【典型案例】

患者，男，39岁，鼻塞、流黏稠鼻涕4年余，加重伴有头痛2年。我院CT检查提示为上颌窦炎，蒙医诊断为鼻部亚玛病，前额脉放血，口服蒙药敖朝入乎巴表里兼治

① 迟俊.穴位透刺加刺络放血治疗慢性鼻窦炎54例[J].中国针灸，2006（2）：93.

② 何福龙，李艳飞.蒙医放血疗法结合口服蒙药治疗慢性鼻窦炎[J].中国民族民间医药，2011，20（3）：7.

10 天后，患者临床症状明显好转。用药 2 个疗程后临床症状完全消失。复查 CT 提示上额窦腔炎症完全消失，随访无复发。[1]

十三、鼻出血

【概说】

鼻出血是耳鼻咽喉科临床上常见急症之一，可发生于单侧，也可双侧同时发病。轻者仅为涕中带血，重者大出血，可引起失血性休克。鼻出血的发生除局部原因外，与全身疾病关系更为密切，尤其是全身性出血性疾病。本病属于中医"鼻衄"的范畴。

【临床表现】

多为单侧鼻腔出血，量少者表现为涕中带血，出血剧烈或鼻腔后部的出血常表现为口鼻同时流血或双侧流血，血块大量凝集于鼻腔可致鼻塞症状。咽入大量血液可出现恶心、呕吐，需要与咯血、呕血进行鉴别。成人急性失血量达 500 mL 时，多有头昏、口渴等症状。失血量达到 1000 mL 时，可出现血压下降、心率加快等休克前期症状。

【刺血治疗】

1. 三棱针刺血法

取穴部位：①耳尖（双）；②委中；③少商；④迎香。

操作方法：任选一组穴位，局部常规消毒，三棱针点刺，出血 5～10 滴。

2. 刺血加拔罐法

取穴部位：大椎。

操作方法：局部常规消毒，用梅花针叩刺以有血渗出为度，拔罐 20 分钟。

【文献摘录】

1. 耳尖放血治疗鼻出血 19 例。方法：耳尖常规消毒，持三棱针对准耳尖刺之，对针刺处挤压令其出血 5～10 滴，出血多者压迫止血即可。隔天 1 次，3 次为 1 疗程。结果：痊愈 12 例，占 63.16%；好转 5 例，占 26.32%；无效 2 例，占 10.52%；有效率为 89.48%。其中经 1 次治愈者 6 例，经 2 次治愈者 4 例，经 3 次治愈者 2 例，经 2 个疗程治疗好转者 5 例，经治 2 个疗程无效者 2 例。[2]

2. 少商点刺放血治疗鼻衄 82 例。方法：取双侧少商穴，先沿前臂内侧前缘向少商穴推按使之充血，常规消毒后用三棱针或注射针头快速点刺少商，深度为 1～2 mm，出针，然后每穴挤出血 5～15 滴，如 1 次未愈，1 周后再行第 2 次治疗。结果：治愈 77 例，好转 4 例，无效 1 例，总有效率为 98.78%。其中 78 例治疗 1 次，3 例治疗 2

① 何福龙，李艳飞.蒙医放血疗法结合口服蒙药治疗慢性鼻窦炎 [J].中国民族民间医药，2011，20（3）：7.
② 田锦胜，樊孝娟.耳尖放血治疗鼻衄 19 例 [J].中国针灸，2001（9）：35-36.

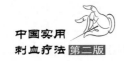

次，1例治疗3次。[①]

【典型案例】

患者，男，19岁。主诉：鼻出血2天，加剧1天。病史：2天前在训练时突然左侧鼻腔出血，色深红、量多，舌质偏红，脉细，每日出血2～4次。鼻镜检查：左侧鼻黏膜有轻度糜烂。诊断：高原单纯性鼻出血。给予大椎刺络放血、双侧迎香针刺，经治1个疗程后痊愈，3个月后随访未复发。[②]

十四、急性咽炎

【概说】

急性咽炎是咽部黏膜、黏膜下组织的急性非特异性炎症，多累及咽部淋巴组织，以咽部红肿疼痛为主要特征。本病可单独发病，亦可继发于急性鼻炎或急性鼻窦炎，常发于秋冬及冬夏之交。本病属于中医"喉痹"的范畴。

【临床表现】

急性咽炎起病较急，初觉咽干、灼热、咽痒，继有咽微痛感，空咽时明显，并可放射至耳部。全身症状一般较轻，但因个人体质、免疫力、年龄及细菌、病毒毒力不同而症状表现轻重不一，可伴有恶寒、发热、头痛、四肢酸痛、食欲不振等。检查：可见口咽黏膜急性弥漫性充血、肿胀，悬雍垂及软腭水肿。咽侧索及咽后壁淋巴滤泡红肿，表面可见黄白色点状渗出物，颌下淋巴结肿大、有压痛，鼻咽、喉咽部黏膜也可呈充血表现。

【刺血治疗】

三棱针刺血法

取穴部位：①少商、商阳；②耳尖穴；③咽后壁淋巴滤泡。

操作方法：任选一组穴位，局部常规消毒，三棱针点刺，出血5～10滴。

【文献摘录】

少商穴点刺放血治疗急性咽炎120例。方法：先沿少商穴向前臂内侧推按使之充血，常规消毒后用三棱针快速点刺，出针后每穴挤压出血3～5滴，术毕用消毒干棉球按压片刻，每天1次。结果：治愈78例，占65%；好转33例，占27.5%；无效9例，占7.5%；总有效率为92.5%。[③]

【典型案例】

患者，男，22岁，因咽部干痛、头痛、发热2天就诊。查体：咽部红肿，体温

① 杨俊荣. 少商点刺放血治疗鼻衄82例 [J]. 实用中医药杂志, 2010, 26（12）：853.

② 刘兴龙, 罗艳. 大椎穴刺络拔罐为主治疗高原单纯性鼻出血118例 [J]. 中国针灸, 2011, 31（3）：235.

③ 向平. 少商穴点刺放血治疗急性咽炎120例 [J]. 实用中医药杂志, 2012, 28（2）：133.

38 ℃；急性痛苦病容，舌红苔黄，脉浮数。西医诊断为急性咽炎；中医诊断为风热喉痹。辨证为风热外侵，邪在肺卫。予以疏风清热、解毒利咽、散结消肿之法。采用双侧少商、商阳穴刺血治疗，治疗 1 次即感到咽痛、咽干明显减轻，治疗 2 次后咽痛、头痛消失，体温正常，咽部充血、水肿消退，表情自如，舌淡红苔薄，脉和缓有力。[①]

十五、慢性咽炎

【概说】

慢性咽炎为咽部黏膜、黏膜下及淋巴组织的弥漫性炎症，常为呼吸道慢性炎症的一部分。多发于成年人，病程较长，症状顽固。常反复发作，不易治愈。本病属中医"慢喉痹""梅核气"的范畴。

【临床表现】

一般无明显全身症状。咽部可有各种不适感，如异物感、干燥、灼热、发痒、微痛等。常有黏膜分泌物附着于咽喉壁，晨起时可出现频繁的刺激性干咳，伴恶心，甚至咳出带血的分泌物。由于分泌物增多且黏稠，常有清嗓动作。萎缩性咽炎时咽干较重，有时可咳出带臭味的痂皮。

【刺血治疗】

1. 三棱针刺血法

取穴部位：耳背血管。

操作方法：局部常规消毒，三棱针点刺，出血 0.5 ～ 1 mL 即可。

2. 小针刀刺血法

取穴部位：咽后壁血管网。

操作方法：局部常规消毒，进行小针刀放血 0.5 ～ 1 mL 即可。

3. 梅花针刺血法

取穴部位：①下颌骨下缘弧形、颈前部肌腹、胸锁乳突肌；②夹脊穴；③膀胱经。

操作方法：任选一组穴位，局部常规消毒，梅花针叩刺，以局部皮肤潮红出血为宜。

【文献摘录】

1. 咽部刺络放血联合超声雾化治疗慢性咽炎的临床观察。方法：将 60 例患者随机分为对照组、治疗组，各 30 例。对照组仅使用庆大霉素 20 mg 和糜蛋白酶 2000 U 溶于 0.9% 氯化钠注射液 25 mL，予以超声雾化治疗，每天 1 次，疗程为 14 天。治疗组在对照组的基础上用毫针对咽后壁淋巴滤泡点刺放血，放血 2 ～ 3 mL，操作后嘱患者饮食

---

① 苏崇泽 . 穴位刺血治疗急性咽炎的临床观察 [J]. 中国民间疗法，2018，26（6）：29.

忌辛辣、吃流食。结果：治疗组总有效率为93.33%，对照组总有效率为80%，两组相比差异具有显著性（$P < 0.05$）。[①]

2. 耳背刺络放血治疗慢性咽炎30例。方法：将60例患者随机分为对照组、治疗组，各30例。治疗组选取上下耳背近耳轮处明显的血管各1根，搓揉3分钟使其充血，常规消毒后，持三棱针点刺血管，使其自然出血0.5～1 mL即可。棉签消毒擦去血液，盖消毒敷料，数日内勿被水浸，以防感染。对照组予以药物（口服慢严舒柠）治疗，分别于治疗前和治疗4周后进行疗效评价。结果：治疗组总有效率为90%，对照组总有效率为67.7%，两组总有效率比较有统计学意义（$P < 0.05$）。[②]

十六、扁桃体炎

【概说】

扁桃体炎是咽部常见疾病，多见于青少年及儿童。急性扁桃体炎系腭扁桃体的急性非特异性炎症，常继发于上呼吸道感染；慢性扁桃体炎多为急性扁桃体炎反复发作或扁桃体窝引流不畅等所致。本病属中医"乳蛾""烂乳蛾""喉蛾风"的范畴。

【临床表现】

急性卡他性扁桃体炎局部症状和全身症状较轻，表现为咽痛、低热等。急性化脓性扁桃体炎局部及全身症状较重，起病急，咽痛剧烈且常放射至耳部，伴吞咽困难，全身症状可有畏寒、高热、头痛、食欲下降、乏力、周身不适等，小儿可因高热而抽搐、呕吐、昏睡。慢性扁桃体炎常有急性扁桃体炎反复发作史，频发咽痛，易引发"感冒"，平时自觉症状较少，可有咽部不适、咽干、咽痒、异物感、刺激性咳嗽、口臭等症状。小儿扁桃体过度肥大可致呼吸不畅，出现打鼾、言语含混不清、吞咽不利等症状。咽下的脓性分泌物刺激胃肠，或隐窝内感染性坏死物分解而产生的毒素被吸收，可引起消化不良、头痛、乏力、低热等全身症状。

【刺血治疗】

1. 三棱针刺血法

取穴部位：①少商，耳尖，耳垂；②大椎，肺俞。

操作方法：任选一组穴位，局部常规消毒，三棱针点刺，放血3～5滴。

2. 火针刺血法

取穴部位：内迎香。

操作方法：局部常规消毒，粗火针烧至针体通红，向中鼻甲附着方向斜刺，不留

---

① 李学永，夏晶晶.咽部刺络放血联合超声雾化治疗慢性咽炎的临床观察[J].中医临床研究，2019，11（34）：103-105.

② 蔡斐.耳背刺络放血治疗慢性咽炎30例[J].陕西中医，2012，33（5）：597-598.

针，针后鼻腔出血 20 mL 以内，后捏住两侧鼻翼 5 分钟止血。

【文献摘录】

1. 扁桃体反应穴放血治疗急性扁桃体炎 2700 例。方法：将门诊和住院患者共 5130 例随机分为治疗组 2700 例，对照组 2430 例。治疗组取扁桃体反应穴，主穴取下颌角前（下颌骨下内缘，下颌角前 1 寸处）、对嘴窝（后发际正中上 8 分）、廉泉、耳后紫筋（耳尖下外 8 分处）；配穴取天突、大椎、颈百劳。患者端坐，体弱或畏针者可平卧，以 75% 的酒精棉球擦净针刺穴位，采用毫针散刺法放血，每次取 2～3 穴，每天 1～2 次。对照组用西药综合治疗，包括病因治疗［合理使用抗生素和（或）抗病毒药］、对症治疗（雾化吸入、退热药物、通便药物等）。两组均 7 天为 1 个疗程。结果：治疗 3 天后，治疗组治愈率为 100%，明显高于对照组的 63.4%（$P < 0.001$）。治疗 7 天后两组治愈率均为 100%，治疗组各种症状治愈时间显著缩短（$P < 0.001$）。[1]

2. 穴位埋线联合刺络放血治疗急性化脓性扁桃体炎。方法：将 102 例患者分为对照组、研究组，各 51 例。对照组给予头孢呋辛酯片口服、物理降温等常规治疗。研究组实施穴位埋线联合刺络放血治疗：取双侧少商、大椎、双肺俞穴，常规消毒，用三棱针对选定部位点刺放血；取双侧肺俞、曲池、足三里、扁桃体穴，常规消毒，羊肠线埋线。结果：研究组有效率为 98%，高于对照组的 86.3%（$P < 0.05$）。[2]

【典型案例】

患者，女，30 岁。主诉：咽喉疼痛伴发热 2 天。患者于 2 天前出现恶寒发热、咽喉肿痛、吞咽困难、口干喜饮、便干溲赤，自服药物无效而来诊治。体温 38.5 ℃，咽部充血，扁桃体Ⅱ度肿大，表面可见黄色分泌物，舌质红、苔黄腻，脉濡数。白细胞总数为 $12.6 \times 10^9/L$，中性粒细胞百分比为 87.4%。诊断：急性扁桃体炎。遂以小号三棱针点刺少商、耳尖、耳背静脉放血，大椎点刺放血，随后加拔火罐 15 分钟。刺血后片刻，患者即感咽部疼痛减轻。翌日复诊，身热已退，咽痛明显减轻，共治疗 3 次，诸症消失而愈，查血常规正常。[3]

十七、咽异感症

【概说】

咽异感症又称为咽部神经症，或称咽癔症、癔球，泛指除疼痛外的各种咽部异常感觉，如球塞感、蚁行感等，患者大多数为中年人，以女性较多见。本病属于中医"梅核气"的范畴。

① 王秀军. 扁桃体反应穴放血治疗急性扁桃体炎 2700 例 [J]. 中国针灸，2006，26（12）：883–884.

② 张盼. 穴位埋线联合刺络放血治疗急性化脓性扁桃体炎 [J]. 人人健康，2020（12）：112.

③ 杨伟先. 刺络放血疗法临床应用体会 [J]. 甘肃中医，2008，21（11）：63–64.

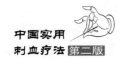
【临床表现】

患者常能指明咽异部位在口咽和胸骨上窝之间，以喉咽部较多，咽部可感到似有异物、蚁行、灼热、紧束、闷塞、狭窄等感觉，有的患者感到咽部有树叶、发丝、线头、肿物及痰黏着感，也有的感到颈部紧压感而不敢系领扣。以上感觉在患者做空咽动作时明显，而进食时则减轻或消失，一般无疼痛或仅有轻度咽痛。症状常随患者情绪起伏波动，异常感觉也可随时改变。

【刺血治疗】

1. 三棱针刺血法

取穴部位：①双侧太阳穴附近表浅显露的静脉；②大椎、肺俞（双）。

操作方法：任选一组穴位，局部常规消毒，以三棱针点刺出血 1～3 mL。

2. 梅花针刺血拔罐法

取穴部位：双侧人迎穴。

操作方法：局部常规消毒，用梅花针叩刺，以渗血为度，加拔罐 10 分钟，出血 3～5 mL。

【文献摘录】

体针加刺络拔罐法治疗梅核气，共 30 例患者。方法：①梅花针点叩并拔罐：在颈部两侧人迎穴用梅花针点叩，以出现细小出血点或渗血为度，然后用自制小火罐吸附于颈部两侧叩刺部位，3～5 分钟后取下。每周 2 次，2 次为 1 个疗程。②体针：以合谷、太冲、列缺、照海为主穴。胸闷甚者加内关；喉中痰多者加丰隆；失眠者加神门。每日 1 次，每次留针 30 分钟。5 次为 1 个疗程，疗程间隔 2 天。结果：经 1～3 个疗程治疗后，近期治愈 21 例，显效 8 例，有效 1 例。24 例仅治疗 1 次就感觉明显好转。[①]

【典型案例】

患者，女，32 岁，平素性格内向，抑郁寡言，2 年前因与人吵架，心情不畅，逐渐出现咽喉不适、异物感明显，继之出现胸闷、失眠等症状。咽喉镜和颈部彩超检查未见占位病变。用上法治疗，体针选太冲、内关、神门等穴，再在人迎穴附近用梅花针点刺至渗血，并在渗血部位用自制小火罐拔罐。治疗 1 周后，患者已无明显不适。随访半年，未见反复。[②]

十八、喉炎

【概说】

喉炎是指喉部黏膜受病菌感染或用声不当引起的慢性炎症。因病变程度的不同，可

---

①② 王志兴，何水勇. 体针加刺络拔罐法治疗梅核气 [J]. 湖北中医杂志，2002，24（8）：50.

分为慢性单纯性喉炎、慢性肥厚性喉炎和慢性萎缩性喉炎。本病属中医"急喉喑""暴喑"的范畴。

【临床表现】

声音嘶哑是最主要的症状，声音变低沉、粗糙，晨起症状较重，随活动增加，咳出喉部分泌物而逐渐好转，噤声后声嘶减轻，多讲话又使症状加重，呈间歇性，日久演变为持续性；喉部分泌物增加，常觉得有痰黏附，每当说话，须咳嗽以清除黏稠痰液；喉部常有不适感，如喉部干燥、刺痛、烧灼感、异物感等；萎缩性喉炎可有痉挛性咳嗽，结痂为引起痉挛性咳嗽的原因，故常有痂块或黏稠分泌物随咳嗽排出，有时其中带有少量血液。

【刺血治疗】

三棱针刺血法

取穴部位：①少商、中商、老商；②耳穴轮1、轮3、轮5。

操作方法：任选一组穴位，常规消毒，三棱针点刺，令其出血5～10滴。

【文献摘录】

针刺放血治疗风热型急性创伤性喉炎临床研究。方法：将60例患者随机分为试验组和对照组，各30例。试验组采用针刺放血疗法（三棱针点刺拇指三商穴和耳穴轮1、轮3、轮5放血）每天1次；对照组行西药（0.9%的氯化钠注射液20 mL、硫酸庆大霉素注射液80000 U、地塞米松注射液5mg）超声雾化吸入每天2次。疗程均为5天。结果：试验组疗程结束的愈显率为90%，对照组为86.7%，两照组愈显率比较差异无显著性意义（$P > 0.05$），试验组治疗前后其症状体征积分及嗓音声学参数值比较差异有非常显著性意义（$P < 0.01$）。[1]

【典型案例】

患者，男，27岁，2天前因争吵用嗓后出现声音嘶哑、咽喉紧束、干咳等不适，伴有心烦易怒、胸胁胀痛、口干舌苦、脉弦、舌边红苔薄黄。检查见双侧声带充血明显、边缘肿胀，其上附有黏性分泌物，声门闭合不全。西医诊断为急性创伤性喉炎，属急性声带炎型，中医诊断为急喉喑，属木火刑金、喉窍受损证型。治拟宣泻热毒、散瘀通络、利喉开音法，采取综合刺营放血疗法，分别点刺三商穴及耳轮三点放血。刺毕顿觉喉部松畅，次日已可发声，再行综合刺营放血疗法1次。第3天，声音恢复，诸症悉除，病告痊愈。[2]

---

① 陶波，黄满珍，谢强，等.针刺放血治疗风热型急性创伤性喉炎临床研究[J].针灸临床杂志，2008（9）：1-3.

② 陈振芬.综合刺营放血法治疗急性创伤性喉炎116例[J].针灸临床杂志，2005（12）：9-10.

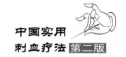

十九、牙周炎

【概说】

牙周炎主要是由局部因素引起的牙周支持组织的慢性炎症。发病年龄以 35 岁以后较为多见。如龈炎未能及时治疗，炎症可由牙龈向深层扩散到牙周膜、牙槽骨和牙骨质而发展为牙周炎。属于中医"牙宣""齿根宣露"的范畴。

【临床表现】

早期症状不明显，患者常只有继发性牙龈出血或口臭的表现，与龈炎症状相似。检查时可见龈缘、龈乳头和附着龈的肿胀、质松软，呈深红色或暗红色，探诊易出血。随着炎症的进一步扩散，可出现牙周袋形成、牙周溢脓和牙齿松动。

【刺血治疗】

三棱针刺血法

取穴部位：脾俞、胃俞、肾俞、阿是穴。

操作方法：局部常规消毒，以三棱针点刺出血 1～3 mL。

【文献摘录】

益气升阳固齿汤与放血疗法、针刺疗法联合常规疗法治疗慢性牙周炎临床研究。方法：将 125 例脾肾阳虚兼阳气下陷、热毒炽盛型慢性牙周炎患者随机分为对照组 62 例，观察组 63 例。对照组 62 例予常规疗法治疗，包括根面平整术、洁治术、龈下刮治术，术后口服阿莫西林胶囊、甲硝唑片等。观察组 63 例在对照组治疗基础上联合益气升阳固齿汤及放血疗法、针刺疗法治疗。以消毒好的三棱针刺红肿牙龈，快速进针后退出，局部见血，以消毒棉签擦拭后止血，7 天内操作 1 次；取患侧牙龈阿是穴、脾俞、胃俞、肾俞针刺。隔天针刺，7 天内针刺 3～4 次，2 组均治 7 天。结果：观察组临床疗效总有效率为 96.83%，高于对照组的 87.1%（$P < 0.05$）。2 组 TM、PLI、SBI 与 PD 值均较治疗前下降（$P < 0.05$），观察组 4 项指标值均低于对照组（$P < 0.05$）。两组牙龈肿痛、口臭口干、齿衄溲黄、便秘评分与 CRP、IL-17、IL-21 水平均较治疗前降低（$P < 0.05$），观察组以上 4 项中医症状评分与 3 项炎症因子水平均低于对照组（$P < 0.05$）。两组骨保护素水平均较治疗前升高（$P < 0.01$），观察组骨保护素水平高于对照组（$P < 0.01$）。[1]

① 蒋文卉，区跃坚．益气升阳固齿汤与放血疗法、针刺疗法联合常规疗法治疗慢性牙周炎临床研究 [J]．新中医，2021，53（24）：122-126.

二十、冠周炎

【概说】

冠周炎是牙齿萌出过程中所引起的一种并发症，主要表现为牙冠周围软组织的炎症。临床上多见于下颌第三磨牙（俗称智齿），其次上颌第三磨牙亦可发生。多发生于18～30岁之间。本病属于中医"牙咬痈"的范畴。

【临床表现】

冠周炎患侧磨牙后区胀痛不适，咀嚼、吞咽加重，可伴有张口受限；可有不同程度的全身症状，如畏寒、发热等；当第三磨牙萌出困难时，牙冠的一部分被游离的牙龈部所覆盖，在牙冠与龈瓣之间形成盲袋，盲袋内若经常有食物残渣和细菌存留，则易形成急性智齿冠周炎。

【刺血治疗】

三棱针头刺血法

取穴部位：商阳。

操作方法：局部常规消毒，三棱针点刺，出血5～10滴。

【文献摘录】

商阳穴刺血疗法治疗急性智齿冠周炎的临床疗效及对血清C反应蛋白和中性粒细胞表面CD64的影响。方法：将64例患者随机分为对照组、治疗组，各32例。两组第1、第3、第5天予0.9%的氯化钠注射液10 mL行牙周袋冲洗。有炎症的智齿冠周盲袋内局部用3%的过氧化氢溶液冲洗，干燥后涂碘甘油。治疗组取商阳穴，局部消毒，用无菌一次性注射针迅速刺入商阳穴0.5～1分，并立即退针，然后用手挤压局部，使之出血。第1、5天取患侧，第3天取健侧进行刺血。对照组予甲硝唑片口服。结果：治疗组总有效率为90.6%（29/32），对照组总有效率为78.1%（25/32），治疗组疗效优于对照组（$P < 0.05$）。[①]

二十一、复发性口腔溃疡

【概说】

复发性口腔溃疡，又称复发性阿弗他溃疡，复发性阿弗他口炎等，是口腔黏膜病中最常见的溃疡类疾病。患病率高达20%左右，居口腔黏膜病之首。在青年群体中较为常见。复发性口腔溃疡主要好发于口腔内黏膜的任何部位，本病具有周期性、复发性、自限性特征。本病属于中医"口疮""口疡"的范畴。

① 陈苑，景向东，刘彩奇，等.商阳穴刺血疗法治疗急性智齿冠周炎的临床疗效及对血清C反应蛋白和中性粒细胞表面CD64的影响[J].河北中医，2021，43（2）：321-323，328.

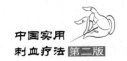
【临床表现】

轻型口腔溃疡：主要表现为溃疡面积较小、数量少，呈半径在 1～2 mm 区间的圆形或椭圆形，单个或散在分布于唇、颊等非角化区黏膜。红肿不显著，边缘整齐有红晕，基底部稍凹陷。一般 7～10 天即开始自行愈合，愈合不留瘢痕。

重型口腔溃疡：主要表现为溃疡面积较大且深，半径可达 5～15 mm，又被称为复发性坏死性黏膜腺周围炎或腺周口疮。多孤立发生或个数较少发生，溃疡边缘隆起明显，伴红肿充血，扪之质感较硬，好发于口腔后部、咽喉两旁、硬腭等处。病程持续时间较长、愈合缓慢，可达 1 个月至数月或更长，愈合后留有瘢痕。

疱疹样溃疡：又被称为口炎性口疮，临床表现特点是数量多、分布广，溃疡面表浅平坦、形状不规则、半径多小于 1 mm；数量较多，可相互融合，常散在口腔黏膜内广泛分布，尤其是舌腹、口底部的位置。溃疡处周围充血明显、范围大，伴有唾液增多、有黄色物渗出，疼痛明显，也会伴随出现低热、头痛等全身症状。愈后一般不留瘢痕。

【刺血治疗】

1. 三棱针刺血法

取穴部位：耳尖。

操作方法：局部常规消毒，三棱针点刺，自行出血少许。

2. 蒙医刺血法

取穴部位：金津、玉液。

操作方法：局部常规消毒，三棱针点刺，使其出血。

【文献摘录】

1. 针刺配合刺络放血治疗心脾积热型复发性口腔溃疡 33 例疗效观察。方法：将 70 例患者随机分成治疗组和对照组，治疗组脱落 2 例，最终治疗组 33 例、对照组 35 例纳入统计。治疗组取地仓、颊车、承浆、劳宫（双）、合谷（双）、通里（双）、足三里（双）、照海（双）等穴针刺，足三里施捻转补法，余穴施捻转泻法，留针 30 分钟，每天 1 次，共治疗 2 周。取大椎、心俞（双）、脾俞（双），常规消毒，舒张穴位皮肤用注射器针头快速点刺上述穴 3～5 下，将火罐迅速拔在点刺穴位处并留罐 10 分钟，使各穴位出血约 3 mL。隔天 1 次，3 次 / 周，治疗 2 周。对照组采用口服维生素 B_2、维生素 C、左旋咪唑片治疗，连续 2 周。结果：①2 组患者治疗后症状体征积分、VAS 疼痛评分、平均溃疡期均较治疗前降低，差异有统计学意义（$P < 0.05$）；②治疗后治疗组的症状体征积分、VAS 疼痛评分、平均溃疡期与对照组比较差异有统计学意义（$P <$ 0.05）；③治疗组总有效率为 90.9%，优于对照组的 77.1%，差异有统计学意义（$P <$ 0.05）；④半年内复发率，治疗组为 23.3%，对照组为 53.1%，差异有统计学意义（P

< 0.05)。①

2.蒙医放血疗法结合哈塔嘎其 –7 治疗复发性口腔溃疡 96 例疗效观察。方法：取三棱针，让患者张口，舌尖上卷，充分暴露舌下金津、玉液处的 2 条静脉，直刺静脉使其出血为度，每周 1 次，结合蒙药"哈塔嘎其 –7"涂撒在口腔黏膜溃疡表面；涂药后禁食水 30 分钟，每天涂药 2 次，2 周为 1 个疗程。结果：治愈 44 例，占 45.83%；有效 50 例，占 52.09%；无效 2 例，占 2.08%；总有效率为 97.92%。②

【典型案例】

患者，女，42 岁，患口疮 10 余年，每次月经前加重，曾用中西药治疗，时轻时重，反复发作，效果不明显。检查下唇内有两处约 0.4 mm×0.4 mm 的溃疡，溃疡周围充血，自觉热痛。诊断为复发性口腔溃疡。遂给予局部点刺放血治疗。治疗 1 次后，唇内溃疡面愈合 2/3，热痛感消失。即再次给予上法治疗，9 月 11 日复诊时溃疡全部消失。后有复发，仍照原法治疗而愈。③

二十二、灼口综合征

【概说】

灼口综合征是指发生在口腔黏膜，以烧灼样疼痛为主要表现的一组症状，常不伴有明显的临床损害体征，也无特征性的组织学改变。以舌部为主要发病部位，又称为舌痛症、舌感觉异常、口腔黏膜感觉异常等。在围绝经期或绝经期妇女中发病率高，女性患者约为男性患者的 7 倍。本病属于中医"舌痛"的范畴。

【临床表现】

灼口综合征是口腔黏膜以灼痛感为主的口腔表现，不伴有临床其他任何疾病的特征的一种良性病变。女性多于男性，大多数是绝经前后的女性。灼口综合征的临床表现为口腔黏膜烧灼样疼痛，疼痛难忍、像火烧一样，疼痛一般清晨起床时最轻，随着时间的推移疼痛逐渐加重，晚上疼痛最厉害，一般不伴有全身其他系统疾病或其他器官的器质性改变。

患者主诉舌部疼痛，口腔其他黏膜也有烧灼样疼痛，但临床常检查不到明显阳性体征，组织病理也无特征性的变化。常有明显的精神心理因素，在围绝经期妇女中发病率较高。

① 朱立建，蔡耿辉，徐彬彬，等 . 针刺配合刺络放血治疗心脾积热型复发性口腔溃疡 33 例疗效观察 [J]. 云南中医中药杂志，2019，40（11）：67–69.

② 包额尔敦朝克图 . 蒙医放血疗法结合哈塔嘎其 –7 治疗复发性口腔溃疡 96 例疗效观察 [J]. 中国民族医药杂志，2018，24（1）：16–17.

③ 王丽波 . 刺血疗法治疗复发性口腔溃疡 64 例 [J]. 湖南中医杂志，2005（3）：96.

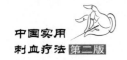
【刺血治疗】

三棱针刺血法

取穴部位：金津、玉液。

操作方法：局部常规消毒，以三棱针点刺出血 5 ～ 10 滴。

【文献摘录】

对 60 例灼口综合征患者进行舌底刺络放血治疗的效果评价。方法：充分暴露其舌下系带两侧的静脉。对患者舌下系带两侧的部位进行消毒，用 5 mL 的注射器针头快速点刺其舌下的金津和玉液，嘱其活动舌体，让血液自然流出。在血止后，让患者用生理盐水漱口。每 2 周治疗 1 次，连续治疗 4 次为 1 个疗程，在治疗 1 个疗程后观察患者的疗效。结果：60 例患者中治疗结果为痊愈、显效、有效和无效的患者分别有 26 例、20 例、11 例和 3 例，其治疗的总有效率为 95%。[①]

【典型案例】

患者，女，65 岁，舌根疼痛 3 个月，曾口服多种药物治疗，效果不佳，遂来求治。查见舌黏膜表现有瘀血斑，舌体下面舌根部血管怒张，呈青紫色。依上法治疗，疼痛立即消失，1 次痊愈，随访 1 年无复发。[②]

第八节　皮肤科病

一、单纯疱疹

【概说】

单纯疱疹是由单纯疱疹病毒感染导致的病毒性皮肤病，临床特点为好发于皮肤黏膜交界处的簇集性小水疱，有自限性，易反复发作。本病属于中医"热疮"的范畴。

【临床表现】

本病潜伏期为 2 ～ 12 天，平均 6 天，临床感染分初发型和复发型。前者皮损范围广泛，初始阶段，感染区域附近皮肤或黏膜会有瘙痒、灼痛或刺痛感，随后出现红斑、簇集状小丘疹和水疱，可相互融合，数天后水疱破溃形成糜烂、结痂，进而愈合，病程为 1 ～ 2 周。复发型为在原发感染消退后，受到发热、劳累、月经等诱因刺激于同一部位反复发作，可在 1 年复发 6 次及以上。

① 张招娣，李佳霖，黄小瑾，等. 对 60 例灼口综合征患者进行舌底刺络放血治疗的效果评价 [J]. 当代医药论丛，2018，16（14）：178-179.

② 王学敏. 刺络放血治疗老年性舌痛 74 例 [J]. 医学理论与实践 2003，16（4）：496.

【刺血治疗】

1. 三棱针刺血法

取穴部位：耳轮。

操作方法：局部常规消毒，以三棱针点刺，直刺 0.1 cm 深，挤出 5 滴血。

2. 梅花针刺血加拔罐法

取穴部位：疱疹局部及周围皮肤。

操作方法：局部常规消毒，以皮肤针刺血，用医用抽气罐吸拔，出血 1～3 mL，留罐 5～10 分钟。

【文献摘录】

体针加刺络拔罐治疗单纯疱疹 18 例临床观察。方法：将 35 例患者随机分成治疗组 18 例，对照组 17 例。治疗组取足三里、三阴交、脾俞、肝俞、风池、合谷、曲池、血海、大椎、气海、阿是穴，针刺留针 20 分钟，然后在四肢疱疹局部刺络拔罐，口唇和外阴疱疹不做处理。隔天 1 次，10 次为 1 个疗程。对照组单纯用刺络拔罐法，取穴相同，手法操作相同。结果：治疗组总有效率为 94.44%，对照组总有效率为 82.35%；治疗组与对照组比较，在治疗率和有效率方面均优于对照组。[①]

【典型案例】

患者，46 岁，阿根廷人。主诉：口唇、外阴及四肢多发散在疱疹 15 天，伴烧灼样疼痛、发热、瘙痒。病史：患单纯疱疹 4 年，反复发作，在阿根廷治疗期间每次都用抗生素并禁食。本次因为半个月前感冒诱发。就诊见口唇黏膜、四肢及外阴散在疱疹，水疱局部肿胀周有红晕，疼痛明显，其中左下肢距内踝约 5 cm 处有一约 4.0 cm×3.5 cm 的溃疡创面，且瘙痒较甚，伴全身发热、疲乏无力、行走困难、舌红苔白、脉浮数。诊断：单纯性疱疹，证属脾胃湿热型。初次接受针灸疗法，取足三里、三阴交、脾俞、肝俞、风池等穴，针刺留针 20 分钟，然后在四肢疱疹局部刺络拔罐。治疗 3 次后疼痛消失，瘙痒减轻，6 次结痂，瘙痒消失，8 次痊愈，巩固治疗 2 次。随访 7 个月未复发。[②]

二、带状疱疹

【概说】

带状疱疹是潜伏在体内的水痘－带状疱疹病毒再激活所致，表现以沿单侧周围神经分布的簇集性小水疱为特征，常伴显著的神经痛。本病属中医"蛇串疮""缠腰火丹"等范畴。

---

①② 王亚渭.体针加刺络拔罐治疗单纯疱疹 18 例临床观察 [J].现代中医药，2008，28（1）：32-33.

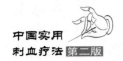

【临床表现】

本病好发于春秋季，潜伏期为 7 ～ 14 天，多见于成年人。好发部位依次为肋间神经、脑神经和腰骶神经支配的区域，皮损为单侧沿某一周围神经呈带状排列的簇集性水疱，疱壁紧张发亮，疱液澄清，周围绕有红晕，一般不超过体表正中线，簇间皮肤正常。前驱期可出现轻度乏力、低热、纳差等全身症状，持续 1 ～ 5 天。亦可无前驱症状即发疹。神经痛为本病特征之一，可在发病前或伴随皮疹出现。老年患者的疼痛较为剧烈，甚至影响睡眠。病程一般为 2 ～ 3 周，老年人为 3 ～ 4 周。水疱干涸、结痂脱落后，留有暂时色素沉着。本病皮损表现多样，有顿挫型、不全型、泛发型和其他类型。还有一些特殊临床表现，如呈眼带分布、耳带分布、播散性分布，还有并发 HIV 感染、带状疱疹脑膜炎。

【刺血治疗】

1. 三棱针刺血法

取穴部位：远端指尖穴位（经络走向末端穴位）。

操作方法：局部常规消毒，三棱针点刺 1 ～ 3 下，挤出 1 ～ 2 滴血。

2. 三棱针刺血加拔罐法

取穴部位：疱疹及周围阿是穴。

操作方法：局部常规消毒，以三棱针点刺出血，放血 1 ～ 3 mL，再行拔罐，留罐 10 ～ 15 分钟。

3. 梅花针刺血加拔罐法

取穴部位：疱疹局部。

操作方法：局部常规消毒，用梅花针重度叩刺，以表皮微微渗血为度，再行拔罐，留罐 5 ～ 10 分钟，吸出 0.5 ～ 5 mL 水性分泌物及血污。

【文献摘录】

1. 刺络拔罐放血为主治疗带状疱疹 80 例。方法：将 160 例患者随机分为治疗组和对照组，各 80 例。治疗组内治法按辨证分型内服中药汤剂。出疹前期：在疼痛区域周围及该神经分布上端，用三棱针点刺，以皮肤轻微出血为度，出血后拔罐，以拔出瘀血及局部皮肤充血发紫为佳；同法在大椎穴处治疗。出疹期：在疱疹周围及中间正常皮肤处，用三棱针点刺，以皮肤轻微出血为度，出血后拔罐，以拔出水疱内液体、瘀血及局部皮肤充血发紫为佳；同法在大椎及少商处治疗，取与皮损部位相对应的夹脊穴，针刺得气后，接电针刺激仪治疗 30 分钟。后神经痛期：沿神经痛区域周围，先以梅花针叩刺阿是穴，致轻微出血，再拔罐以放血治疗，取与皮损部位相对应的夹脊穴针，刺得气后，接电针刺激仪治疗 30 分钟。以上方法各每天 1 次。对照组给予阿昔洛韦乳膏外涂、阿昔洛韦口服、甲钴胺口服。两组均以 10 天为 1 个疗程，1 个疗程后判定疗效。结果：

治疗组有效率为 97.5%，对照组有效率为 73.7%，两组有效率比较，差异有显著性（$P < 0.05$）。[1]

2. 刺络放血联合拔罐协同西药治疗带状疱疹临床观察。方法：将 60 例患者随机分为两组，各 30 例，疗程 1 周。对照组给予泛昔洛韦分散片口服，联合注射用重组人干扰素 α1b 肌注。治疗组在对照组治疗的基础上，将患者的疱疹区域常规消毒后，采用梅花针刺破水泡，然后再进行拔罐处理，泡液吸出后即可。治疗 3 天后间隔 1 天再进行第 2 周期治疗。结果：与对照组比较，治疗组患者的疱疹消退时间、结痂时间和脱痂时间明显缩短，VAS 评分降低，随访 6 个月时的神经疼痛发生率明显降低，差异有统计学意义（$P < 0.05$）。[2]

三、扁平疣

【概说】

扁平疣是由人乳头瘤病毒感染皮肤黏膜引起的良性赘生物，好发于颜面部、手背及前臂。本病属于中医"扁瘊"的范畴。

【临床表现】

扁平疣通常好发于面部，还有手背、前臂这些部位的皮肤表面。皮损呈米粒至黄豆大圆形或椭圆形扁平丘疹，质硬、表面光滑、可多发；搔抓后皮损沿抓痕呈珠状排列，即自体接种反应。扁平疣自发缓解率最高，可在数周或数月后突然消失。

【刺血治疗】

1. 三棱针刺血法

取穴部位：血海、足三里、太冲、曲池、风池、期门。

操作方法：任选 3～4 个穴位，局部常规消毒，以三棱针快速刺入 1～2 mm，轻轻挤压针孔周围，出血 2～3 滴。

2. 三棱针刺血加拔罐法

取穴部位：肺俞、膈俞、脾俞。

操作方法：局部常规消毒，以三棱针或一次性采血针刺出血，在血刺部位拔罐 5 分钟后起罐。

【文献摘录】

刺血疗法结合耳压治疗疣 81 例。方法：将患者分为治疗组 81 例，对照组 65 例。治疗组选血海、足三里、太冲、曲池、风池、期门、行间穴，每次取 3～4 穴，局部常

① 谈建新，张和平．刺络拔罐放血为主治疗带状疱疹 80 例 [J]．河南中医，2014，34（10）：2044-2045.
② 崔婧，游嵘，刘婧．刺络放血联合拔罐协同西药治疗带状疱疹临床观察 [J]．山西中医，2020，36（12）：32-33.

规消毒，选择三棱针，对准已消毒的部位快速刺入 1～2 分深，随即将针拔出，轻轻挤压针孔周围使之出血少许（2～3 滴）。如有主疣（最先长出、最大的疣体），可先将其严格消毒后挑破，然后再消毒。1 天 1 次，双侧轮流取穴。耳压治疗：主穴为神门、皮质下、肺、肝、脾、内分泌、肾上腺、小肠。每次取 4～5 个耳穴，皮肤常规消毒，将粘有王不留行籽的胶布贴在耳穴上，用手指按压胶布使耳穴部有胀、热、痛感。每次按压耳穴 3～4 次，每次 3～5 分钟，1 天 1 次，两耳交替贴压。10 天为 1 个疗程。对照组：卡介菌多糖核酸注射液，肌内注射。10 天 1 个疗程。结果：治疗组治愈率为51.9%，有效率为 90.1%；对照组治愈率为 15.4%，有效率为 72.3%，两组比较差异显著（$P < 0.01$）。[①]

【典型案例】

患者，男，30 岁。主诉：面部刺痒 15 天。曾去医院就诊，诊断为扁平疣，治疗 10 天（治法不详），疗效欠佳。观其面部，两腮发红，粟粒大或稍大的扁平丘疹呈圆形或不规则形、表面光滑、略高于皮肤表面，两腮部连成片、触之较硬，面部其他部位扁平丘疹散在。饮食正常，大便干，小便黄，舌淡红、苔微黄，脉浮数。自述吃辣椒后病情加重。治疗：常规皮肤消毒，取双侧耳背静脉、尺泽处静脉，用三棱针点刺放血，背部大椎、灵台、肺俞、肝俞等处皮肤消毒，再用三棱针在上述穴位及穴位周围点刺、拔火罐，拔出瘀血。拔火罐毕再针刺肩中、曲池、合谷、驷马、风市、血海，手法用提插捻转泻法。隔天治疗 1 次，第 1 次加刺血治疗，余皆针刺。7 次治愈，随访 1 年未复发。[②]

四、足癣

【概说】

足癣是指皮肤癣菌侵犯足趾间、足跖、足侧缘和足跟引起的浅部真菌感染性疾病。根据临床表现分为水泡鳞屑型、浸渍糜烂型、鳞屑角化型。本病相当于中医学的"脚湿气"。

【临床表现】

本病夏秋季发病率高，常表现为夏重冬轻，足癣多累及双侧。皮损多由一侧传播至对侧。水疱鳞屑性好发于足跖及足侧，特征性皮损表现为瘙痒剧烈的深在性水疱及领圈状脱屑。皮损可变现为厚壁水疱、脓疱，有时可见裂隙；损害可由趾间区向周围蔓延，疱液吸收干燥后形成环状脱屑。浸渍糜烂型多见于趾缝，尤以第 3～4 和第 4～5 趾间多见，特征性表现为趾间浸渍发白、糜烂伴裂隙、瘙痒明显。鳞屑角化型好发于掌跖部

---

① 王全权，陈海林. 刺血疗法结合耳压治疗疣 81 例 [J]. 成都中医药大学学报，2004，27（4）：23，39.

② 李云宾，李爱荣，李应贵，等. 针刺加刺血治疗扁平疣案 [J]. 中国针灸，2008，28（S1）：52.

及足跟，特征性皮损为糠状鳞屑、角化过度，冬季易发生皲裂及出血，可伴疼痛。

【刺血治疗】

1. 三棱针刺血法

取穴部位：皮损区。

操作方法：局部常规消毒，以三棱针快速刺入 1 ～ 2 mm，轻挤针孔周围，使之出血少许。

2. 梅花针刺血法

取穴部位：皮损区。

操作方法：局部常规消毒，以梅花针叩打皮损区，使局部微量出血即可。

【文献摘录】

梅花针叩打放血治疗角化脱屑型足癣 43 例。方法：温水洗脚后，用过氧化氢冲洗皮损区及四周，用 75% 的酒精局部消毒，梅花针叩打皮损区，使局部微量出血；3 分钟后以 75% 的酒精涂擦并挤压针眼，使之再渗血；5 分钟后洗净血迹，用消毒纱布包扎。隔天治疗 1 次，7 次为 1 个疗程，一般治疗 3 ～ 4 个疗程。结果：显效 31 例，有效 8 例，无效 4 例，总有效率为 91%。[1]

【典型案例】

患者，男，36 岁，左足跖至跟部皮厚干燥，面积约为 11 cm×4 cm，皮损纹理宽深、皲裂鲜明、时有痒痛，舌红少苔，脉细数。诊断为角化脱屑型足癣，证属血燥阴伤，经上述方法治疗 4 个疗程而愈。[2]

五、冻疮

【概说】

冻疮是一种与寒冷相关的末梢部位局限性、瘀血性、炎症性皮肤病。中医亦称本病为"冻疮"或"冻烂疮"。

【临床表现】

本病好发于初冬、早春季节，寒冷潮湿环境。皮损好发于四肢末端、面部和耳郭等暴露部位。皮损特点为局限性水肿性紫红斑块或结节，边界清楚，触之局部温度变低，按之褪色，压力去除后红色逐渐恢复。如受冻时间长，可出现水疱、糜烂、溃疡，愈后留有色素沉着、色素脱失和萎缩性瘢痕；亦有冻疮皮损可表现为多形红斑样皮损，呈典型虹膜样外观。自觉瘙痒，受热后加重。本病病程慢，气候转暖可自愈。

①②　陈海滨.梅花针叩打放血治疗角化脱屑型足癣 43 例 [J].中国民间疗法，1999（7）：15.

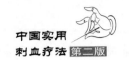

【刺血治疗】

三棱针刺血法

取穴部位：①红肿、胀痛部位；②耳背近耳轮处静脉。

操作方法：任选一组穴位，局部常规消毒后，以三棱针快速点刺，放血量3～20滴。

【文献摘录】

点刺放血联合穴位隔姜灸治疗冻疮65例。方法：患处常规消毒，用三棱针选患处局部红肿、胀痛最重的部位，快速点刺1～3针，放血3～5滴后即可。穴位隔姜灸：选脾俞、肾俞、关元、神阙穴。患处在上肢、颜面加大椎、外关，患处在下肢加足三里、血海。将鲜生姜切片放在所选穴位上，将1cm大小的艾炷放置于姜片上点燃，每穴灸3壮。根据病情程度每天或隔天1次，3次为1个疗程，1～2个疗程观察结果。结果：痊愈40例，显效15例，有效5例，无效0例，总有效率为100%。[①]

【典型案例】

患者，女，33岁，自述双手患冻疮9年，每年初冬即开始发作，肿胀、疼痛、遇热刺痒难忍。曾服消炎止痛药及用辣椒水洗患处，效果均不明显，到春季自愈，不留瘢痕。检查：见其手背、双手指关节处皮肤暗红、发紫、肿胀，以手背、中指、无名指、小指为重，触之冰凉，并有硬结隆起。诊断为Ⅰ度冻疮。根据病情选用上述方法治疗1次后，痛痒均减，5次后双手恢复正常，随访2年未复发。[②]

六、鸡眼

【概说】

鸡眼是由于足部皮肤长期受到压迫和摩擦而引起的局限性、角质增生性损害，多发生在脚掌前中部、小趾外侧或姆趾内侧，双足可同时发生，无传染性。本病属于中医"肉刺"的范畴。

【临床表现】

表现为边界清楚的角质增生物，呈黄色或淡黄色，表面光滑，和附近皮肤表面相平或略微隆起，黄豆大小，数目不定，通常为1～2个。用刀削去表面的角质物，中央可见圆锥状角质栓，其尖端呈楔状嵌入皮内。

【刺血治疗】

三棱针刺血法

取穴部位：鸡眼正中。

操作方法：局部常规消毒，用三棱针刺入鸡眼正中，使其出血少许即可。

---

①② 彭馨谊，蹇文渊.点刺放血联合穴位隔姜灸治疗冻疮65例[J].川北医学院学报，2011，26（3）：263-264.

【文献摘录】

三棱针针刺放血治疗单发鸡眼 289 例。方法：局部皮肤常规消毒，根据鸡眼的大小选择三棱针，手持三棱针，对准鸡眼正中，捻转直刺进针，约刺到鸡眼基底部时，快速直刺鸡眼滑囊，以刺破为准，随即将针迅速拔出，轻轻挤压针孔周围，使其出血少许，然后用 2% 的碘酊棉球按压在针孔上，用胶布固定。结果：本组 289 例均治疗 1 次总结疗效，其中痊愈 274 例，好转 14 例，无效 1 例。[①]

【典型案例】

患者，男，18 岁，左足底部有 8 个小鸡眼，直径约为 0.3 cm，右足底有 7 个鸡眼，直径为 0.7～0.9 cm。常规消毒鸡眼，用三棱针刺血达基底部，一次告愈。[②]

七、慢性单纯性苔藓

【概说】

慢性单纯性苔藓又称为神经性皮炎，因其发病与精神神经因素密切相关，故俗称神经性皮炎，是由多种因素导致的一种慢性炎症性皮肤病，一般分为局限性神经性皮炎和播散性神经性皮炎。中医称本病为"摄领疮""牛皮癣"。

【临床表现】

神经性皮炎的典型皮损为单个或多个扁平丘疹融合而成的皮肤苔藓样变，上面可有少许鳞屑，患者常感觉一阵阵的剧烈瘙痒。局限性神经性皮炎好发于颈部、背部、肘部、腰部、尾骨部、会阴和阴囊等易搔抓部位。典型皮损为正常肤色或淡红色、褐黄色扁平丘疹，丘疹大小、形状不等，可呈圆形、类圆形或不规则形，表面光滑或有少量鳞屑，多数丘疹密集成片，形成硬币至掌心大小，患处皮肤干燥、肥厚，表面可有抓痕及色素沉着。播散性神经性皮炎皮疹分布广泛，可累及眼皮，头皮、躯干、四肢等部位，皮损呈多数苔藓样变，皮损及其周围常见抓痕或血痂，自觉阵发性剧烈瘙痒，常在局部刺激、精神烦躁时加剧，夜间尤其明显。

【刺血治疗】

1. 皮肤针刺血加拔罐法

取穴部位：皮损局部、相应神经节段的夹脊穴。

操作方法：局部常规消毒，以皮肤针叩刺 15～20 分钟，再行拔罐，留罐 3～5 分钟，出血 5～10 mL。

2. 火针刺血加拔罐法

取穴部位：皮损局部。

① 李秀玉，孙建欣，张燕. 三棱针针刺放血治疗单发鸡眼 289 例 [J]. 中国针灸，2002（3）：152.

② 安向平. 三棱针刺血治疗鸡眼和刺猴 [J]. 石家庄师范专科学校学报，2002（4）：94.

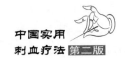

操作方法：局部常规消毒，将火针置于火焰上，针身烧至发白，迅速点刺 1 ～ 2 mm 深，闪罐 3 ～ 4 次，留罐 5 ～ 10 分钟，出血 5 ～ 10 mL。

【文献摘录】

1. 刺络拔罐配合毫针刺治疗血虚风燥型神经性皮炎 23 例临床疗效观察。方法：将 46 例患者随机分为治疗组和对照组，各 23 例。治疗组于选取皮损局部及在相应的夹脊穴局部常规消毒，用无菌皮肤针在治疗部位垂直叩刺，对皮损局部强刺激，以局部出血为限；对夹脊穴进行中等刺激，以皮肤潮红、无渗出、出现皮肤疼痛为限。每次叩刺 15 ～ 20 分钟，然后在皮损局部拔火罐，3 ～ 5 分钟后取下，拔出黑血 5 ～ 10 mL。毫针针刺选风池、曲池、足三里、血海等穴，留针 30 分钟，在此期间每 10 分钟行针 1 次。刺络拔罐和毫针刺均隔天治疗 1 次，连续 1 个月。对照组口服中药汤剂四物消风饮加减，连续 1 个月。结果：两组患者的皮损面积、皮损程度、瘙痒程度、苔藓化程度等均较治疗前显著减小和减轻（$P < 0.01$），症状综合积分均较治疗前显著降低（$P < 0.01$），治疗组优于对照组（$P < 0.05$）；治疗组总有效率为 100%，优于对照组的 78.3%（$P < 0.05$）。[①]

2. 火针配合刺络拔罐治疗神经性皮炎疗效观察。方法：将 96 例患者分为治疗组 54 例，对照组 42 例。治疗组：①火针：常规消毒，选中细盘龙火针，烧针时将针身倾斜 45° 置于酒精灯火焰上，以针身烧红至发白为度，迅速垂直刺入皮损区皮肤，1 ～ 2 mm 深，留针 2 秒左右即出针，每针相距 1 cm 左右，由皮损边缘逐渐向中心点刺，皮损增厚明显处可稍密集性点刺，针数多少视皮损大小而定。②刺络拔罐：局部皮损火针点刺后，立即用闪火罐法闪罐 3 ～ 4 次，后留罐 5 ～ 10 分钟，使之吸出少量瘀血，取罐后用消毒棉球擦净血迹；用梅花针沿背部膀胱经循经叩刺 2 ～ 3 遍，后叩刺肺俞、肝俞、脾俞，使局部皮肤潮红、微渗血为度，用闪火法拔罐 5 ～ 10 分钟后起罐。每 4 天 1 次，3 次为 1 个疗程。一般治疗 1 ～ 2 个疗程。对照组皮损局部外搽卤米松乳膏。两组治疗 2 个疗程后统计疗效。结果：治疗组治愈率为 51.9%，总有效率为 96.3%；对照组治愈率为 28.6%，总有效率为 81%。经统计学处理，两组疗效差异具有显著性意义（均 $P < 0.05$）。[②]

八、湿疹

【概说】

湿疹是由多种内外因素引起的一种常见的急性或慢性皮肤炎症性疾病。本病急性期

① 张志萍，何辉，张泓 . 刺络拔罐配合毫针刺治疗血虚风燥型神经性皮炎 23 例临床疗效观察 [J]. 临床医学工程，2011，18（5）：732-734.

② 张颜，周建伟，黄蜀，等 . 火针配合刺络拔罐治疗神经性皮炎疗效观察 [J]. 中国针灸，2007，27（4）：252-254.

皮损以丘疱疹为主，慢性期以苔藓样变为主，易反复发作，多有渗出倾向。本病属于中医学"湿疮""浸淫疮"或"粟疮"的范畴。依据其发病部位尚有不同名称，如"旋耳疮""涡疮""乳头风""脐疮""肾囊风"等。

【临床表现】

临床上可从任一阶段开始发病，并向其他阶段演变。急性湿疹可发生于任何体表部位，好发于头面、耳后、四肢远端、阴囊、女性外阴等处，多对称分布；皮损特点为多形性，表现为红斑基础上密集分布的针头至粟粒大小丘疹、丘疱疹和水疱，搔抓破后有点状糜烂、渗出；皮损常融合成片，向周围扩展，合并细菌感染，可形成脓疱、脓液和脓痂。亚急性湿疹皮损范围缩小，炎症减轻，主要以小丘疹、鳞屑、结痂为主，瘙痒程度减轻。慢性湿疹皮损特点为浸润肥厚、表面粗糙，伴抓痕、血痂、色素改变等。

【刺血治疗】

1.三棱针刺血加拔罐法

取穴部位：①大椎、肺俞、膈俞、脾俞、曲池；②阴陵泉、委中、血海。

操作方法：任选一组穴位，局部常规消毒，以三棱针点刺出血，再行拔罐，留罐5～10分钟。

2.火针刺血法

取穴部位：皮损区域。

操作方法：局部常规消毒，将针身置于火焰外焰烧红烧透，点刺皮损区，血流尽即可。

【文献摘录】

刺血拔罐结合艾灸治疗急性湿疹46例疗效观察。方法：将90例患者随机分为治疗组46例，对照组44例。治疗组常规消毒皮损部位，用三棱针从皮损中心逐渐向外围迅速点刺数下，以皮损最外边界微出血为度。另取大椎、肺俞、膈俞、脾俞穴，上肢湿疹加曲池，下肢湿疹加委中、血海，局部皮肤消毒，用消毒梅花针重叩6～10次，然后拔火罐，2～5分钟起罐，起罐后在拔罐部位用艾条悬灸，至皮肤温热，以潮红不起疱为度。对照组采用口服马来酸氯苯那敏、糖钙片及外用曲咪新乳膏治疗。两组均治疗2周，随访半年后判定疗效。结果：治疗组总有效率为100%，痊愈率为58.7%；对照组总有效率为84.1%，痊愈率为18.2%。两组总有效率比较差异无统计意义（$P > 0.05$），痊愈率比较差异有高度统计意义（$P < 0.01$）。[①]

【典型案例】

患者，女，32岁，1年前患湿疹，每于春夏季好发，因数天前食辛辣之物后于脐

---

① 邓肖英.刺血拔罐结合艾灸治疗急性湿疹46例疗效观察[J].甘肃中医学院学报，2011，28（5）：53-54.

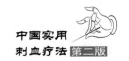
周、两胁肋、两手背、脖颈后出现红色湿疹，瘙痒难耐，搔抓后红色皮疹处有黏液渗出，自行涂抹止痒药膏后未缓解，来门诊就诊。查体见患者皮损局部密布红色圆形渗出性皮疹，舌质淡红、苔黄腻，脉滑数。取双侧穴位：血海、足三里、三阴交、阴陵泉、地机、太白、曲池、合谷、太冲。操作方法：①急性湿疹皮损处先以一次性采血针刺血拔罐。患者取仰卧位，穴位常规消毒后均常规针刺，得气后平补平泻。局部皮损用毫针围刺，每次留针 30 分钟，同时于神阙穴拔罐，留罐 10 分钟。②患者取俯卧位，于大椎、肺俞、膈俞、脾俞、胃俞穴拔罐，留罐 10 分钟。以上治疗隔天治疗 1 次，治疗 3 次后患者皮疹颜色变淡、面积缩小、瘙痒症状减轻、渗出逐渐减少、溃破处结痂，继续巩固治疗 10 次，患者湿疹基本痊愈。[①]

九、荨麻疹

【概说】

荨麻疹俗称"风疹块"，是由于皮肤、黏膜小血管反应性扩张和通透性增加而出现的一种暂时性、局限性水肿反应，一般皮损持续不超过 24 小时，但易反复发作。本病属于中医"瘾疹"的范畴。

【临床表现】

急性荨麻疹起病急发展快，先感皮肤瘙痒，随之出现红色或苍白色风团；形状不规则、大小不等，可融合成片，部分短期内迅速发展可呈橘皮样外观；新风团可此起彼伏，一般数小时内逐渐消退；风团出现时自觉剧痒或灼热，病情重者出现过敏性休克及胃肠道症状。慢性荨麻疹风团反复发作，时轻时重，病程持续超过 6 周，迁延数月至数年之久，阿司匹林、青霉素等药物会加剧病情。物理性荨麻疹根据病因的不同，症状各有差异。荨麻疹发作形式多样，多伴有瘙痒，少数患者可合并血管性水肿。

【刺血治疗】

1. 三棱针刺血加拔罐法

取穴部位：①大椎、肺俞、大肠俞、背部膀胱经；②大椎、肺俞、曲池、血海；③足三里、三阴交、曲池、血海。

操作方法：任选一组穴位，局部常规消毒，以三棱针点刺出血，再行拔罐，留罐 10 分钟，出血 3～5 mL。

2. 壮医刺血法

取穴部位：风池、大椎、肺俞、背八穴、梅花穴。

操作方法：将刺血针具浸泡在壮医特制药液中 10 天，局部常规消毒，以刺血针具

① 李文瑶，杨娇，李晨依，等.针刺结合刺络拔罐治疗湿疹的思路与实践 [J]. 四川中医，2017，35（4）：38–40.

点刺出血，血液流尽即可。

【文献摘录】

1. 刺络拔罐治疗慢性荨麻疹疗效观察。方法：将 54 例患者随机分为两组，各 27 例。治疗组取穴大椎、双肺俞、双曲池及双血海，局部常规消毒，用已消毒的三棱针速刺如上穴位数下，以见血为佳，并留罐 10 分钟，出血 3～5 mL 为宜。隔天治疗 1 次，7 天为 1 个疗程，连续治疗 4 周。对照组口服盐酸西替利嗪。连续用 4 周。结果：治疗组总有效率为 85%，对照组总有效率为 81%。治疗组治疗前评分为 12.41±1.95，治疗后评分为 5.65±2.78；对照组治疗前评分为 12.30±1.82，治疗后评分为 6.21±3.07，两组治疗前后评分比较有显著性差异（$P < 0.01$）。[①]

2. 壮医刺血疗法治疗慢性荨麻疹规范化技术研究。方法：将 78 例患者依据治疗方法的差异性分为观察组和对照组，每组各 39 例。对照组为常规敷脐疗法，将多虑平研制成粉末状，将粉末敷在患者肚脐上，外贴无菌纱布。观察组将针具浸泡在药液中（由莪术 40 g，铁包金 80 g，田七 20 g，肿节风 45 g，飞龙掌血 30 g 等，放置于容量为 1500 mL 的 45 度米酒中浸泡而成），浸泡时间为 10 天。皮肤瘙痒的患者，选取最先出现风疹的部位，或是全身最大风疹部位，进行刺血治疗，或根据壮医"唯有痒疾抓长子""热抓背""肿在梅"的配穴原则进行选穴。治疗后，观察患者的反应，如发现患者有轻度嗜睡或腹泻现象，及时停药并报告主治医生。结果：对照组患者治疗后总有效率为 82.05%，观察组的总有效率为 97.44%，两组总有效率比较差异有统计学意义（$P < 0.05$）。[②]

【典型案例】

患者，女，46 岁，皮肤瘙痒反复发作 13 年。刻诊：皮肤瘙痒，抓之成条、块状隆起，稍着湿冷即可导致大片隆起团块。该症状于 12 年前一夏夜洗澡后受寒风刺激而初次发作，未重视，后该症状时有发生，每次持续时间约为 30 分钟，近几年症状较以往加剧，发作时瘙痒难忍，特来就诊。细审其人：皮肤干燥，划痕试验阳性，隆起皮肤色微红，未伴有其他明显不适，舌淡苔薄，脉细。诊断：瘾疹，属风寒证。治疗方法：上取大椎、曲池，下取膈俞、血海、委中，均为双侧，点刺 2～3 次后拔罐，每天 1 次，连续治疗 7 天，症状明显好转。后口服中药 10 剂巩固疗效，随访无复发。[③]

① 李全，尹洪娜．刺络拔罐治疗慢性荨麻疹疗效观察 [J]．中医药学报，2015，43（3）：121–122.

② 张云．壮医刺血疗法治疗慢性荨麻疹规范化技术研究 [J]．亚太传统医药，2020，16（2）：24–26.

③ 任韶凯，朱华，刘兰婷，等．刺血疗法临床运用验案 3 则 [J]．湖南中医杂志，2016，32（7）：119.

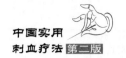

十、瘙痒症

【概说】

瘙痒症是一种仅有皮肤瘙痒而无原发性皮肤损害的感觉神经功能异常性皮肤病。根据皮肤瘙痒的范围及部位，一般分为全身性和局限性两大类。本病属于中医"痒风""血风疮"的范畴。

【临床表现】

全身性瘙痒症：多见于成人，瘙痒常从一处开始，逐渐扩展到全身。常为阵发性，尤以夜间为重，严重者呈持续性瘙痒伴阵发性加剧，饮酒、咖啡、茶及情绪变化、辛辣饮食刺激、机械性搔抓、温暖被褥甚至某种暗示都能促使瘙痒的发作和加重。常继发抓痕、血痂、色素沉着，甚至出现湿疹样变、苔藓样变、脓皮病及淋巴管炎和淋巴结炎。常见有老年性瘙痒症、春季瘙痒症和夏季瘙痒症等。

局限性瘙痒症：常见有肛门瘙痒症、阴囊瘙痒症和女阴瘙痒症等。

【刺血治疗】

刺血加拔罐法

取穴部位：①病灶处；②或刺血针、肺俞、风门、膈俞、身柱。

操作方法：任选一组穴位，局部常规消毒，用梅花针叩刺或三棱针点刺出血后拔罐，留罐 5 ~ 10 分钟，出血 1 ~ 5 mL。

【文献摘录】

刺血拔罐疗法治疗老年皮肤瘙痒症的临床疗效观察。方法：全部病例随机分成刺血拔罐组 30 例、体针组 20 例、耳压组 15 例。刺血拔罐组取肺俞、风门、脾俞、膈俞、肾俞、灵台、神道、身柱穴，并配合辨证取穴和循经取穴，皮肤常规消毒后，用三棱针或刺血针在每个穴位及穴位上下左右点刺，然后在点刺部位上用火罐或真空罐拔吸，留罐 5 ~ 10 分钟，出血 0.5 ~ 2 mL 为宜，每天或隔天 1 次。体针组取风池、曲池、合谷、血海、三阴交、足三里、太冲、太溪等穴，配合辨证取穴和循经取穴，分组交替针刺，每天 1 次。耳压组取肺、神门、心、肝、肾等穴，常规用王不留行籽贴压，3 ~ 5 天换 1 次，两耳交替。3 组均 10 天为 1 个疗程。结果：3 种治疗方法总有效率比较，刺血拔罐组、体针组、耳压组分别为 93.3%、80.0%、66.7%，经统计学处理，其差异有统计学意义，刺血拔罐组疗效优于体针组和耳压组（$P < 0.05$）。[①]

【典型案例】

患者，男，67 岁。主诉：全身皮肤瘙痒 10 余年。10 余年来全身皮肤瘙痒，严重时

---

① 朴钟源 . 刺血拔罐疗法治疗老年皮肤瘙痒症的临床疗效观察 [D]. 哈尔滨：黑龙江中医药大学，2002：13-15.

影响生活及睡眠，曾多次就诊于湖南省各大医院，经多种抗组胺药、糖皮质激素、中药口服治疗，用药期间瘙痒症状缓解，停药后即复发。查体：躯干、四肢未见明显的原发损害，只见散在的抓痕、结痂。诊断为皮肤瘙痒症。予以梅花针中度刺激叩刺瘙痒处皮肤，加拔火罐 15 分钟，微微出血，隔天治疗 1 次，未予药物口服。治疗期间，患者自述皮肤瘙痒逐渐减轻，未出现不良反应。1 个疗程后，全身皮肤已无瘙痒、无抓痕。此后 1 个月随访 1 次，随访半年未复发。[1]

十一、银屑病

【概说】

银屑病，又称"牛皮癣"，是一种常见易复发的慢性炎症性皮肤病，皮损特点为红色丘疹或斑块上覆盖多层银白色鳞屑，有一定季节规律，常冬重夏轻，临床一般分为寻常型、脓疱型、关节病型和红皮病型。本病属于中医"白疕"的范畴。

【临床表现】

典型的银屑病可根据银白色鳞屑下有出血点，皮疹好发于头皮、四肢伸侧、尾骶部、躯干等部位，多急性发作、慢性经过，夏季加重、秋冬自愈、冬春复发等特点而成立诊断。皮损特征为边界清楚的银白色鳞屑性斑块；刮除最上层鳞屑后，可观察到鳞屑呈层状，犹如刮滴蜡；继续刮除鳞屑后露出淡红发亮的半透明薄膜，剥去薄膜即见点状出血。皮损初期为红色粟粒至黄豆大小的丘疹或斑丘疹，以后逐渐扩展成斑块，形态各异，呈点滴状、钱币状、地图状等，也可肥厚呈疣状，有不同程度的瘙痒。

【刺血治疗】

1. 三棱针刺血拔罐法

取穴部位：①耳尖、肺俞、肝俞；②心俞、肾俞、大椎、委中。

操作方法：任选一组穴位，局部常规消毒，以三棱针快速点刺出血，再行拔罐，留罐 5 ～ 10 分钟。

2. 梅花针刺血拔罐法

取穴部位：①皮损区；②皮损区、颈肩部夹脊、督脉穴。

操作方法：局部常规消毒，以梅花针散刺，再拔罐，留罐 7 ～ 10 分钟，出血 3 ～ 5 mL。

3. 火针刺血法

取穴部位：皮损区。

操作方法：局部常规消毒，以火针置于火焰中焰，加热针体，快速刺入，瘀血流尽

---

[1]　朱明芳，何清湖，张伊敏，等 . 刺络放血与西药治疗皮肤瘙痒症疗效对照观察 [J]. 中国针灸，2013，33（1）：13-15.

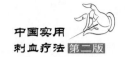

为止。

【文献摘录】

火针和刺络放血对寻常型斑块型银屑病的疗效评价。方法：将 100 例患者分为试验组和对照组，各 50 例。试验组接受火针和刺络放血治疗，将一次性无菌注射针烧红后快速刺入皮损位置，保持快进快出，合理控制出血量，根据患者具体的皮损程度来决定其针刺的深浅程度，其点刺的深度应在皮损基底部以上，由外缘逐渐向中心实施点刺，在点刺完成后，火罐留置时间为 3 分钟左右，并对针孔进行消毒。每周为寻常型斑块型银屑病患者实施 1 次火针和刺络放血治疗，每次治疗时间为 30 分钟，连续实施 2 个月的治疗。对照组接受地奈德乳膏涂抹治疗。结果：两组患者治疗后 4 周、8 周的 PASI 评分均较治疗前明显降低，其中试验组 PASI 评分降低程度大于对照组，差异显著（$P < 0.05$）；试验组银屑病患者治疗的总有效率（96%）明显高于对照组的总有效率（74%），$P < 0.05$。[1]

【典型案例】

患者，女，50 岁，自述 20 年余前生产第二胎后即出现全身大小不等的圆形红斑，痒甚，抓痒后渐渐出现多层鳞屑，尤以双下肢和大腿根部最为明显，遂到医院就诊，确诊为银屑病。症见全身多处散在片状红斑，疹色鲜红，点状出血明显，且上面附有白色鳞屑。尤以小腿、大腿根部、后背部症状最为明显。同时伴有咽痛、尿黄、大便干结、舌红苔薄黄、脉细数，诊断为寻常型银屑病（血热风盛型）。治疗方法：每次刺血拔罐治疗前先用防风通圣散加减方熏洗 30 分钟左右。局部常规消毒，以梅花针散刺，致局部皮肤有明显潮红，并有微出血时在局部拔罐，留罐 7 ～ 10 分钟，直至出血量有 3 ～ 5 mL 后取罐。第 1 次出血为深红黏稠的血液，后出血逐渐变淡，渐恢复至正常颜色。放血隔天进行 1 次，10 次为 1 个疗程，2 个疗程间隔 5 天。治疗期间嘱患者清淡饮食，忌食辛辣刺激食物。治疗 3 次后，患者局部皮肤瘙痒症状明显缓解；治疗 4 个疗程后，患者局部皮损明显好转，红斑颜色变淡，面积缩小，鳞屑渐脱落，未见新皮疹出现；治疗 6 个疗程后，患者红斑逐渐消退已不痒，但局部仍留有色素沉着。[2]

十二、玫瑰糠疹

【概说】

玫瑰糠疹，是一种自限性炎症性皮肤病，以椭圆形玫瑰色红斑、覆有糠状鳞屑、好发于躯干及四肢近端为特征。本病属于中医"风癣""血疳""风热疮"的范畴。

① 韩琴成，崔春莲. 火针和刺络放血对寻常型斑块型银屑病的疗效评价 [J]. 中医临床研究，2017，9（30）：97-98.

② 付俊华. 刺血拔罐配合防风通圣散熏洗治疗银屑病验案一则 [J]. 中医外治杂志，2013，22（3）：19.

【临床表现】

本病多在春秋季发病，好发于中青年，多见于躯干和四肢近端。皮损特点为椭圆形或环状玫瑰色斑疹，上覆糠秕样鳞屑，皮疹长轴与皮纹平行。皮损初发呈孤立性，称为母斑，1～2周后陆续出现与母斑相似但较小的红斑，称为子斑；伴不同程度瘙痒。本病有自限性，病程一般为6～8周，少数迁延数月甚至数年不愈，但一般愈后不复发。

【刺血治疗】

1. 三棱针刺血法

取穴部位：大椎、肺俞、曲泽、委中。

操作方法：局部常规消毒，选2～3个穴位，以三棱针点刺出血，出血2～3滴。

2. 三棱针刺血加拔罐法

取穴部位：①大椎、曲池、血海；②肺俞、膈俞、肝俞；③委中、足三里。

操作方法：任选一组配穴，局部常规消毒，以三棱针点刺出血，深度为2～4 mm，再行拔罐，留罐10～15分钟，出血量1～2 mL。

【文献摘录】

刺络拔罐法治疗玫瑰糠疹疗效观察。方法：将130例患者随机均分为治疗组和对照组，各65例。治疗组取大椎、曲池、血海。躯干上部加大杼、肺俞；躯干中部加膈俞、肝俞（双）；腰以下加肾俞；上肢加外关、肩髃；下肢加委中、足三里。均为双穴。常规消毒后，用三棱针对准穴位迅速刺2～4 mm，立即出针，用闪火法将玻璃罐吸附在穴位上，留罐10～15分钟，使出血1～2 mL。然后根据发病部位取配穴进行针刺，行平补平泻法，留针20分钟。每日1次，5次为1个疗程。对照组口服阿昔洛韦，局部外用炉甘石洗剂。5天为1个疗程，2个疗程后分别评估两组疗效。结果：治疗组总有效率为95.4%，对照组总有效率为67.7%，两组比较差异有统计学意义（$P < 0.01$）。[1]

【典型案例】

患者，男，25岁。1年前出差途中，遇高温天气后出现头痛、咽喉痛，低热及颈部淋巴结肿大，前胸部出现一直径约3 cm的圆形黄褐色斑片，经治疗后全身症状消失，1周后胸腹部、背及四肢有大量皮疹出现且瘙痒，多家医院诊断为玫瑰糠疹，经治疗并口服泼尼松龙1个月，仍未痊愈。自感燥热、口干，并每于高温湿热天气，皮疹发出更多，瘙痒明显。来就诊时胸腹、背及四肢有密集圆形红色斑，直径为1～2 cm，微高出皮肤，被覆鳞屑，因瘙痒过度抓挠，皮肤多处可见抓痕并有破损，舌红略绛、苔黄，脉数。内服中药清热凉血、祛风止痒方；取大椎、肺俞、曲泽、委中等，每次选2～3穴，用三棱针点刺法快速刺入穴位，迅速退出，以出血2～3滴为度。治疗1疗程后，

① 王泽. 刺络拔罐法治疗玫瑰糠疹疗效观察 [J]. 上海针灸杂志，2014，33（6）：558–559.

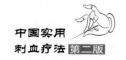

皮疹色淡，燥热口干感明显减轻，又继续治疗 2 个疗程，皮疹完全消退，余症状消失，随访半年无复发。[1]

十三、脂溢性皮炎

【概说】

脂溢性皮炎，又称脂溢性湿疹，是发生于皮脂溢出部位的一种慢性炎症性皮肤病。本病属中医"白屑风""面游风"的范畴。

【临床表现】

本病好发于皮脂溢出部位，以头、面、胸及背部等处多见。皮损特点为被覆油腻鳞屑或痂的暗红或黄红色斑片，可出现渗出、结痂和糜烂并呈湿疹样表现，伴不同程度瘙痒。重者皮损泛发全身，皮肤呈弥漫性潮红和显著脱屑，称为脂溢性红皮病。本病慢性经过，可反复发作。头皮损害可分为鳞屑型和结痂型。鳞屑型常呈红斑或红色毛囊丘疹，并有小片糠秕状脱屑，头发干燥、细软或脱落。结痂型多见于肥胖者，头皮厚积片状、油腻性黄色或棕色痂、痂下炎症明显，其间有不同程度的糜烂、渗出。婴儿脂溢性皮炎常发生在出生后 3～4 周，表现为头顶或全头皮甚至眉区、鼻唇沟、耳后等处的灰黄色、黄褐色的油腻性鳞屑或痂皮，一般无全身症状，微痒，常可在 1 个月内渐愈，有人认为这是特应性皮炎的亚型。

【刺血治疗】

三棱针刺血法

取穴部位：①鱼腰、迎香、地仓；②夹承浆、巨髎、四白。

操作方法：任选一组穴位，局部常规消毒，以三棱针快速点刺，深度为 2 mm，出血 0.1 mL。

【文献摘录】

毫火针结合放血疗法治疗肺胃热盛型面部脂溢性皮炎的临床研究。方法：将 70 例患者随机分为治疗组和对照组，各 35 例。治疗组放血疗法选穴：A 组：鱼腰、迎香、地仓（治疗第 1 次、第 3 次、第 5 次时使用）；B 组：夹承浆、巨髎、四白（治疗第 2 次、第 4 次时使用）。用一次性注射器针头对准穴位针刺，每穴点刺 1 次，点刺深度约为 2 mm，出血量约为 0.1 mL，然后常规消毒，3 天 1 次，2 周为 1 个疗程，穴位轮替使用。毫火针选穴：肺俞、膈俞、阿是穴（面部皮损处），火针倾斜置于酒精灯外焰上，烧针身及针尖，将针烧红至颜色发白，点刺患处皮肤，点刺深度不宜过深，疾进疾出。点刺间距为 0.5～1cm，深度约为 0.1 cm，顺序由外向内，从患处外缘慢慢向中间点刺，

① 姚满园 . 凉血祛风法配合刺血疗法治疗顽固性玫瑰糠疹浅析 [J]. 浙江中医杂志，2013，48（4）：265.

根据皮损厚薄选择适当深度进行点刺。若小丘疹较明显，则可对准丘疹顶部快速直刺，可达丘疹基底。点刺背部时，选点刺深度较面部深，约 0.5 寸，不留针。操作结束后常规消毒，3 天 1 次，共 2 周。对照组取地奈德乳膏涂抹皮损处，每天 2 次，共 2 周。结果：治疗组总有效率为 84.85%，对照组总有效率为 82.35%，两组治疗后总有效率差异无统计学意义（$P > 0.05$），但治疗组复发率为 11.76%，对照组复发率为 42.86%，两组治疗结束 4 周后复发率评价差异有统计学意义（$P < 0.05$）。[①]

十四、寻常痤疮

【概说】

寻常痤疮，是一种毛囊皮的慢性炎症性疾病。各年龄段人群均可患病，但以青少年发病率为高。中医本病为"粉刺"。

【临床表现】

本病多发于 15 ～ 30 岁的青年男女。皮损好发于面颊、额部，其次是胸部、背部及肩部。多对称发生，常伴皮脂溢出。皮损类型是由其不同的病理阶段决定，通常主要表现为粉刺、炎性丘疹、表浅脓疱、结节、囊肿和瘢痕。一般初发损害为与毛囊一致的圆锥形丘疹，如黑头粉刺或白头粉刺（亦称闭合性粉刺）；皮损加重后可形成炎性丘疹，顶端可有小脓疱；继续发展可形成大小不等的暗红色结节或囊肿，挤压时有波动感，经久不愈，可化脓形成脓肿，破溃后常形成瘢痕和窦道。病程慢性，时轻时重，自觉轻度瘙痒。病程长短不一，部分患者病情至中年方逐渐缓解，但可遗留色素沉着、萎缩性或增生性瘢痕。

【刺血治疗】

1. 三棱针刺血法

取穴部位：①少商、厉兑；②耳尖。

操作方法：任选一组穴位，常规消毒后，以三棱针点刺穴位，出血 2 ～ 3 mL。

2. 三棱针刺血加拔罐法

取穴部位：①大椎、肺俞、脾俞；②局部红肿痤疮；③大椎、身柱。

操作方法：任选一组穴位，常规消毒后，以三棱针（或一次性采血针）点刺 2 ～ 3 下，再行拔罐，留罐 10 分钟，出血 3 ～ 5 mL。

【文献摘录】

耳穴放血配合刺络拔罐治疗寻常型痤疮疗效观察。方法：将 80 例患者随机分为治疗组和对照组，各 40 例。治疗组选取双侧耳尖穴，皮肤常规消毒后，用一次性消毒针

① 刘玉蕊. 毫火针结合放血疗法治疗肺胃热盛型面部脂溢性皮炎的临床研究 [D]. 成都：成都中医药大学，2016：17–24.

头快速点刺耳尖穴，用双手挤出血液，直至不再出血，以出血 2 ～ 3 mL 为宜。然后选取双侧耳垂处面颊区，皮肤常规消毒后，用梅花针针头快速叩刺，叩刺 1 ～ 2 分钟，出血 2 ～ 3 mL。同时患者取俯卧位，选取大椎、肺俞穴，局部皮肤常规消毒后，点刺大椎、肺俞穴各 3 ～ 5 针，见到皮下出血，用玻璃罐在点刺穴位上拔罐，以出血 3 ～ 4 mL 为宜，留罐 8 ～ 10 分钟。每周 1 次，4 次为 1 个疗程。对照组口服土茯苓片和痤疮片，治疗 4 周。结果：治疗组总有效率为 95%，对照组总有效率为 77.5%，两组总有效率比较差异有统计学意义（$P < 0.05$）。[①]

【典型案例】

患者，女，19 岁，自 3 年前始，患者面部长痤疮，有瘙痒感，稍食辛辣之物症状便明显加重，既往额部痤疮较多、凹凸不平，有的已成脓疱。查体：纳可，眠安，大便偏干，小便调，舌红、苔白腻，脉弦滑。辨证：脾胃湿热，郁阻肌肤。治以清热利湿。取穴：耳尖、背部痣点。刺法：三棱针耳尖放血；三棱针挑刺背部痣点，出血后拔罐。隔天治疗 1 次。治疗 2 周后，面部已无新发痤疮。治疗 2 个月后，痤疮消失，面部平整光滑。[②]

十五、玫瑰痤疮

【概说】

玫瑰痤疮是一种好发于面中部、主要累及面部血管及毛囊皮脂腺周边单位的慢性炎症性皮肤病。本病属于中医"酒糟鼻""酒渣鼻""赤鼻"的范畴。

【临床表现】

临床表现分为三期：第一期为红斑期，外鼻皮肤潮红，皮脂腺开口扩大，分泌物增加，使皮肤呈油状，饮酒、进餐、受冷热刺激或情绪紧张时加重；第二期为丘疹脓疱期，外鼻皮肤潮红持续不退，皮肤毛细血管渐显扩张，常并发丘疹和脓疱疮，日久皮肤逐渐增厚，呈橘皮样；第三期为鼻赘期，上述症状加重，皮肤毛细血管扩张显著，皮脂腺和结缔组织增生，最终使外鼻呈分叶状肿大，外观似肿瘤，称鼻赘。

【刺血治疗】

三棱针刺血加拔罐法

取穴部位：①肺俞（双）、阿是穴；②大椎、肺俞（双）、膈俞（双）。

操作方法：任选一组穴位，常规消毒，以三棱针或一次性采血针点刺，每穴 3 ～ 4 针，拔火罐 10 分钟，出血 3 ～ 5 mL。

① 孙薇，安军明，黄琳娜 . 耳穴放血配合刺络拔罐治疗寻常型痤疮疗效观察 [J]. 上海针灸杂志，2013，32（6）：480–481.

② 王桂玲，郭静，谢新才 . 贺普仁治疗皮肤病验案举隅 [J]. 中国中医药信息杂志，2011，18（3）：94–95.

【文献摘录】

1. 针刺放血拔罐法治疗玫瑰痤疮。方法：将 60 例患者随机分为治疗组和对照组，各 30 例。治疗组取印堂、迎香（双）、合谷（双）、太渊（双）、尺泽（双）穴。常规消毒，针刺穴位留针 30 分钟，7 天为 1 疗程，连续 3 个疗程。对照组取大椎、肺俞（双）、膈俞（双）穴。常规消毒，将采血针针尖对准穴位，快速点刺数下，然后用闪火法拔罐，待 5 分钟后起罐。7 天为 1 疗程，连续 3 个疗程。结果：治疗组总有效率为 96.7%，显著优于对照组的 80%（$P < 0.05$）。[1]

2. 藏医外治鼻尖放血疗法治疗玫瑰痤疮的临床应用。方法：将 20 例患者随机均分为对照组和治疗组。对照组服用藏药三果汤或华友汤。治疗组在对照组基础上使用藏医外治鼻尖放血疗法进行治疗：用碘伏消毒鼻尖凹处，用镊子夹住鼻子，已消毒的藏医放血小刀穿刺鼻尖凹处放血，根据血色的变化而止血，放血 5 ～ 15 mL，每周 2 次，7 天 1 个疗程。结果：对照组总有效率为 40%，治疗组总有效率为 90%，组间比对差异显著（$P < 0.05$）。[2]

【典型案例】

患者，女，20 岁，学生。主诉：鼻头起丘疹红斑 2 年余，时好时坏，近日加重。现症见鼻头皮肤颜色潮红，有少量毛细血管扩张和 2 个丘疹。曾外用 1% 的氢化可的松霜，效果不显，前来我科就诊，诊断为玫瑰痤疮。治疗：局部阿是穴放血；背部肺俞、膈俞穴三棱针点刺放血、拔火罐；红斑期伴有毛细血管扩张明显处以细火针点刺，丘疹脓疱期和鼻赘期则以粗火针点刺。5 次后，症状明显好转，丘疹消失，红斑颜色变浅。又经放血 5 次后，症状全部消失，皮损恢复正常。嘱其调理饮食、起居以防复发。[3]

十六、斑秃

【概说】

斑秃是一种突然发生的局限性非炎症性、非瘢痕性斑片状脱发。中医称本病为"鬼舐头""油风"。

【临床表现】

本病发病前可有精神过度紧张或精神创伤史。头部出现圆形或椭圆形斑状脱发，边界清楚，逐渐扩大或脱发区增多，无自觉症状，常为无意中被他人发现，脱发区皮肤正常，边缘处的头发下段逐渐变细，如惊叹号"！"，毛球显著萎缩，易被拔出。轻者可

① 刘玉娥，刘明军. 针刺放血拔罐法治疗酒糟鼻 [J]. 现代养生，2016（18）：148.
② 更太措，普化才让. 藏医外治鼻尖放血疗法治疗酒糟鼻的临床应用 [J]. 全科口腔医学电子杂志，2019，6（21）：134.
③ 李桂萍，范雪梅. 放血加火针治疗酒渣鼻 [J]. 吉林中医药，2005（6）：43.

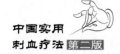

仅有一片或数小片脱发区，重者继续发展或相互融合，于短期内大片或全头毛发脱落，称全秃；更重时眉毛、胡须、腋毛、阴毛、毳毛等均可脱落，称为普秃。临床分期可分为 3 个时期：进展期、稳定期、恢复期。

【刺血治疗】

梅花针刺血法

取穴部位：①病灶处及百会、上星、头维穴；②脱发区域。

操作方法：任选一组穴位，局部常规消毒，以梅花针叩刺 2 ～ 3 分钟，微微渗血为度。

【文献摘录】

梅花针叩刺联合曲安奈德治疗斑秃的疗效观察。方法：将 287 例斑秃患者随机分为对照组 132 例，观察组 155 例。对照组斑秃局部常规皮肤消毒，将曲安奈德注射液按照 1 ：1 比例混合，按多处点状进行皮损内注射，间距为 0.2 ～ 0.3 cm，每处注入剂量为 0.2 mL，每 15 天治疗 1 次，连续治疗 4 ～ 6 次。观察组先对斑秃区域进行局部消毒，再采用梅花针叩刺治疗，从脱发外围区域逐渐移动到中心区域，均匀叩刺，叩刺针间距保持 0.3 ～ 0.5 cm，针口尽量不重叠，直到患者脱发区皮肤潮红或有轻微出血点为止，每 15 天治疗 1 次，并将斑秃区域血渍擦去后局部涂抹曲安奈德，连续治疗 4 ～ 6 次。结果：观察组总有效率为 95.48%，对照组总有效率为 81.82%，观察组总有效率明显高于对照组（ $P < 0.01$ ）。[①]

【典型案例】

患者，男，23 岁。自述平时工作紧张、压力较大，经常失眠，有时彻夜不眠，随后发现大量脱发，未予治疗，脱发面积逐渐扩大形成斑秃。现症见：头部出现圆形或椭圆形脱发共 4 块，大如鸡蛋小如花生米，脱发区皮肤平滑光亮，界限清楚，舌淡、苔薄白，脉弦。诊断：斑秃。采用梅花针叩刺结合生姜片涂抹治疗。操作：将患者脱发区常规消毒后，用梅花针从脱发部边缘呈螺旋状向中心叩刺。叩刺时用力要轻巧而均匀，每处叩刺 2 ～ 3 分钟，直至局部头皮出现潮红、充血甚至微微渗血为度，再用鲜姜切片涂抹叩刺区，2 天治疗 1 次，10 次为 1 个疗程，隔 5 天开始下个疗程。12 次后，脱发区域长出白色绒毛。治疗 2 个疗程后，新发由白转黄再转黑、增粗、增多。4 个疗程后，患者头发浓密如初，随访 2 个月未复发而告痊愈。[②]

① 张贯萍，李伟雄，李汶珊，等 . 梅花针叩刺联合曲安奈德治疗斑秃的疗效观察 [J]. 皮肤病与性病，2021，43（2）：246–247.

② 门甜甜，杨晓平，张彤 . 梅花针叩刺结合生姜片涂抹治疗斑秃验案 1 则 [J]. 湖南中医杂志，2015，31（11）：122–123.

十七、黄褐斑

【概说】

黄褐斑是一种面部获得性色素增加性皮肤病，以面颊部出现大小不定、形状不规则、边界清楚的淡褐色或黄褐色斑片为临床特征，皮疹常分布对称、发展缓慢，可持续多年。本病多发生于频繁暴露于紫外线下肤色较深的女性面部，男性亦可见。本病属中医"面尘""黧黑斑"的范畴。

【临床表现】

男女均可发病，但多见于中青年女性。皮损特点为黄褐色斑片，颜色深浅不一，表现为淡褐色、深褐色或淡黑色色素沉着斑，大小不等、形状不规则，色斑融合成片可呈典型的蝴蝶状。皮损边界较清楚，颜色较淡则模糊不清。表面光滑，无鳞屑，无自觉症状。皮损对称性分布于颜面，以颧部、前额及两颊最为明显，亦可累及颞部、鼻梁和上唇部，但不累及眼睑。部分患者的乳晕、外生殖器、腋窝及腹股沟等处皮肤色素也可加深。色素斑的深浅常随季节变化而有改变，夏季加深，冬季减轻。

【刺血治疗】

1. 三棱针刺血法

取穴部位：耳尖、耳垂。

操作方法：局部常规消毒，以三棱针（或一次性采血针）点刺出血，出血8～10滴。

2. 三棱针刺血加拔罐法

取穴部位：①大椎、膀胱经取穴；②身柱、神道、至阳、筋缩、命门。

操作方法：任选一组穴位，局部常规消毒，以三棱针点刺，再行拔罐，留罐5～10分钟，吸出血量10 mL。

【文献摘录】

刺络拔罐法加穴位注射治疗黄褐斑110例。方法：第一组取大椎、肺俞、心俞、肝俞、膈俞穴；第二组取身柱、神道、至阳、筋缩、命门穴；备用取穴均为耳穴，取耳背沟、肝、胃。患者取俯卧位，先在每个穴位上用大号抽气罐吸附，留罐2～3分钟，使穴位局部充血。起罐后，常规皮肤消毒，可用一次性采血针迅速刺入3～5 mm，每穴约刺30下，定罐5～10分钟，出血10 mL左右。然后刺耳穴，每次选1个穴区（一侧），严格消毒后，用三棱针或手术刀快速刺出血，用干棉球吸去渗血，直至血液凝固，随后用消毒敷料按压。另外取上述背俞穴，于刺血之后再常规消毒一遍，用10 mL注射器及4.5号或6号针头抽取生理盐水、当归注射液，在每个穴位行穴位注射，注射深度约0.5～1寸。操作时当刺入一定深度后稍抽吸，无回血再缓慢注入药液，注射完

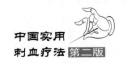

毕后，用消毒棉球轻压局部片刻即可。耳体针法和穴位注射法同时进行，3天1次，2个穴组交替使用，每周1次，2个月为1个疗程。结果：110例患者中，痊愈39例，显效45例，有效17例，无效9例，总有效率为91.9%。[①]

【典型案例】

患者，女，35岁。主诉：面部色斑5年余，加重7天。病史：患者诉于5年前因户外活动暴晒1周出现颧部、额部色斑，呈双侧对称性，为深褐色，近1周又因外出旅游导致色斑颜色加深，颧部周围更甚，伴月经不调、失眠、小便黄、大便干、舌红苔黄、脉弦数。实验室检查：血常规及出凝血实验未见异常。无糖尿病、肝肾疾病等病史，无炎症及鳞屑。中医诊断为黧黑斑；西医诊断为黄褐斑。治疗以穴位放血：双侧肝俞、膈俞、血海，每周1次，8次为1个疗程。放血后嘱患者3天内施术部位勿近水，避免感染，出门注意防晒。患者连续治疗4次后额部色斑变淡，颧部略微变淡，经过8次治疗后额部色斑改善明显，颧部周围色斑变淡，睡眠较前有所改善，经过12次治疗后，患者额部色斑消退，颧部色斑明显变淡，面色红润、有光泽，睡眠良好，月经正常，舌红苔薄白，脉细。[②]

十八、白癜风

【概说】

白癜风是一种常见的获得性、局限性或泛发性皮肤、黏膜色素脱失性疾病，以患处皮肤、黏膜色素脱失、变白为主要临床特征。脱色斑大小不同、形态各异、境界明显、局限或泛发，除色素脱失外，一般无自觉症状。本病属中医"白癜""白驳风"的范畴。

【临床表现】

初期皮损为指甲至钱币大小的近圆形、椭圆形或不规则形色素脱失斑，境界多明显。也有少数情况下，白斑中混有毛囊性点状色素斑，可以增多、扩大并相互融合成岛屿状。皮损区毛发因失去色素可完全变白。白斑除色素脱失外，没有萎缩或脱屑等变化，多对称分布，一般无自觉症状。在进展期，白斑向正常皮肤移行，有时机械刺激如压力、摩擦，其他如烧伤、外伤后也可继发白癜风（同形反应）。全身各处皮肤均可发生，好发于易受摩擦及阳光照射的暴露部位及褶皱部位，掌跖、黏膜及视网膜也可累及。

【刺血治疗】

梅花针刺血法

取穴部位：病灶处。

① 王远庆. 刺络拔罐法加穴位注射治疗黄褐斑 110 例 [J]. 中医临床研究，2012，4（3）：54-55.
② 李玲，黄银兰，马腾. 黄银兰副教授应用放血疗法验案举隅 [J]. 现代中医药，2016，36（2）：6-8.

操作方法：局部常规消毒，用梅花针轻轻叩刺5～10分钟，以皮肤表面微微渗血为宜。

【文献摘录】

皮肤针艾灸配合穴位注射自血治疗白癜风58例。方法：在患者白癜风病变区域消毒后用皮肤针轻叩病变处，直至皮肤潮红，以微微出血为度。一般一个部位叩刺5～10分钟即可，5～7天1次。用点燃的艾条对准病发部位施灸，距皮肤2～5 cm，使患者有温热和舒适感，病损部位以出现红晕为度，每个部位灸5～10分钟，皮肤针操作结束后施灸，操作次数同皮肤针。最后穴位注射自血，用5～10 mL注射器取患者肘部的静脉血，按常规操作抽出4 mL血液，选双侧的肺俞、血海、足三里、曲池、三阴交5对共10个穴位，任取一侧3～5穴，把4 mL血液分别注射到所选穴位内，操作时间和皮肤针同步，两侧穴位交替进行。以上治疗4次为1个疗程，1～2个疗效统计结果。结果：58例患者中，痊愈20例，基本痊愈24例，显效10例，有效3例，无效1例，总有效率为98.3%。[①]

十九、激素依赖性皮炎

【概说】

激素依赖性皮炎又称糖皮质激素瘾性皮炎，是由于长期外用糖皮质激素制剂导致皮肤屏障受损，造成敏感性皮肤或原有皮肤病复发、加重的一种皮肤炎症性疾病。本病属中医"中药毒""面疮"的范畴。

【临床表现】

本病多发生在面部或患有皮炎湿疹的部位。皮损为鲜红色斑，表面光滑，有时可见毛细血管扩张、丘疹等变化。皮损及症状特点：皮肤变薄、潮红，伴毛细血管扩张；粉刺、丘疹和脓疱，皮肤因此而干燥、脱屑、龟裂，甚至出现萎缩、星状瘢痕等；色素沉着或色素减退，毳毛增粗变长；自觉灼热或肿胀感、瘙痒、疼痛及紧绷感。

【刺血治疗】

1.三棱针刺血法

取穴部位：①印堂、太阳、鼻尖；②迎香、耳尖、耳垂。

操作方法：任选一组穴，局部常规消毒，以三棱针（或一次性无菌注射器针头）挑刺放血，每穴放血3～5滴。

2.三棱针刺血加拔罐法

取穴部位：①皮损部位；②丘疹、脓疱处；③大椎、肺俞、心俞、膈俞。

---

① 刘国文.皮肤针艾灸配合穴位注射自血治疗白癜风58例[J].光明中医，2009，24（6）：1100-1101.

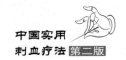

操作方法：任选一组穴，局部常规消毒，用三棱针（或一次性无菌注射器针头）快速点刺，深度 3～5 mm，再行拔罐，留罐 10 分钟，出血 5～7 mL。

【文献摘录】

刺血疗法联合胶原贴敷料治疗面部糖皮质激素依赖性皮炎疗效观察。方法：将 65 例患者随机分成治疗组 34 例，对照组 31 例。两组治疗期间全部停止使用糖皮质激素类外用药物，口服盐酸赛庚啶片、盐酸左西替利嗪片，胶原贴敷料配合离子喷雾仪进行冷喷治疗。治疗组加用刺血疗法，予面部印堂、太阳、鼻尖、迎香、耳尖、耳垂等穴位常规消毒皮肤后，用无菌注射器针头挑刺施术部位进行放血疗法，每穴每次各放血 3～5 滴，隔天 1 次，3～5 次为 1 个疗程。两组治疗后外用自制硅油乳膏，每天 2～3 次，4 周为 1 个疗程。结果：治疗组痊愈率为 94.1%、对照组为 83.9%，两组比较差异有统计学意义（$P < 0.05$）。[①]

【典型案例】

患者，女，36 岁，面部潮红、灼热、瘙痒近 2 年，既往因皮肤干燥，网购保湿润肤面膜敷贴后皮肤光嫩、湿润，停用后觉面部皮肤轻度瘙痒、灼热，后上述症状渐加重且出现干燥、脱屑、肿胀等不适感。辗转就诊于多家医院，均诊断为激素依赖性皮炎，经常规对症治疗，症状时轻时重，易反复。现症见：面颊部潮红、脱屑，散在分布粟粒状丘疹、脓疱，自觉灼热、剧烈瘙痒、肿胀及紧绷等不适感，可影响日常生活，遇情绪紧张或气温高时症状加重，伴口苦、心烦、大便干，舌红苔黄，脉滑数。诊断：面部激素依赖性皮炎（血热瘀滞型）。治疗：取大椎、肺俞（双）、心俞（双）、膈俞（双）点刺、拔罐，再进行病灶局部的刺血拔罐，治疗结束后嘱患者外用重组牛碱性成纤维细胞生长因子修复皮肤，每天 2～3 次。结果：治疗 1 个疗程后，面部灼热、潮红、瘙痒、脱屑较前减轻，但炎性丘疹消退不明显，再治疗 2 个疗程后，上述症状较前均明显好转，炎性丘疹大面积消退，4 个疗程后，患者皮疹基本消退。[②]

① 欧阳慎岚 . 刺血疗法联合胶原贴敷料治疗面部糖皮质激素依赖性皮炎疗效观察 [J]. 实用中医药杂志，2019, 35（8）：983-984.

② 李娜，南丽娟，闫旺娟，等 . 刺血拔罐法治疗激素依赖性皮炎的临床观察 [J]. 世界最新医学信息文摘，2018, 18（104）：223-224.

第五章 附篇

第一节 刺血疗法作用原理的现代研究进展与展望

10余年来，不仅刺血疗法的相关著作及临床报道大量问世，而且运用现代科学手段探讨其机制的实验研究也越来越深入，现予以介绍。

一、刺血疗法对血液循环的影响

1. 刺血疗法对血流动力学的影响

大量临床研究表明，刺血疗法具有良好的调整血流动力学、改善微循环灌注的作用。如有人采用头部奇穴太阳、印堂放血疗法治疗偏头痛，以 TCD 观察患者治疗前后脑血流动力学方面的变化。结果显示，对偏头痛患者进行 TCD 检查，记录同侧大脑前动脉（ACA）、大脑中动脉（MCA）、大脑后动脉（PCA）治疗前后血流平均流速的变化，差异有统计学意义（$P < 0.05$）。证实刺血治疗能缓解偏头痛的脑部血流异常致病因素，且效果明显。以通窍活血汤加味联合耳穴放血疗法治疗脑外伤综合征（PTBS）。治疗第 7 天，放血组全血高黏度、全血低切黏度、血浆黏度水平均较治疗前低（$P < 0.05$），上述血流动力学指标均比对照组降低更明显（$P < 0.05$）；治疗第 14 天，放血组上述血流动力学水平均较治疗第 7 天降低（$P < 0.05$），组间比较，差异均有统计学意义（$P < 0.05$）。提示通窍活血汤加味联合耳穴放血疗法治疗 PTBS，可明显减轻患者的头痛或头晕症状，改善血流动力学指标。

耳尖放血联合耳穴贴压治疗后循环缺血性眩晕患者，治疗后的血流动力学参数（VA、BA）及血液流变学指标较治疗前均有改善（$P < 0.05$），且远期疗效较好。采用针刺三重穴加放血疗法治疗后循环缺血性眩晕，能显著改善患者的临床症状，改善椎 – 基底动脉血流动力学状态。对脑梗死后偏身感觉障碍患者进行刺血治疗，能明显改善大脑中动脉、大脑后动脉及基底动脉供血状况，各脑动脉血流平均流速显著增快，且血管阻力明显下降。采用刮痧刺络拔罐法治疗椎动脉型颈椎病，1 周后患者转颈体位椎动脉收缩期峰值流速（Vp）及舒张末期流速（Vd）略有下降，试验组干预后 Vp 及 Vd 均明显上升（$P < 0.01$），刮痧刺络法改善椎动脉血流速度，疗效确切。

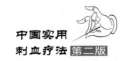

2. 刺血疗法对凝血和纤溶的影响

刺血明显地改善凝血和抗凝血的功能。有人观察刺血对 60 例脑梗死恢复期患者凝血系统和纤溶系统的影响，发现刺络放血在显著改善脑梗死恢复期患者临床症状的同时，对纤溶系统的影响虽在 30 天内与针刺组无显著性差异，而在 60 天时能够更加明显地激发纤溶系统的活性，其差异有统计学意义；血浆中纤维蛋白原的含量和血栓溶解产物 D-二聚体的含量，也显著降低。针刺放血可以显著降低脑梗死患者的血浆内皮素水平及纤维蛋白原（FIB）含量，延长脑梗死患者的凝血酶原时间（PT）活化部分凝血酶原（APTT）时间。

有人研究刺络拔罐放血疗法对慢性阻塞性肺疾病急性加重期（AECOPD）凝血系统的影响，结果表明刺络拔罐放血疗法能改善 AECOPD 患者的凝血与抗凝功能，提高治疗 AECOPD 的效果。观察耳穴刺络放血疗法联合梅花针治疗慢性支气管炎的凝血功能指标变化，治疗前，两组患者凝血功能指标 Fbg、TT、aPTT、D–D 水平比较，$P >$ 0.05；治疗后，各组患者凝血功能指标均改善，且刺络放血组患者各项指标优于对照组，$P < 0.05$。

3. 刺血疗法对血液流变学的影响

临床研究表明，刺血疗法对血液的黏、浓、聚、凝状态有显著性改善作用。以高血压为例，临床研究显示，长期高血压状态下可引起患者机体血管内皮功能失调，从而改变患者机体血液流变学。血压的升高可导致患者外周阻力加大，从而影响血浆黏度，而血浆黏度与全血黏度、血细胞比容（HCT）呈正相关，其水平升高可加重对靶器官的损害。刺络放血能够有效推动机体基础代谢，改善微循环，增加血流量，从而促使血液流变状态趋于正常。对 38 例高血压患者实施单纯刺络放血治疗后，患者血液全血高切黏度、低切黏度、血浆黏度、红细胞压积均有显著改善。以刺络放血疗法治疗原发性高血压（气滞血瘀证）患者，结果治疗后两组患者头痛、眩晕、心悸积分及收缩压（SBP）、舒张压（DBP）、脉压、血浆黏度、全血黏度、HCT 水平均较治疗前降低，且研究组低于对照组（均 $P < 0.05$）。显示刺络放血可有效降低原发性高血压（气滞血瘀证）患者血压水平，改善患者血液流变学，减轻对靶器官的损害。

此外，有人在 31 例伴有血液流变学异常的慢性疾病患者的下肢 6 条经脉上，寻找静脉怒张处，点刺血管放血并拔罐，应用全自动血流变快测仪，检测患者刺血前后血液流变学全血黏度、血浆黏度、全血高切还原黏度、低切还原黏度、红细胞压积、红细胞聚集指数、红细胞沉降率 7 项指标，结果除红细胞沉降率外其余 6 项指标在治疗后均有显著性改善。有人选择 30 例偏头痛血瘀证患者采用耳背放血综合疗法治疗，结果明显改善全血高切黏度、全血低切黏度、血浆黏度及血小板聚集率。以痹证患者的压痛点刺络拔罐，发现刺血操作结束时，血液流变学指标中的全血黏度、全血还原黏度、红细胞压积、红细胞聚集指数等，均较开始时有显著下降，为刺络放血治疗高黏血症提供参考。

4. 刺血疗法对血液成分的影响

刺血疗法可以影响血细胞和血浆成分。有人观察到委中穴放血能使患者血液中白细胞增多，是治疗疖肿中抑菌作用的一个方面。有人观察刺血疗法和双氯芬酸钠对膝关节骨性关节炎（KOA）模型家兔血常规、血液流变学指标的影响。发现刺络放血疗法能显著降低家兔血液中的白细胞数量（$P < 0.01$），对家兔血常规中红细胞及血红蛋白无影响。

临床发现，刺络放血可直接放出 K^+、H^+、S-HT 和缓激肽等致痛物质，改善了局部微循环，并有利于损伤组织修复，起到瘀血去、新血生的目的。还有观察发现刺血疗法能降低颈椎病患者血液中的细胞间黏附分子 -1（ICAM-1）的表达，对改善微循环瘀滞、组织供血不足与缺氧状态有较好作用。

5. 刺血疗法对血管功能的影响

刺血疗法对血管功能的影响是明确的。著名针灸学家孟昭威曾指出，刺血疗法重在放血可能是一种假象，血基本上无好血坏血之分，疗效作用似在血管壁。但长期以来人们一直认为刺血疗法的关键在于出血，却忽视了血管的作用。

近来，血管生物学的研究发现存在于血管内皮的内皮素（ET），即是迄今所知最强的缩血管物质。临床观察中发现，耳尖穴针刺放血能显著降低 ET 含量，治疗前后比较差异有非常显著性意义（$P < 0.01$）。提示耳尖穴针刺放血可能通过对相应大脑皮层的刺激来调节神经内分泌状况和血管舒缩功能，使神经组织和内皮细胞产生和释放的 ET 减少，从而改善病灶局部血液循环，减轻血管收缩程度及神经元受损程度，使脑细胞功能得到很大程度的恢复。有人发现，偏头痛患者存在脑血管舒缩功能障碍，观察到耳穴刺血等综合疗法可调节偏头痛患者血浆舒血管因子降钙素基因相关肽（CGRP）、缩血管因子血浆内皮素水平，使其相对平衡，从而改善血管舒缩功能的紊乱状态和内皮功能，激发神经 - 内分泌系统的调节功能，起到一定的防治作用。为此，有人提出，刺络放血破坏了局部血管的完整性，是活化内皮细胞的首要因素，进而引起复杂的生理病理效应。可能是通过影响血流剪切力（血流对血管的摩擦力）对血管内皮细胞分泌功能的调节，进而强化血管功能，改善局部微循环，调节体液、血管床张力和血压。

还有人观察到，太阳刺血治疗偏头痛的临床疗效与 MRV 中的脑内静脉窦（横窦、乙状窦）内径狭窄改善程度成正相关，提示 MRV 不仅可以用于临床对偏头痛患者的病因筛查，还能够为偏头痛的临床治疗提供影像学的佐证。

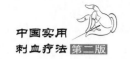

二、刺血疗法对代谢紊乱的影响

1. 刺血疗法对血脂代谢的影响

刺血疗法具有降低血脂的作用。观察背俞穴刺络放血疗法治疗痰瘀互结型高脂血症的临床疗效，放血组在改善总胆固醇（TC）、甘油三酯（TG）及中医证候方面明显优于对照组。提示背俞穴刺络放血可有效地治疗痰瘀互结型高脂血症。高脂血症患者经穴位埋线结合放血疗法治疗后，TC、TG、低密度脂蛋白胆固醇（LDL–C）水平均较治疗前下降，HDL–C 水平较治疗前上升，与对照组比较，差异均有统计学意义（$P <$ 0.05），证实穴位埋线结合放血疗法能有效改善患者的血脂指标。有人发现，刺血疗法能通过影响脂类代谢水平、一氧化氮的合成来保持血液运行通畅、改善代谢紊乱，从而发挥疗效。

研究发现，高黏血症最突出的危害是引起动脉粥样硬化（AS）。氧化低密度脂蛋白（ox–LDL）和氧化脂蛋白（a）[ox–LP（a）] 是导致 AS 发生与发展的重要分子，能够破坏血管内皮细胞结构、诱导细胞凋亡，最终导致血管痉挛，形成 AS 斑块。实验研究证实，刺血疗法可降低高血黏度大鼠的全血黏度、血浆黏度浓度及其相关血清中 ox–LDL 和 ox–LP（a）的表达，在一定程度上起到了有效减轻并预防 AS 发生发展的作用。还有实验观察到，刺络泻血疗法可以有效抑制 ApoC Ⅲ 活性，降低高脂血症大鼠 TC、LDL–C 水平。

2. 刺血疗法对尿酸代谢的影响

一份对刺血疗法治疗痛风性关节炎的文献数据 Meta 分析，共检索出 17 项研究共 1232 名患者，结果显示刺血疗法在降低血尿酸、红细胞沉降率、超敏 C 反应蛋白水平等方面明显优于常规西药疗法，差异具有统计学意义。有人治疗急性痛风性关节炎患者，结果刺血组治疗后关节疼痛评分、关节功能积分等指标均低于西药组（$P <$ 0.05）。根据代谢组学检测结果及 KEGG 数据库搜索结果，急性痛风性关节炎的发生可能是机体葡萄糖代谢、氨基酸代谢、次黄嘌呤代谢紊乱，导致血尿酸增高发病，而刺血疗法则是通过影响一氧化氮合成、脂类代谢来维持血管的通畅、改善代谢紊乱来起到治疗作用。

黄嘌呤氧化酶（XOD）和腺苷脱氨酶（ADA）是在调控尿酸生成环节中起关键作用的酶。当抑制 XOD 和 ADA 的活性时，可以有效减少尿酸合成，降低尿酸浓度。有实验观察到，刺络泻血疗法对高尿酸血症模型大鼠血尿酸及相关酶活性的影响明显。采用磷钨酸法测定血尿酸（SUA），采用酶比色法测定 XOD 和 ADA 的含量。结果：与正常组相比，刺络泻血组 SUA、ADA、XOD 含量差异均有统计学意义（$P < 0.05$）。认为刺络泻血疗法可以有效抑制 XOD、ADA 活性，使尿酸合成减少，从而降低大鼠血尿酸水平。

另外，取高尿酸血症模型大鼠委中穴及足三里穴附近的血络刺络泻血，第9周后腹主动脉取血检测大鼠 UA、Cr、BUN 及 AST、ALT 水平。结果显示，刺络泻血疗法可以降低腺嘌呤和乙胺丁醇灌胃所致高尿酸血症模型大鼠的尿酸水平，降低高尿酸血症所致肝肾损伤，改善大鼠的肝肾功能。

三、刺血疗法对神经功能的影响

刺血疗法可以减轻神经功能损伤，促进神经功能缺损的恢复。有人以刺络放血配合中药治疗急性缺血性中风患者，2周后观察临床疗效、治疗前后中枢神经特异蛋白（S100β）和神经元特异性烯醇化酶（NSE）水平、脑血管血流动力学指标、神经功能缺损评分表（NFA）及日常生活能力量表（ADL）助评分变化。结果显示，刺络放血配合中药治疗急性缺血性中风可有效减轻患者的神经功能损伤，改善患者预后。有人观察到，耳尖、十宣放血能促进高血压脑出血微创血肿清除术后患者神经功能的恢复，减少脑水肿体积，并降低血清 Caspase-3、Caspase-9 水平。对脑梗死急性期患者进行急救穴刺血疗法治疗 7 日后，患者梗死侧波幅升高、上升时间缩短、转折高比值增大；非梗死侧脑血流图各项指标治疗前后无明显差异。证实刺血疗法加强了患者脑血管的正向调节作用，与脑供血的改善具有显著相关性，从而促进了神经功能缺损的恢复。

有人观察到，刺络放血加穴位贴敷治疗可显著增加糖尿病周围神经病变（DPN）患者腓总神经、正中神经的感觉神经传导速度（SCV）及运动神经传导速度（MOV），缓解肢体麻木等症状，且不良反应较少，临床价值较高。有人治疗一组阳虚型 2 型糖尿病周围神经病变患者，全部伴有不同程度的肢体感觉、运动神经功能缺损的临床表现，肌电图显示周围感觉或运动神经传导障碍。应用立极针法配合微络刺血治疗后，在改善Toronto 临床评分和中医证候总积分方面，明显优于甲钴胺口服。

四、刺血疗法对缺血性脑损伤的影响

多角度研究井穴刺血疗法对缺血性脑损伤的脑保护作用，显示刺血能通过促进保护因子表达、拮抗损伤因子表达而起到保护脑细胞代谢的作用。如有人利用急性脑缺血动物模型，观察到井穴放血可明显增强缺血区脑组织对抗神经细胞凋亡的即刻早期基因 c-fos 蛋白和抗应激 HSP70 蛋白的表达，因此认为刺血疗法能提高急性脑缺血后，神经细胞对缺血、缺氧的耐受和适应能力，抵抗细胞凋亡的发展，增强脑修复能力。

不少以十二井穴刺络刺血的实验研究发现：对局灶性脑缺血模型大鼠实施手十二井穴刺络放血，能降低缺血脑组织中丙二醛（MDA）含量，提高超氧化物歧化酶（SOD）活性，证明对脑缺血损伤具有保护作用；可显著促进中风患者缺血区脑组织早期基因信使 MRA 的表达水平，从而大大减少了神经元的凋亡，促进了脑神经的修复；能使大鼠

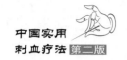

脑缺血组织局部升高的兴奋性氨基酸（EAA）浓度在 60 分钟后开始降低，下降幅度较单纯凝结模型对照组大，并于 90 分钟后接近正常水平，从而提示手十二井穴刺络放血法可阻止神经毒性，起到保护脑损害的作用；还可使急性局灶性脑缺血模型大鼠缺血区局部脑组织氧分压升高、H^+ 浓度降低，缓解因急性缺血性损伤造成的低氧状态和酸中毒。

有研究表明，HSP70 是缺血性脑损伤中较为敏感的指标，对缺血性神经细胞有保护作用。在缺血再灌注的不同时间内，刺血疗法使缺血大鼠大脑皮层及海马区 HSP70 mRNA 呈升高趋势，表明可能是通过促进脑内 HSP70 mRNA 表达，同时通过 HSP70 调节细胞膜钙离子通道达到保护作用。

五、刺血疗法对免疫调节的影响

刺血疗法具有调节机体的免疫功能，控制自身免疫性疾病的作用。

变应性鼻炎属于 I 型变态反应。有人观察梅花针刺络拔罐法治疗变应性鼻炎的临床疗效，并探索其作用机制。于治疗前、治疗 6 周和治疗 12 周时比较患者临床症状总积分和体征评分，以及治疗 12 周后的临床疗效及免疫指标 $CD3^+$、$CD4^+$、$CD4^+/CD8^+$ 和 IgE，结果显示，刺络拔罐法可有效改善患者临床症状和体征，作用机制可能与调节体液和细胞免疫功能有关。临床研究还证实，刺血疗法对免疫调节作用，能提高带状疱疹、湿疹、类风湿关节炎等疾病的治疗效果。有人观察针刺放血为主联合西药治疗带状疱疹的疗效及对患者外周血 T 细胞亚群的影响。结果显示刺血组的平均止疱时间、止痛时间和结痂时间明显少于对照组，治疗后 CD3 和 CD4 细胞水平明显高于对照组。耳穴放血疗法对湿疹患者的影响提示：放血疗法能降低湿疹患者体内 PGE2、TXB2、LTB4 和 6-K-PGF1α 表达水平，从而减轻其临床症状。刺血法加中药熏洗治疗类风湿关节炎，能降低 ESR 及 M、IgM、IgG 的含量。

实验研究显示，实验性变态变应性鼻炎大鼠外周血 IL-4 含量和血清总 IgE 水平，均明显高于正常对照组，但经刺血治疗后与之前比较，有显著性差异。显示刺血的疗效机制可能与其对外周血 IL-4 含量和 IgE 水平的调控有关。并观察到，刺血疗法对实验性变应性鼻炎大鼠下丘脑 – 垂体 – 肾上腺轴紊乱和鼻黏膜异常的 P 物质水平有明显的调整作用。

六、刺血疗法对抗炎因子的影响

刺血疗法通过释放抗炎因子，抑制致炎因子，减轻炎性反应，发挥抗炎、泄热效应。

临床研究观察到，辨证施护联合耳尖、少商穴放血治疗外感发热患者效果良好，干预后体温改善程度明显优于对照组（$P < 0.05$），C 反应蛋白水平低于对照组（$P <$

0.05）。痰热清联合十宣放血疗法能有效降低慢性阻塞性肺疾病（COPD）合并肺部感染患者血清 CRP、IL-1、TNF-α，提高临床疗效。刺络放血对急性痛风性关节炎患者有很好的疗效，其机制可能是降低患者血清 IL-6、IL-8 和 MMP-3 的表达水平，抑制局部炎症反应，细胞间黏附分子 -1（ICAM-1）在炎症反应中起着重要作用。刺络能更好地降低颈椎病 ICAM-1，对改善局部组织炎症损伤、加速局部无菌性炎性物质的排除、阻止炎症过度反应、促使炎症恢复、使局部组织处于高供氧低消耗状态有较好作用。

实验支持这些研究结果：刺血疗法治疗急性痛风性关节炎不但能下调 IL-1β、IL-6、IL-8、TNF-a 等促炎因子的表达水平，而且能上调 IL-4 和 IL-10 等局部抗炎因子的表达水平，从而减少关节腔内尿酸盐结晶沉积，抑制炎性细胞的浸润，改善关节滑膜的组织形态结构，发挥抗炎效应。

还有实验显示，选用佐剂性关节炎（AA）模型大鼠于红肿热痛出现高峰（18 小时）之时进行刺血，能通过降低炎症介质的分泌降低模型大鼠肛温，提高 AA 大鼠痛阈和降低局部肿胀度，具有较好的泻热镇痛作用。同时，刺血疗法可能通过提高 HSP70 的含量，达到增高 AA 模型大鼠细胞存活率、减轻炎症损伤、增强热耐受力的效果。也有人观察到刺络放血可以刺激家兔发热模型骨髓的造血功能，促进白细胞生成因素的形成，从而使血液中白细胞总数迅速增高，起到吞噬、杀灭作用，并通过溶酶体释放多种酶，对细菌起溶解作用。刺血疗法可显著降低膝关节骨性关节炎模型家兔（KOA）骨内压，抑制血液中 IL-1β、TNF-α 的产生，从而更好地抗炎、减压，达到治疗的目的。

七、刺血疗法对疼痛介质的影响

刺血疗法能通过抑制疼痛介质分泌，起到镇痛的作用。临床研究发现，治疗带状疱疹后遗神经痛（PHN）患者，刺血拔罐可显著降低患者外周及局部血清 P 物质含量，这可能是其发挥镇痛效应的机制之一。观察耳尖刺血疗法联合加巴喷丁治疗慢性肾脏病（CKD）并发急性带状疱疹性神经痛的疗效，患者经治疗后，止疱时间、结痂时间和脱痂时间均明显缩短；疼痛程度评 VAS 评分明显降低；血清中 β-EP、IFN-γ 水平均明显升高，而 PGE2、CGRP、IL-4 及 TNF-α 等水平均显著下降。推测耳尖刺血可能与抑制炎性反应及增强免疫应答等多种途径有关。通过耳尖刺血，降低体内神经和皮肤感受器兴奋阈值，减少脊髓和受损组织分泌 CGRP、PGE2 等疼痛介质，从而下降其外周疼痛敏感性。其次，刺激耳尖穴可激活体内镇痛途径，促进中枢神经系统分泌 β-EP 等阿片肽类物质，降低局部疼痛程度。

有人观察到，运用委中穴放血治疗下腰痛，具有明显的即刻镇痛效应，并且显著降低了患者表面肌电波幅值，升高中位频率，进而改善肌肉紧张度，减轻肌肉疲劳，使症状得到缓解。对类风湿关节炎皮下结节患者实施刺血拔罐与艾灸联合治疗，能够降低患

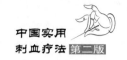

者压痛关节数、肿胀关节数，降低其转录因子 KB 水平，改善患者局部位置血流状态与营养状态，具有显著镇痛散结效果。壮医刺血也能减轻活动期类风湿关节炎患者关节晨僵、肿胀、触痛症状，降低 CRP、ESR 等炎症性指标，具有较好的抗炎消肿止痛作用和缓解病情的疗效。

实验研究证实，放血疗法可以有效减少急性痛风性关节炎大鼠外周疼痛介质 K^+、DA、5-HT 的产生，缓解痛风急性期疼痛。由此可见，通过刺血可以排出病变局部含有大量致痛物质的血液，以改善血液微循环，加速新鲜血液在局部的流动，从而起到降低炎性物质及致痛物质的浓度，并且能够激发内啡肽等镇痛物质的产生，从而减轻疼痛。

八、刺血对神经 – 内分泌调节的影响

周期性乳痛症与激素水平的变化及其他因素有关。有人以刺血拔罐双天宗穴治疗乳痛症，每周 1 次，连续 3 次为 1 个疗程，共治疗 2 个疗程。对照组口服乳核散结片。结果两组患者治疗后乳房疼痛评分比较，观察组优于对照组（$P < 0.05$），证实刺血拔罐双天宗穴治疗乳痛症临床疗效显著。

体内雌激素水平波动是引起围绝经期潮热的重要原因。实验观察耳尖刺血对去卵巢拟阴虚内热大鼠神经内分泌的影响，结果显示，耳尖刺血有降低肛温、LH 的趋势，升高血清雌二醇（E_2）的趋势，降低促卵泡生成激素（FSH）、NE、5-HT 的含量，降低 5-HT/NE 的比值，提高 5-HIAA/5-HT 比值的作用。显示耳尖刺血法能够调节去卵巢拟阴虚内热大鼠的神经内分泌功能。进一步观察发现，耳穴刺血治疗对去卵巢拟阴虚内热大鼠 E_2、FSH 的调节与雌激素治疗效果大致相当，提示耳尖刺血对去卵巢拟阴虚内热证有一定的治疗作用。

九、刺血疗法对逆转肝纤维化的影响

肝纤维化（HF）是慢性肝病向肝硬化及肝癌发展的必经阶段。研究发现，刺血疗法具有逆转肝纤维化的作用。有人对不同组别大鼠的 Masson 染色切片观察和分析得知，刺络泻血疗法能有效降低 CCL_4 诱导肝纤维化大鼠肝纤维化指标 PC Ⅲ、C Ⅳ含量和肝脏组织形态 AST、ALT 的含量，从而有效地减轻了四氯化碳诱导的 HF 大鼠模型的肝脏组织形态学改变程度。

还有人观察刺络泻血疗法对肝纤维化大鼠肝组织中肝星状细胞（HSC）凋亡的影响，发现大鼠经刺血可有效促进 HSC 凋亡，减轻大鼠肝纤维化程度，逆转肝纤维化。这提示刺络泻血疗法是一种有效治疗肝纤维化的方法，而促进 HSC 凋亡可能是刺络泻血疗法防治肝纤维化的重要机制之一。

十、刺血疗法对改善抑郁状态的影响

刺血疗法治疗抑郁症临床疗效显著。有人观察刺血疗法联合针刺治疗气滞血瘀型抑郁症的临床疗效，治疗后两组患者 HAMD、SDS 评分均低于治疗前，并且刺血组 HAMD、SDS 评分均低于对照组（P 均 < 0.05）；治疗后刺血组总有效率、临床疗效优于对照组（P < 0.05）。抑郁症的发病与特定的细胞因子水平密切相关。有人观察针刺放血双侧太冲穴结合氟西汀治疗抑郁症患者前、后分别用汉密尔顿抑郁量表（HAMD）、临床总体印象量表（CCI-SI）评定临床疗效，并观测血清 1L-1、1L-6、TNF-α、IFN-y 及副反应量表（TESS）。结果显示，针刺放血疗效确切，其可能机制之一是通过调节血清细胞因子水平而发挥抗抑郁的作用。

实验研究发现，刺血疗法抗抑郁治疗效果确切，可能的机制之一是通过抑郁模型大鼠海马齿状回基质细胞衍生因子 -1 免疫阳性细胞促使其海马苔藓纤维轴突出芽，调控脑源性神经营养因子的表达，激活脑内信号转导通路的实现。另外，十二井穴刺络放血能显著改善模型大鼠的抑郁状态，可能是通过降低 IL-1β、IL-6 的含量使其接近正常水平，行为学能力得到改善，从而发挥抗抑郁作用的。

除上述外，还有研究证实刺血疗法能降低胆色素致石豚鼠的血 Ca^+ 水平；促进肝脏正常分泌胆汁；保护胆囊黏膜上皮，减少其黏液的合成与分泌，从而抑制其结石形成。临床观察期以刺血为主治疗急慢性胆囊炎 48 例，全部有效。提示刺血可使局部血液流变学改变，增强肝胆新陈代谢，促进肝胆血液循环，达到治愈胆囊炎的目的。

十一、思考与展望

现代有关刺血疗法的临床和实验研究日益增多，范围更广，并取得了较大突破，具有重要的医学价值。主要体现在以下五个方面：与刺血有关的医学专著不断问世；刺血工具不断得到改进和创新；刺血疗法临床应用范围不断扩大；刺血疗法临床研究方法更加科学；刺血疗法作用机制研究更加深入。但是，现代有关刺血疗法的研究，仍然有许多不足和有待加强之处。主要表现在以下四点。

一是刺血疗法理论体系亟待进一步完善。历代关于刺血疗法的文献众多，但并不完整。现代中医刺血疗法理论构架尚未完善，有关刺血疗法的作用机制缺乏清晰、系统、全面的阐述；适应病证、操作规范、应用禁忌等有待进一步研究、明确；最佳穴位选择、针具选用、出血量效关系及疗程，皆因缺乏严格的判定标准而完全依赖医者个人经验的把握等，影响刺血疗法的普及和推广。

二是刺血疗法临床应用亟待进一步扩大。尽管有人通过临床刺血文献进行统计分析发现，涉及疾病已达 240 种，但大多疾病的文献资料偏少，优势病种不多，临床实践探

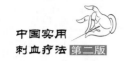

索相对局限。同时，由于整体理论构架的缺失，影响了医患双方对刺血治疗的理解与认识，使得刺血疗法临床效能未得到充分发挥。

三是刺血疗法临床研究质量亟待进一步提高。目前国内关于刺血疗法临床研究的文献报道不断增多，但在课题设计及证据等级等方面，质量有待进一步提高。如有的多停留在临床经验总结上，少有随机对照试验设计，多中心大样本的研究更是少见；有的刺血治疗组的治疗方案并非使用单一刺血疗法，而是常常针刺、拔罐、中药、西药等其他方法配合使用，因而很难证明临床疗效与刺血的直接相关性；有的证据不充分，操作规范无标准，评价体系不完善，很难证明刺血疗法的实效性。有研究对 1333 篇临床刺血文献进行临床研究证据分级，发现属于Ⅳ级证据的竟占 80.42%，同时没有发现可作为Ⅰ级证据推荐级别者。另外，在相关数据库中检索到的刺血疗法文献影响因子均不高，均应引起充分的重视。

四是刺血疗法机制研究亟待进一步深化。尽管近十年来关于中医刺血规律性探讨和作用机制的研究逐渐增多，由细胞学到分子生物学的研究也取得了不少成果，但总体上尚处于起步阶段。有的科研设计存在一定的缺陷，观察内容较为局限，观测指标相对单一，缺乏统一、量化的评定标准和指标。

总之，中医刺血疗法作为传统医疗手段，具有适应证广、简便易行、作用迅速等优点，其疗效是值得充分肯定的。如果我们能在现有经验认识的基础上，加快探索建立一套中医理论指导下的刺血理论体系，按照规范化、标准化、现代化的要求，科学开展临床治疗规律研究，深入探讨其作用机制，相信这一传统疗法一定会为人类健康做出更大贡献。

第二节　世界传统医学中刺血疗法的起源与发展

刺血疗法历史悠久，至少存在 3000 年，也许可以一直追溯到石器时期。

在世界传统医学文献中，刺血疗法又被称为"放血术""泻血术""刺络术""吸血术"等。

世界上最早关于放血的记载，见于公元前 1550 年古埃及的埃伯斯纸草文，并影响了古希腊医学的发展。最早用于放血的工具包括棘刺、木棍、骨头、石块、贝壳及鲨鱼牙齿等。随着人类智慧的增长，出现了经过加工的放血工具，在南美洲、新几内亚、希腊和马耳他等地发现了外形类似于微型弓弩的放血工具。

世界上最早关于水蛭放血的记载，见于公元前 1500 年的古埃及法老墓穴壁画。

约在公元前 400 年时，拔罐放血已被埃及人广泛使用。古希腊人最早用葫芦拔罐，在葫芦的尖端钻一个小孔，用嘴吸气来获得负压。后来才有了吸角器、金属罐。

刺血疗法作为人类最初的医疗手段，曾被世界各地人民所使用，包括中国传统医学，古埃及、古希腊、古罗马、古印度传统医学及阿拉伯－伊斯兰、玛雅、波斯和东亚等传统医学。

一、古希腊罗马医学为代表的欧洲传统医学中的刺血疗法特色

以古希腊罗马医学为代表的欧洲传统医学中，放血疗法经历了由"兴"到"盛"再到"衰"的漫长历史过程。

至公元前4世纪，古希腊的医学已经形成了一个十分复杂和庞大的系统。被誉为"西方医学之父"的古希腊医学家希波克拉底（Hippocrates，公元前460—377年）提出"四体液"理论，认为疾病不是一个局部现象，而是整个机体中血液、黏液、黑胆汁、黄胆汁四种体液平衡的紊乱导致的。其中，血液过多即病因之一，而通过"静脉切放血术"等方法可以使这四种体液重归平衡，帮助人体自然痊愈。希波克拉底的实践格言之一："药物不能治愈，就用刀。"其中的"用刀"，就包括切开静脉放血。从此，这位"西方医学之父"就成了放血疗法的鼻祖。

公元前2世纪，罗马人占领了原来希腊的地区——巴尔干半岛南部。于是，希腊医生到罗马来的很多，如罗马最著名的医生盖伦（Galen，公元129—200年）。盖伦在"四体液学说"的基础上大力提倡放血疗法，病情越严重，放血量越多。盖伦充分了解动脉与静脉的区别，他根据患者的年龄、体质、季节、天气、地点和发病器官等，构建了一套非常复杂的放血疗法体系。盖伦认为放血疗法不仅仅是治疗痛风、关节炎、眩晕、癫痫、抑郁、眼病等大病的优选疗法，更是预防疾病的主要手段。为此，他甚至建议人们在特定情况下，每天要放两次血。被盖伦扩大且系统化的放血疗法对当时的罗马医学和后世医学的治疗方法产生了深远的影响。但由于盖伦医学体系本身的不足，也难以让其放血疗法堪称完美。

后来，埃伊纳的保罗、欧利巴休斯和阿伊提乌斯等在自己的医著中详细介绍了放血的适用病证和程序。

圣经时代的希伯来医学主要是僧侣医学。在整个中世纪的欧洲，放血疗法更加流行，几乎所有的疾病都提倡放血治疗。放血的实施者是教堂的教士。直到公元1163年，罗马教皇亚历山大三世明令禁止教士从事放血活动，这样，原本由教士主导的外科顺势转移到理发师手中，理发师外科医生应运而生。理发店则成了放血疗法的主要场所。16世纪中期，欧洲的理发店门口出现了红白条纹相间的旗杆，后来演变成红蓝白条纹相间的柱状标志。三种颜色分别代表动脉、静脉和绷带。

理发师用的刀和人们对放血的热情，谱写了一段西方医学史——外科学的发展是从

理发店走出来的。其中标志性的人物就是 16 世纪的法国理发师帕雷（*Ambroise Paré*，1510—1590 年），他后来被誉为"外科医生之父"。理发师们发展了一整套的放血操作规程和工具，放血用的双刃刀具叫"柳叶刀"。英国著名的医学杂志 *Lancet*（柳叶刀），就是由此取名。

在文艺复兴时期前后，放血量通常可达 16 ～ 30 盎司（相当于 468 ～ 878 mL），当时的放血标准是体温降低、脉搏减慢，方可达到治疗效果。

直到公元 1743 年，法国路易十五颁布了一道法令，禁止理发师们进行外科手术。紧接着，公元 1745 年的伦敦，乔治二世（George Ⅱ，1683—1760 年）也宣布外科医生和理发师应该各司其职，不允许再发生交集。由此，欧洲放血疗法进入了鼎盛时期。

法国曾经是一个非常热衷于放血治疗疾病的国家，并称之为"最后一种疗法"，意即生命垂危，用其他方法抢救无效时最后选用。无论是平民百姓还是贵族、皇帝，健康人每年都要定期放几次血，在疾病发作的时候都会使用这种治疗方法。法国的路易十四（Louis ⅩⅣ，1638—1715 年）和路易十五（Louis ⅩⅤ of France，1710—1775 年）都曾用放血治疗天花。1775 年，路易十五最终死于天花，临终前，医生们将他身上的血液几乎全部放干。

法国的布鲁萨斯（Broussais，F.J.V.1772—1838 年）是欧洲病理学家，他认为医生的基本任务是消灭炎症，以防危象出现，而对抗炎症的基本方法包括有意使身体衰弱些，即施泻血法。他和弟子用"吸角"泻血法治疗肠胃病、热病、心血管内膜炎等都有较好疗效，并爱用"蛭吸"泻血。法国医生路易·白利渥慈（Berlioz，L.V.）对放血疗法在欧洲的推广起到了积极的作用，他于 1812 年在巴黎医学会上宣读论文《论泻血术》，1816 年又出版了《论慢性疾病、泻血术及针术》。

到 19 世纪初，欧洲人还把放血疗法看成了医学保健的标志。当时，健康的英国成年人进行规律放血，放血量通常为 3 ～ 5 盎司（85 ～ 145 mL）。同时，水蛭放血法也极为普遍。19 世纪，几乎欧洲每家药剂房都有一罐活水蛭，用于治疗癫痫、痔疮、肥胖、结核及头痛等病。19 世纪上半叶，因水蛭放血的流行，整个西欧的水蛭都已经被捕捉殆尽，其风靡程度可见一斑。

随后，放血疗法被殖民者带到了美洲大陆，在那里它同样获得了许多拥趸。当时被誉为"宾夕法尼亚的希波克拉底"的美国著名外科医生本杰明·瑞师（Benja min Rush，1746—1813 年），就是放血疗法的推广者和实践者。1794—1797 年费城流行"黄热病"，他大量采用放血疗法治疗这些患"热病"的患者，每天能给超过 100 个患者放血。尽管一位英国记者对其疗效提出了怀疑，但法庭却宣判放血疗法是有效的。

不可置疑的是，在中世纪乃至 19 世纪初期，欧美因放血不当导致的医疗事故，造成大量患者死亡。其中，包括 1650 年法国哲学家笛卡尔在瑞典皇宫讲学，因感冒发热而接受放血治疗，10 天后便撒手西去；54 岁的英格兰国王查理二世轻度中风后，饱受放血之害；1799 年 12 月，68 岁的美国开国总统乔治·华盛顿原本只是染上感冒，却被连续多次放血近 2500 mL，当晚 10 点左右便停止了呼吸；1824 年 4 月，旅居希腊的 36 岁英国诗人拜伦因操劳过度而久病，后又持续发热，希腊人给拜伦提供了最顶尖的医疗团队会诊，最后还是被放血，不久便英年早逝。

随着医学技术的进步和放血疗法所暴露出越来越多的不足，人们开始对放血产生怀疑。一些勇敢而细心的医生，开始通过科学的方法进行验证。苏格兰军医亚历山大·汉密尔顿（Alexander Hamilton）采取科学的手段将 366 名患病的士兵平均分成 3 组观察。结果是不放血的两组分别有 2 例和 4 例患者死亡，而接受放血疗法的另一组死亡 35 例。显然这一结果给了放血疗法沉重的打击。1828 年，法国医生皮埃尔·路易（Pierre Louis，1787—1872 年）发表了他历时 7 年对 2000 名患者的临床观察结果，证明放血疗法对治疗肺炎和发热性疾病不仅无效，还明显增加了患者的死亡率。这些结论，对质疑放血疗法的有效性产生了较大影响。

尤其是到 19 世纪后半叶，放血疗法的作用更是受到严重的质疑和抨击。原因是自 1830 年以来，霍乱、流感等瘟疫的流行造成人口的大量死亡，这些疾病的特点表现为对身体功能的抑制作用。人们对于疾病的认识转变为疾病是对人体的一种抑制性影响，而放血会加重这种抑制作用。不过，以上的事例仅仅只是外在的因素。重要的是直到罗伯特·科赫等一批医学微生物学家出现，这个流行了几千年的疗法才终于淡出了欧美主流医学的舞台。因为，人们找到了更好的抗菌消炎的办法。

总之，以古代视角来看，盖伦放血疗法所体现出医学上的进步是引人注目的。但盖伦自身也承认了其初期放血理论的缺陷，造成患者死亡。从现代医学的角度来看，在 20 世纪细菌学和解剖病理学等现代医学理论并不成熟完善的情况之下，医生们有限地将放血疗法应用于临床医学实践。随着现代医学中细菌学和解剖学的进步，以及更为精准和科学的治疗方法的出现，现代医学基本摒弃了放血疗法。但是，也正如鲁道夫雅克什坦言："只要人类继续关注疾病的治愈，放血的治疗价值将继续开放讨论。"的确，放血疗法研究是一个长久的话题，而盖伦放血疗法体系更为庞杂，其背后所折射出古人的智慧与思想更值得为世人不断探究。

二、印度阿育吠陀医学中的刺血疗法特色

阿育吠陀医学是古印度对其传统医学的统称，诞生在公元前 5000 年的吠陀时代，被认为是世界上最古老的医学体系。其影响遍及印度、缅甸、马来西亚、尼泊尔、斯里兰卡等国。

阿育吠陀医学是以气、胆、痰三种体液为基础的，他们均属人体与生命不可或缺的

要素（生理），平衡紊乱则为病（病理），于是放血被认为是一种有效的方法，排出体内污浊与不纯净的血，可以在神的帮助下预防或治愈疾病。

11 世纪成书的《妙闻集》，是古印度阿育吠陀系最著名的医学代表著作。该书第 3 卷第 8 章名为"刺络法"，详细介绍了包括头部、足部、上肢、腰、臀、背、肩、腹、胸、两胁、阴茎、舌下等部位的静脉，一般选取这些病变部位附近的静脉进行放血。如足热、足麻痹、腨痉挛、瘰疬、丹毒、急性痛风或风湿、踝痛、干癣、足皲裂等，取位于踇趾与第二趾间上二指处静脉；癫痫取颌关节附近的中心静脉；癫狂取位于颞颥与额之发际的关节处的静脉；舌病与齿病取舌下静脉；上颚病取位于上颚的静脉等刺血。《妙闻集》还记载了 20 种"不完全刺络"事故，如以微细的锐器在静脉进行穿刺，出血不明显，出现疼痛与肿胀者，为"不良穿刺"；穿刺度过大时，引起内出血或出血过多者，为"过剧穿刺"等。

印度医学除继承了古埃及、古希腊和古罗医学用利器放血外，还根据病因之不同，选用 3 种不同的吸血用具：角（牦牛角）、蛭（水蛭）和葫芦。通过"负压吸法"放血，可以使"血液得到净化"。其中，"按照恶血的深度""要除去浓厚状态、郁积深部的恶血，以水蛭为适当；恶血弥漫于周身时，以管；又恶血存于皮肤时，以角与葫芦为适当"。

在 8－14 世纪，中国藏医学与蒙医学对阿育吠陀医学三体液理论进行了系统化"复制"，并用藏族和蒙古族语言文字创造性地仿造出了"中国版"的阿育吠陀医学三体液理论，充实完善了藏医学、蒙医学基础理论体系。

三、玛雅医学中的刺血疗法特色

诞生于公元前 2500 年的中美洲玛雅文明，曾经以其独一无二的历法、数学、建筑、艺术、医学等不朽的成就，成为世界文明之林中一朵耀眼的奇葩。玛雅是一个即将销声匿迹的民族，但他们依然保留着自己的传统文化，包括医药学。

玛雅医学将致病因素分为：自然因素（四方风、山林之风、食物）、情绪因素（惊、怒、嫉妒）、超自然因素（触犯神灵、违背誓言、违背社会规范、诅咒人）。"邪风"可能由于这些原因引起，从而影响人体健康。因此，玛雅医治疗疾病首重驱逐"风"邪。治疗方法包括按摩、推拿、拔罐、针刺放血、药浴、本草药物等。玛雅医学善于用针刺放血疗法（玛雅语称 Tok），以便将淤积在体内的邪气、病气驱逐出体外，同时使正气恢复。

在墨西哥人和其他中美洲人中，放血疗法的操作者被称为"tezoani"。他们使用天然的放血针，如植物刺、响尾蛇毒牙、黄貂鱼刺、豪猪刺、野火鸡骨刺等，手法敏捷而安全。治疗点往往就是疼痛点，或者是身体的某些对疾病有特殊影响的部位。针刺后，用拔罐法将浓稠呈暗红色的血块拔出，以缓解血热及风邪引起的病证。如治疗风邪所致的头痛，在项背部拔罐和放血，部位相当于中医学的肩井和大杼穴，也可用蛇牙刺破额头放血达到治疗效果，而治疗关节痛，则用较长的鱼骨针。

玛雅习俗每年"圣星期六"在儿童两眉之间做针刺出血，可将风邪逐出，从此这孩童有能力抗拒风邪的袭击及其他病证，部位相当于中医学的印堂穴。目前知道玛雅针刺医生常用部位有50个，这些位置及主治功能类似中国针灸学的穴位。

玛雅医学是一种既能治疗生理病，又能治疗情志异常病的双叉式医疗系统。针刺放血疗法不但具有祛除侵入体内风邪的治疗作用，更重要的是具有神学意义。因此，放血的另一个重要作用是作为献祭的一部分。玛雅人认为血是玛雅神灵的餐食，于是在玛雅王室贵族中非常流行放血。放血的部位是刺破身体柔软的部分，特别是舌头和阴茎，使血液喷射出来，或收集在纸张上，纸张随即被点燃。这种燃烧血液的行为象征着通过冉冉升起的烟雾传递信息给神灵，象征着把自己的魂交给神灵并求神灵来保护。

四、阿拉伯－伊斯兰传统医学中的刺血疗法特色

公元8世纪，希腊科学及哲学著作传入古代阿拉伯地区，希波克拉底和盖伦的医学著作被翻译成阿拉伯语，穆斯林学者们发展并提炼了他们的理论，结合当地原有的医学形成了独具特色的阿拉伯医学，在伊斯兰人将伊斯兰教推广到欧洲拉丁语国家的同时，也将以放血疗法和烧灼术为核心的阿拉伯医学带到这些地区，并在这些地区发扬光大。

11世纪，素有"中东医圣""阿拉伯医学王子"美誉的阿维森纳（Avicenna，980—1037年）撰写的融合了伊斯兰医学及东西方医学的《阿维森纳医典》问世，这是中世纪医学和阿拉伯医药学最高医药学成就的代表。书中更是明确提出了放血疗法的理论。在阿拉伯世界，放血疗法被称为Hijama疗法，Hijama认为需要放出"坏血"。其方法即用手术刀片划破表皮，迅速于放血部位放置火罐，也称杯吸法，以达到放血的目的；身体虚弱的患者可使用较温和的方法，如水蛭放血。放血部位主要在背部及项部。主要用以治疗偏头痛、高血压、围绝经期综合征、慢性疲劳综合征、冠心病、睡眠异常、失眠或嗜睡症等。Hijima放血疗法亦认为要祛除体内腐败的液体，如放出的血黑而稠则是病血，需要流尽病血直至放出正常血，一般出血50～100 mL，甚至更多。

由于伊斯兰教先知穆罕默德曾经特别推崇这种放血疗法，所以很多科威特、沙特阿拉伯等阿拉伯人即便没有任何病证，也要像过斋月一样每年做1次Hijamah放血，以便能防病健身。突尼斯的"割刺疗法"起源于阿拉伯民族医学，是在一定部位的皮肤上（一般为疼痛部位）进行割刺出血，主要用于治疗"痹证"和"痛证"。这与中国古代的"豹文刺"有类似之处，至今在突尼斯仍被应用于临床。

阿拉伯－伊斯兰医学随伊斯兰教传入中国后，也曾对中国传统医药学产生了积极影

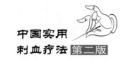

响。有人对《阿维森纳医典》和藏医《四部医典》中的放血疗法做了初步的比较，认为古代阿拉伯医学与青藏高原的藏医学之间具有诸多共同点。古代青藏高原和中东地区的文化有着交流历史，两种医学之间有着各自的特点和优势，也相互影响。

五、波斯传统医学中的刺血疗法特色

波斯传统医学也被称为伊朗传统医学，涵盖讲波斯语的伊朗、阿富汗和塔吉克斯坦三国。波斯传统医学也是以四大元素（地、火、水、风）、四大体液（血液、黏液、黄胆汁、黑胆汁）学说为基础的传统医学。认为当某种体液过量堆积，机体便会通过特定的机制将多余的体液排出。但如果过量堆积的体液超出了机体的承受范围，便需要借助外界手段帮助机体将多余的体液排出，放血疗法便应运而生。

波斯语中"Fasd"表达的意思为放血，刺血管，静脉切开术。一般采用的器具为小眉刀或手术刀。波斯传统医学中的放血疗法包括刺络拔罐、静脉切开术、水蛭疗法。刺络拔罐即湿法拔罐，主要的拔罐工具为动物角（多用牛角）、竹杯等，能放出体表的血液（多使用于表证）；静脉切开术即放血疗法，能放出体内的血液（多使用于里证，病位在脏器）；而水蛭疗法能放出不在表不在里的血液。同时水蛭能放出刺络拔罐无法放出的血液。

伊朗传统拔罐疗法也分为干法拔罐和湿法拔罐两种。干法拔罐是无创的，仅使用真空的拔罐器将皮肤吸入罐内；湿法拔罐即是有创的，要在局部皮肤进行割划操作。Avicenna 是一千年前伊朗最著名的医生，他在《医学经》中详细记载了刺络拔罐的三个操作步骤：先要备皮消毒，然后拔罐，直至局部充血、瘀血后移去罐体，用细长刀快速划破皮肤表皮数刀（15～20 个），立即将罐体再次吸附在皮肤划破处，此时血液将大量积聚于罐内，5～10 分钟后，罐内血液凝固而起罐。医生可根据病情、患者体质及血液颜色决定是否需要重复吸拔或终止施术。临床应用包括腰痛、动脉粥样硬化、偏头痛、急性咽炎、急性扁桃体炎、痤疮、关节炎、疔毒、痔疮、痛风等。常见拔罐部位则包括前额、眉心、枕后、后颈、下巴、肩、脊柱、乳房下围、大腿与臀部交接处、小腿外侧、膝盖正下方、脚踝和脚跟之间等。

六、中国传统医学中的刺血疗法特色及对东亚医学的影响

中国传统医学的代表是中医学。中医刺血疗法，古称"启脉""刺络""砭石法"，至今已有 3000 多年的历史。

中国长沙马王堆西汉古墓出土的帛医书《脉法》中就有"以砭治脉"的记载。《黄帝内经》的问世，奠定了刺血疗法的理论和实践基础。晋代《针灸甲乙经》列"奇邪血络"专篇，扩大了刺血的临床范围。《肘后备急方》较早记载了"角"法（拔罐法）及

"针角"法（刺血拔罐法）。金元的学术争鸣，极大地推动了刺血疗法的发展。明清时期瘟疫大流行，使刺血在传染病的临床运用中取得了突破性进步。《痧胀玉衡》是刺血治疗瘟疫等危急症的代表著作。同时，刺血疗法不仅是传统中医的外治法之一，也是中国藏医、蒙医、维吾尔医、哈萨克医、回医、壮医、土家医、苗医等少数民族传统医学中各具特色的重要组成部分。

中医现代刺血疗法发展快速，主要体现在刺血专著不断问世、刺血器具不断得到改进和创新、刺血疗法临床应用范围不断扩大、刺血疗法临床研究方法更加科学、刺血疗法作用机制研究更加深入。

由于中医刺血疗法是建立在完整的脏腑、经络、腧穴理论和辨证施治理论指导下的外治方法，因此，从适应证、禁忌证到取穴配穴、操作方法及出血量等方面，都与世界其他地区传统医学的放血疗法有着较大差异。

早在公元7－10世纪，中医药随着唐宋的强盛在世界范围内得到广泛传播，成为许多地方主要的治疗理论和手段。但影响最大的是东亚地区，并成为朝鲜、韩国、日本等国传统医学中的重要组成部分。

公元2世纪末，中国的经典著作《黄帝内经》《伤寒论》等已传入朝鲜。古代朝鲜曾经几乎全盘接受汉民族的医学传统，以此作为本民族医学的基础。《朝鲜医籍通考》中，朝鲜版中国医书111本，而中国版朝鲜医书仅4本，便可见一斑。1433年，朝鲜修成的《乡药集成方》中，记载了刺络放血治疗癫狂、头痛、暴喑、热喘、衄血等病证。1610年，朝鲜宣祖及光海君时期的名医许浚所著《东医宝鉴》中，全面介绍了针刺放血疗法。

近代韩国心天医学认为，人体得病是因为机体出现瘀血阻滞血管，而自身失去了祛除瘀血的能力，故采用泻血疗法为主的手段祛除瘀血达到治疗疾病的目的。心天泻血是以专用拔罐器抽取毛细血管中积累的瘀血，其特点是治疗效果比较快且作用强。以眼科为例，视力减退、近视、远视、白内障、青光眼、视网膜色素变性、视神经萎缩、眼球干燥症、结膜炎、眼球充血等，都可采用心天泻血治疗。2007年7月，在中国南宁召开的首届亚洲刺络放血学术研讨会上，韩国金智秀现场表演了心天泻血法，表演的工具是他们自行研制的多头放血针和特制放血抽气罐。

中日医药交流源远流长。日本称刺血疗法为"刺络疗法""刺血术""泻血术"。日本现代刺络疗法的定义：以经络学说为基础理论，通过针具刺破人体特定部位的血络，放出适量的血液以疏通气血、治疗疾病的一种传统治疗方法。

刺血疗法最早记载于日本纪元412年的《日本书纪》，书中提到允恭天皇时代就有"破身治病"的方法，"破身"即放血。到了公元6世纪，《黄帝内经》传入日本，日本原始的刺络疗法在理论及操作上得到了迅速发展，并逐渐形成了以经络学说为基础的刺

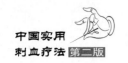

络疗法。

日本医学史上，历代出现了众多擅长刺血疗法的医生和刺络放血的著作。

平安时代（801—1191 年），丹波康赖于公元 984 年编纂《医心方》30 卷，是研究日本刺络疗法重要的文献之一。书中记载了颅息、瘰脉、扶突 3 个经穴的刺络方法及水蛭吸血疗法。

室町时代（1393—1467 年），曲直濑道三的《启迪集》记载了刺血治疗腰痛、眼目疾病。宽政 4 年（1463 年）大规广泽把德国医生斯戴尔的外科书译成《疡医新书》，其中有刺血专篇；文政 8 年，佐佐木仲泽更以"八刺精要"为题，增译此篇。

江户时代（1603—1867 年）早期，刺络疗法一度处于灭绝失传的境地。中期，刺络疗法呈现出前所未有的繁荣兴盛局面。其因有二：一是中国唐宋至明清，刺血的理论和实践都取得了显著的进步，尤其是《痧胀玉衡》于 1691 年传入日本，影响并促进了日本刺络疗法的发展；二是室町时代从葡萄牙传来的南蛮医学和其后传来的荷兰医学，对日本泻血疗法的发展起到了非常重要的促进作用。由于两种文化背景不同的医学发生碰撞，推动了日本在刺络放血研究方面的新进展。

江户时期，在日本产生了倡导汉荷医学结合刺络疗法的折衷派。菅沼周桂、山胁东门和荻野元凯 3 人就是这一时期折衷派的代表医家，在 3 人的影响下，日本刺络疗法大致形成。菅沼周桂（1706—1764 年）著《针灸则》，记载了委中、曲泽、大敦、百会、少商等 20 余个刺血穴位，治疗病证达 40 余种。山胁东门（1736—1782 年）把荷兰的泻血疗法和中国医学的刺络疗法结合起来形成了新的刺络疗法，所著《东门随笔》中记有刺络所用器具为三棱针。荻野元凯（1737—1806 年）于 1771 年著成《刺络编》，书中充分体现了汉荷折衷的理念，对近现代日本刺络疗法的成熟与发展起到了重要的推动作用。该书"总论"介绍了刺络的基础理论、操作方法、注意事项、刺络禁忌及刺变的防范措施等；"分论"则列述了刺络方法和抓针法、蜞针法、角法等 3 种特殊的刺络方法，并列举了 13 例刺络有效病案。本书是日本刺络代表作之一，为刺络法的普及与发展做出了贡献。同一时期，日本著名医家丹波元简及中神琴溪、恒本针源、三轮东朔、入江大元、佐藤方定、佐佐木仲泽等，也开展了与刺络法有关的翻译或著述活动，促进了刺络疗法的发展。

明治时期（1868—1912 年），日本政府推出维新运动，而古典的汉方医学也成为这次改革的牺牲品，刺络疗法被明令禁止。直至 1947 年内务省发布《按摩、针、灸、柔道整复等的营业法》，日本刺络疗法才再现曙光。

日本近现代的刺血疗法有长足进步。代表医家是誉称"日本现代刺络界第一人"的东洋医学会评议员工藤训正和丸山昌朗、浅见铁男。工藤训正从事刺血临床研究多年，积有丰富经验，所著《刺络法》《图说刺络治疗》颇具影响。丸山昌朗擅长刺血疗法，并主张刺血后以吸角（火罐）尽可能多吸出些血液，以增强治疗效果。工藤、丸山二人于 1957 年合著出版《刺络治疗法》，该书是以现代医学为基础的一本系统的刺络学著作，突破了传统刺络疗法的窠臼，极大地促进了刺络疗法与现代医学的结合。工藤成立的"刺络研究会"是现在日本"刺络学会"的前身，他的许多关于刺络理论和技术方面的论述成为现在日本刺络疗法的标准。

1958 年，日本名医间中喜雄与德国医生 H. 许米特合著《针术的近代研究》，就刺血的目的、工具、适应证、代表医家及个人心得，都做了详细介绍。作者将刺血疗法用于围绝经期的肩僵、眩晕、头痛、忧郁、腰痛等证的治疗，疗效显著，并通过实验研究对刺血机制进行了探讨。1969 年，黑岩东五出版《真空净血疗法》一书，"真空净血疗法"跟中国的刺血拔罐法相似。1987 年，日本成立了全国刺络问题恳话会，1994 年正式更名为日本刺络学会。学会定期开展刺络疗法学术活动，创刊《刺络》杂志，并于 1996 年制作发行了《刺络针法指南》，为现代日本刺络疗法的应用指南。1998 年，浅见铁男著成《21 世纪的医学》，以临床实践证实井穴刺络疗法对各类疾病的疗效，并提出井穴刺络机制的假说，创立了井穴刺络研究会，对日本井穴刺络的发展起着重要作用。

1999 年 5 月，日本刺络学会组织专家团队全文翻译了谭德福等主编的《中国实用刺血疗法》一书，时任日本刺络学会会长森秀太郎亲自作序，日本东洋学术出版社出版，书名《中国刺络针法》（日文），使中日刺血（络）疗法的交流得到进一步升华。

除上述外，放血疗法也在世界其他地方得以实践。如乌干达的 Baganda 部落为患者放血，以缓解头痛；北澳大利亚人和塔斯马尼亚州的土著人同样为缓解疼痛而进行放血；在斐济，竹笋被用于放血；在苏门答腊岛同样认为"坏"的血液必须被祛除；在南美洲一些地区，认为疲劳是由于血液中存在异物，巴塔哥尼亚人（一个南美洲阿根廷民族）在旅途中累了，会给自己放血以摆脱恶灵等。

七、小结与展望

医学系统在欧洲和亚洲两个大洲及阿拉伯、印度之间似乎有着密切的关联。距离从未真正地阻隔欧亚之间医学、文化的交流。不论是中医、中国各民族传统医学，还是古希腊医学为代表的欧洲传统医学、印度的阿育吠陀、阿拉伯等传统医学，都认为放血疗法能祛除体内"邪气"，带来内在平衡，这也是古代朴素唯物主义衍生的传统医学相同之处。

今天，中国的刺血疗法已完全植根于中医脏腑、气血、经络和辨证论治理论之中，仍然是中医和各民族医大量用于临床的外治手段之一。仅对 2009—2019 年的临床刺血研究文献进行分类总结，结果涉及疾病 349 种，分布于 17 个系统。足见其临床应用之

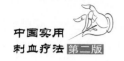

广泛。

尽管放血疗法在西方经历了产生、发展、鼎盛、衰落的过程，但至今并没有完全消失。不过，几乎不会有人认同盲目放血的做法了。近现代，放血疗法虽然淡出了西方主流医学，但仍然活跃在补充医学的舞台，对某些病证或某些特定的需求发挥作用。至今，西医学仍将这一古老的传统治法作为治疗血液高黏度或高血容量的一种紧急治疗方法。一般操作是直接从静脉抽血，出血量在 200 ～ 500 mL/ 次。比如血色病（又称含铁血黄素沉着症或血色素沉着症）、红细胞增多症（包括真性红细胞增多症、高原红细胞增多症、新生儿红细胞增多症）、肺源性心脏病高黏血症、迟发性皮肤卟啉、艾森曼格综合征等疾病，临床仍然需要静脉放血这种特殊的基础治疗手段。

同时，水蛭吸血法（水蛭疗法、水蛭针疗法）也依然活跃在补充医学的舞台。经过多年的发展，活体水蛭在医学中的应用，已从传统的放血疗法逐渐演变为针对静脉阻塞及凝血功能紊乱的现代生物学疗法。临床表明，以活体水蛭吮血治疗痛风性关节炎、类风湿关节炎、肌筋膜炎及中风后遗症、静脉曲张、关节炎、糖尿病等与心脑血管相关病证的治疗上取得了良好的成效。尤其是在整形、修复重建及显微外科等领域，水蛭疗法是救治诸如皮瓣移植、断指（趾）再植等术后的静脉瘀血并发症较为直接、有效、安全的辅助疗法。近年来，包括中国在内的整形外科医生，利用水蛭吸血消除手指、脚趾、耳朵、鼻手术后血管闭塞区的瘀血，减少坏死发生，从而提高了组织移植等手术的成功率，受到广泛的好评。

2006 年，水蛭治疗局部中风缺血正式列入俄罗斯联邦新医疗技术国家目录。美国食品药品监督管理局（FDA）允许在微创整容手术时使用蚂蟥吸血来防止静脉瘀血。法国西海岸波尔多地区的里卡兰培斯公司的人工饲养蚂蟥于 2004 年 8 月获准 FDA 的医用许可证书。目前，法国里卡兰培斯公司的年产量为 6 万条医用蚂蟥，其中 2/3 出口美国。法国蚂蟥饲养经历从数百年前的盛行到 20 世纪的衰败，现在又重登医学应用的舞台。

可喜的是，2022 年 3 月，由中国南宁市净雪皇生物工程有限公司发起制定的《广西金边蚂蟥活体作为一次性医疗器械质量标准》通过了南宁市科技局的认定，相关产品顺利通过验收并正式投入市场。这将使中国活体医用水蛭在进一步临床应用及研究方面显示出广阔的前景。

主要参考文献

［1］李海燕，游建宇，余婷，等.基于现代文献的放血疗法疾病谱研究 [J]. 时珍国医国药，2020，31（1）：238-241.

［2］陈辉平.太阳穴刺血治疗偏头痛的临床疗效观察 [J]. 中国现代药物应用，2021，15（24）：232-234.

［3］张斯雅，吴雅超，李里，等.放血疗法治疗中风后肩手综合征临床疗效的 Meta 分析 [J]. 湖南中医杂志，2022，38（5）：127-131.

［4］陈月梅.中藏医放血疗法临床应用比较研究 [D]. 西宁：青海大学，2018.

［5］斯琴高娃.蒙、中医刺络放血法比较研究 [D]. 北京：北京中医药大学，2018.

［6］吾甫尔·买明，帕丽旦·阿不力米提.维吾尔医放血疗法分类与临床应用 [J]. 世界最新医学信息文摘，2017，17（47）：160-161.

［7］古丽努尔·阿哈提，阿达勒别克·闹乎旦.浅谈哈萨克医特色放血疗法 [J]. 中国民族医药杂志，2013（11）：36-37.

［8］刘明，菲赵鸿.中医与回医放血疗法比较浅析 [J]. 光明中医，2020，35（7）：1109-1112.

［9］廖小婷，李凤珍.壮医刺血疗法的临床应用 [J]. 广西医学，2019，41（12）：1559-1661.

［10］曾楚华，胡玉萍，饶顺清，等.土家医起源、形成考 [J]. 湖北民族学院学报（医学版），2015，32（1）：58-60.

［11］冉懋雄，周厚琼，王朝碧.苗族医药中的放血割脂疗法 [J]. 中国临床医生，2001，29（5）：53.

［12］杜鑫，苏志超，付渊博，等.放血疗法量效关系初探 [J]. 中华中医药杂志，2021，3（4）：1948-1951.

［13］中华人民共和国国家质量监督检验检疫局，中国国家标准化管理委员会.中华人民共和国国家标准·针灸技术操作规范第 4 部分：三棱针 [S]. 北京：中国标准出版社，2008.

［14］王国建，王喜臣，胡英华.头部奇穴放血疗法对偏头痛脑血流动力学影响观察 [J]. 长春中医药大学学报，2018，34（6）；1159-1160.

［15］魏绪旺，朱平，孙长忠，等.通窍活血汤加味联合耳穴放血疗法治疗脑外伤综合征临床研究 [J]. 新中医，2021，53（3）：21-24.

［16］崔圣玮，张帅帅，席虎，等.耳尖放血联合耳穴贴压对后循环缺血性眩晕的疗效观察 [J]. 江西中医药大学学报，2022，34（2）：62-65.

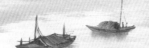

［17］青姚，钟娟，吴曙粤，等．刺络拔罐放血疗法对慢性阻塞性肺疾病急性加重期凝血系统的影响［J］.广西医学，2015，37（11）：1661-1662.

［18］杨娟利，王玉珍，郭晓雅，等.耳穴刺络放血疗法联合梅花针治疗慢性支气管炎的疗效及对凝血功能影响［J］.血栓与止血学，2021，27（1）：17-19.

［19］董旭，秦绪珍.高血压患者生化和血液流变学水平的变化及其预防措施研究［J］.解放军预防医学杂志，2018，36（5）：571-573，577.

［20］张梅.中医刺络放血疗法治疗原发性高血压（气滞血瘀证）患者的临床研究［J］.现代医学与健康研究，2021，5（14）：3-5.

［21］杨改琴，高小利，梁东升.刺血疗法对 KOA 家兔血常规及血液流变学指标的影响［J］.陕西中医，2013，34（1）：116-117，122.

［22］李玮，赵玉霞.耳尖穴针刺放血治疗脑梗死临床疗效观察及对血浆内皮素的影响［J］.泰山医学院学报，2005，26（1）：51-52.

［23］郎秋雯.太阳刺血治疗偏头痛的临床疗效及 MRV 影像学变化的相关性研究［D］.合肥：安徽中医药大学，2021：29.

［24］徐守臣.穴位埋线结合放血疗法治疗高脂血症的临床观察［J］.中国民间疗法，2019，27（9）：26-27.

［25］邱芳晖，张洪柱.刺血疗法治疗急性痛风性关节炎的效果及对血清代谢产物的影响［J］.中国医药导报，2018，15（12）：141-145.

［26］陈子晨，赵慧玲，战慧敏，等.刺络泻血疗法对高血黏度大鼠血清 ox-LDL 和 ox-LP（a）的影响［J］.中医药导报，2017，23（17）：35-37，47.

［27］黄云芳，张云，甘文渊，等.刺血疗法对痛风性关节炎血尿酸及炎症标志物影响的 Meta 分析［J］.时珍国医国药，2018，29（6）：1513-1517.

［28］谭丽，王宁，赵慧玲，等.刺络泻血对高尿酸血症大鼠血尿酸及相关酶活性的影响［J］.世界中医药，2017，12（3）：631-635.

［29］徐耀琳，张国妮.刺络放血配合中药治疗急性缺血性中风临床疗效及对患者神经功能、预后的影响［J］.中国中医基础医学杂志，2020，26（2）：226-228，237.

［30］王身林，李长君，张天阳.耳尖、十宣放血对高血压脑出血微创血肿清除术后患者神经功能恢复的影响［J］.上海针灸杂志，2020，39（11）：1391-1395.

［31］李漾，左常波.立极针法配合微络刺血治疗阳虚型 2 型糖尿病周围神经病变临床研究［J］.四川中医，2021，39（1）：176-177.

［32］黄劲柏，卓廉佳，刘龙浩，等.急救穴刺血对实验性脑缺血大鼠大脑皮层、海马区 c-fosmRNA 表达的影响［J］.中国中医急症，2012，21（4）：582-584.

［33］李淑芳，谭业农，赖广弼，等.刺络拔罐治疗变应性鼻炎的临床疗效及作用机制研究［J］.现代中西医结合杂志，2021，30（15）：1682-1685.

［34］龚致平，李冬玲，杨俊荣，等.耳穴放血疗法对湿疹患者体内 PGE2、TXB2、LTB4 和 6-k-PGF1α 表达的影响及临床意义［J］.内蒙古中医药，2017，36（1）：51-52.

［35］薛瑞芹，徐思路，朱唐明，等 . 辨证施护联合耳尖、少商放血在外感发热患者中的应用 [J].
中西医结合护理（中英文），2019，5（1）：75-78.

［36］夏进，徐臻，李德军 . 痰热清注射液联合十宣放血对慢性阻塞性肺疾病合并肺部感染患者
CRP、IL-1、TNF-α 的影响 [J]. 中医药导报，2016，22（8）：46-48.

［37］吕凯露，夏有兵，程洁 . 刺血疗法对急性痛风性关节炎大鼠局部 IL-1β，IL-10 启动子甲
基化的影响 [J]. 南京中医药大学学报，2017，33（5）：509-514.

［38］杨烨晗 . 痛风性关节炎中医证型与促炎 / 抗炎因子失调状态相关性的初步探讨 [D]. 长沙：
湖南中医药大学，2018.

［39］杨改琴，黄丽萍，黄崇亚，等，刺血疗法对 KOA 模型兔膝关节骨内压及血液中 IL-1β、
TNF-α 含量的实验研究 [J]. 陕西中医，2014，35（9）：1261-1262.

［40］魏永生，黄益麒 . 耳尖刺血法联合加巴喷丁治疗慢性肾脏病并发急性带状疱疹性神经痛
的疗效观察 [J]. 浙江中医杂志，2022，57（1）：41-42.

［41］巴焕 . 刺血拔罐联合艾灸治疗类风湿性关节炎皮下结节临床效果分析 [J]. 中西医结合心血
管病电子杂志，2020，8（22）：160.

［42］龙朝阳，舒建龙，梁艳，等 . 壮医刺血疗法治疗类风湿关节炎活动期的临床疗效观察 [J].
中国民族医药杂志，2019，25（8）：33-35.

［43］王旭，赵百孝，周冰 . 耳尖刺血对去卵巢拟阴虚内热大鼠性激素的影响 [J]. 中华中医药杂
志，2013（12）：3516-3519.

［44］张博，赵慧玲，谭丽，等 . 刺络泻血疗法对四氯化碳诱导的 HF 大鼠 PCⅢ、CⅣ的影响 [J].
世界中医药，2018，13（5）：1222-1225.

［45］蔡慧倩，粟胜勇，陈广辉 . 刺血疗法联合针刺治疗气滞血瘀型抑郁症的临床观察 [J]. 广西
医学，2022（4）451-453.

［46］罗强，谢洪武，徐放明，等 . 针刺放血法对抑郁模型大鼠行为学、海马齿状回基质细胞衍
生因子 -1 免疫阳性细胞及其脑源性神经营养因子 mRNA 表达的影响 [J]. 中国老年学杂志，
2013，33（1）：137-139.

［47］玛丽·道布森 . 医学图文史：改变人类历史的 7000 年 [M]. 苏静静，译 . 北京：金城出版
社，2016：198.

［48］杨杰科，焦立媛 . 国外放血疗法历史探讨 [J]. 中国针灸，2012，32（6）：553-557.

［49］林博杰 . 水蛭和水蛭素在整形外科中的基础研究及临床应用 [D]. 广西：广西医科大学，
2013：10.

［50］崔媛，陈泽林 . 欧洲拔罐疗法的发展与现状 [J]. 中华针灸电子杂志，2014，3（3）：29-31.

［51］ALEXANDROSTILIKIDIS，CHRISTOSBOUKOUVALAS，ELEUTHRIAMMTWROU，等 . 希波
克拉底经脉脉络 [J]. 天津中医药，2008，25（5）：422-424.

［52］邹薇 . 拜占庭对古典医学的继承和发展 [J]. 世界历史，2017（3）：109-122.

［53］柳雨 . 盖伦放血疗法研究 [D]. 西安：陕西师范大学，2018.

［54］聂文 .19 世纪以前欧洲的理发师外科医生 [J]. 经济社会史评论，2020（2）：25-37.

［55］时习之.历史上的奇葩疗法 [J].新知，2020（7）：62-65.

［56］冯彤，刘慧林.中外传统医学中的放血疗法之比较 [J].环球中医药，2019，12（11）：1773-1778.

［57］廖育群."杯吸"与"蛭吸"的中外比较研究 [J].中国科技史杂志，2010，31（3）：257-272.

［58］洛伊斯·N·玛格纳.医学史 [M].刘学礼，译.上海：上海人民出版社，2017：218-222.

［59］欧阳钢桥.南宁高新区企业水蛭活体疗法获准投放市场 [N].中国高新技术产业导报，2022-03-21，（08）.

［60］王宏才.放血疗法三千年 [N].中国中医药报.2011-10-28（8）.

［61］阿尔图罗·卡斯蒂廖尼.医学史（上）[M].程之范，甄橙，译.南京：译林出版社，2013：218.

［62］陈明.《阿输吠陀——印度的传统医学》评介 [J].自然科学史研究，2003，22（3）：278-283.

［63］图门吉日嘎勒，敖姝芳，赵宏林，等.三体液理论次级功能概念核心内涵比较研究：基于印度和我国西藏、内蒙古传统医学基础理论同源性视角 [J].亚太传统医药，2019，15（7）：2.

［64］郑毓新.玛雅医学及其与中医学的初步比较 [D].北京：中国中医科学院，2006：55-56，83-84.

［65］田开宇，易卜拉辛·阿萨哈夫.沙特阿拉伯的针灸现状和拔罐放血疗法 [J].中国针灸，2007，27（1）：54-55.

［66］次仁卓玛，罗布顿珠，张冰.《四部医典》与《阿维森纳医典》中的放血疗法比较 [J].中国民族医药杂志，2016，22（5）：58-59.

［67］马祖彬，放血疗法在波斯传统医学的应用 [D].济南：山东中医药大学，2018：4-8，32-40.

［68］MAJID NIMROUZI, ALI MAHBODI, MOHAMMAD JALADAT.伊朗传统医学中拔罐疗法概述 [J].亚太传统医药，2021，17（3）：1-3.

［69］柴瑞义，郑洪.从《医鉴重磨》看明中期以后的中朝医学交流 [J].中国中医基础医学杂志，2021，27（7）：1108-1110.

［70］朴艺兰，金丽燕，郑道炫，等.浅析朝医刺络疗法的作用机理 [J].中国民族医药杂志，2021，27（8）：61-63.

［71］朴楠羲.心天医学法总论 [J].中华针灸刺络疗法杂志，2008，5（1）：117-183.

［72］日本刺络学会.刺络针法指南 [M].东京：六然社，2006：122-145.

［73］小曽户洋，郭秀梅.日本汉方医学形成之轨迹 [J].中国科技史杂志，2012，33（1）：80-85.

［74］长野仁.薛父子与龚父子的著作与刺络 [J].日本刺络学会志，2014，15（1）：3-23.

［75］张晔，汪天骅，郭义.日本刺络史考 [J].河南中医，2017，37（8）：1324-1326.

［76］肖永芝.日本针灸医籍十六种 [M].北京：中国中医药出版社，2019：419-514.

［77］蔡晓纯，杜启鹏，李俊雄.日本刺络专著《刺络编》小考［J］.中医药导报，2020，26（11）：10-12.

［78］高木健，李忠正，李西忠，等.日本刺络疗法浅探［J］.中国针灸，2011，31（2）：162-164.

［79］谭德福，郭建华，尤庆文，等.中国刺络针法（日文）［M］.市川：东洋学术出版社，1999.

［80］内龙道.中欧传统医学比较研究：理论体系、临床病证比较及欧洲传统医学复兴的思考［D］.天津：天津中医学院，2001.

［81］李海燕，游建宇，余婷，等.基于现代文献的放血疗法疾病谱研究［J］.时珍国医国药，2020，31（1）：238-241.

［82］徐朴，周佑德，李艳.原发性血色病患者放血疗法疗效观察［J］.临床血液学杂志（输血与检验），2008，21（12）：640-641.

［83］谭怡饶，治嫦，阳梅，等.放血疗法联合羟基脲或干扰素治疗真性红细胞增多症的疗效及对血清EPO和血象指标的影响［J］.西部医学，2021，33（10）：1468-1472，1477.

［84］钞丽红.放血疗法治疗肺源性心脏病高黏血症的疗效观察［J］.现代中西医结合杂志，2012，21（11）：1203-1204.

［85］陈影霞，谭健锹.静脉放血治疗艾森曼格综合征的疗效观察与护理［J］.广东医学，2010，31：363-364.

［86］王美全，龚珊鸿，黄喜群，等.壮医水蛭疗法治疗类风湿性关节炎活动期患者的疗效观察及护理体会［J］.中医外治杂志，2020，29（3）：66-67.

［87］潘韦情，梁子茂，周维海，等.活体水蛭疗法治疗肌筋膜炎30例疗效观察［J］.中国民族民间医药，2020，29（15）：103-104，108.